Michael Peuser

Aloe,

Kaiserin der Heilpflanzen

Ich bedanke mich besonders bei
Frau Ilse Grantsau,
die die mühselige Arbeit der Durchsicht
meines Manuskriptes übernommen hatte,
desgleichen Herrn Georg Marx
und meinem Bruder Rembert Peuser.
Dank dem Ornithologen Rolf Grantsau
für wertvolle Hinweise und
Anfertigung der zwei Zeichnungen im Buch.
Pater Romano Zago OFM und Herrn Malte Weltzien
Dank für die überlassenen Photos
und Herrn Gerd Pütz für die Gestaltung des
Umschlages.
Herrn Dr. med. Roberto Helbert Bammann
danke ich für sein besonderes Vorwort.

Dados internacionais de Catalogação na Publicação (CIP)
(Câmara Brasileira do Livro, SP, Brasil)

Peuser, Michael
Aloe, Kaiserin der Heilpflanzen / Michael Peuser.
São Paulo : M. Peuser, 2000

1. Aloe - Uso terapêutico 2. Câncer - Aspectos nutricionais 3. Câncer - Dieta terapêutica 4. Câncer - Tratamento 5. Cura pela fé 6. Infecções hospitalares 7. Natureza - Poder de cura 8. Oenothera - Uso terapêutico I. Título.

CDD-616.994
00-2972 NLM-QZ 266

Índices para catálogo sistemático:
1. Câncer : Tratamento : Medicina 616.994

Umschlaggestaltung: Gerd Pütz

Redaktion: Ilse Grantsau

Illustr. Zeichnungen: Rolf Grantsau

Seitengestaltung: Carolin Faulstich

Druck: Printec GmbH, Kaiserslautern
www.printec-media.de

St. Hubertus
C.P. 21.194
São Paulo S.P.
04602-970
Brasilien
e-mail: mpeuser@hotmail.com

Ein brasilianisches Buch in Deutscher Sprache
Made in Germany

ISBN 85-901331-2-5
ISBN 3-00-007473-2

Aloe, Kaiserin der Heilpflanzen

Der Verfasser gibt weder direkt noch indirekt medizinische Ratschläge noch verordnet er Anweisungen einer Behandlung und/oder Diät ohne ärztliche Beratung und Begleitung. Dies Buch wurde für Ärzte und medizinisch interessierte Laien geschrieben und vereint die weltweit zugängige Splitterliteratur zu diesem Thema, speziell in Bezug auf die seit Jahrtausenden zu Heilzwecken benutzte Aloe, zu einem umfassenden Gesamtwerk. Es liegt nicht in der Absicht des Autors, Diagnosen zu stellen oder Verordnungen zu erteilen. Die Zielrichtung dieses Buches besteht lediglich darin, Informationen aus dem Gesundheitsbereich anzubieten und bei dem Streben nach Gesundheit die Zusammenarbeit mit ihrem Arzt zu unterstützen. Wenn Sie die vorliegenden Informationen ohne Einschaltung eines Arztes anwenden, so verordnen Sie sich eine Selbstbehandlung - ein Recht, das Ihnen zusteht. Der Verlag und der Autor übernehmen jedoch keine Verantwortung.

Die in diesem Buche beschriebenen Anwendungen der Aloe sind Anregungen für ärztliches Handeln in charakteristischen Situationen. Sie schildern ausschließlich ärztlich-wissenschaftliche Aspekte und sind für Ärzte und medizinisch interessierten Laien unverbindlich und haben weder haftungsbegründete noch haftungsbefreiende Wirkung.

Aloe und Produkte, die Aloe enthalten, sind keine Medikamente im herkömmlichen Sinne und ersetzen daher keine ärzliche Behandlung.

Vor jeglicher Anwendung der Aloe oder Produkten, die Aloe enthalten, muß ein Allergietest gemacht werden, da ca. 1% der Menschen allergisch auf Aloe reagieren. Dieser einfache Allergieschnelltest ist auf Seite 112 "g" in diesem Buche ausführlich beschrieben. Personen, die allergisch auf Aloe reagieren, dürfen unter keinen Umständen Aloe oder Produkte auf Basis der Aloe benutzen, da es in Einzelfällen zu gesundheitlichen Schädigungen kommen kann.

Alle in diesem Buch erwähnten Patienten und ihre Angehörigen erhielten aus Gründen des Schutzes der Persönlichkeit veränderte Namen. Alle anderen erwähnten Namen verblieben original.

In vielen übernommenen Texten waren die Aloe-Arten mit Synonymen bezeichnet. Zur Vereinheitlichung wurde stets korrigiert auf den korrekten botanischen Namen.

Das vorliegende Buch ist in seiner Aussage als eine Einheit zu betrachten. Isolierte Kapitel oder aus dem Zusammenhang gerissene Abschnitte können zu Fehldeutungen und -interpretierungen führen. Aus diesem Grunde muß bei einer eventuellen Zitierung von Textstellen aus diesem Buch stets ein Sinn wiedergegeben werden, der nicht konträr zu dem Gesamtwerk aller Kapitel steht.

Dieses Buch soll regelmäßig aktualisiert in neuen Auflagen erscheinen. Dazu ist die Mithilfe der Ärzte und der medizinisch interessierten Leserschaft erwünscht, die mit Heilungsberichten und interessanten Anwendungsbereichen der Aloe für kommende Neuausgaben beitragen können. Diese Zusendungen werden erbeten unter der Anschrift: St. Hubertus, C. P. 21.194, São Paulo S.P. 04602-970 Brasilien.

Dieses Buch erschien auch textgleich unter dem Titel: „Krebs, wo ist dein Sieg?" vom selben Autor.

Inhaltsverzeichnis

Vorwort

Ausbreitung der Wissenschaft....... Superspezialisierung in den ärztlichen Fachbereichen...... Immer neuere Erkenntnisse über den menschlichen Körper, die zur totalen Fragmentation bis hin zu den Teilen des Genoms....

Bedeutet das unbedingt mehr Gesundheit?!

Oder vergißt man damit woher wir kommen, sogar daß wir eine Zusammenfassung, eine individuelle Einheit dieser kleinen Bausteine sind?! Herr Peuser zeigt uns durch seine ungewöhnliche jahrelange, seriöse und auch passionierte Forschung in einer überraschend umfangreichen Datensammlung, daß jeder von uns, ja, Sie können es glauben - einen einmalig individuellen komplexen Körper besitzt, der aus den vielen kleinsten Bausteinen, wie kleine Welten besteht, der durch sein Milieu sehr stark beeinflußt, jedoch auch geschädigt werden kann und den wir aber auch selbst beeinflussen können.

Was Sie in den folgenden Seiten lesen werden, wird sicherlich heftige Diskussionen auslösen, was sehr zu begrüßen ist, da nunmehr zum ersten Male in einer deratigen konzentrierten Form das gesammte bisherige Wissen über die Heilkräfte der Aloe in einem Buch zusammengefaßt angeboten wird und man sich damit ernsthaft auseinandersetzen wird. Für viele Ärzte sicherlich ein völliges Neuland. Die wissenschaftliche Forschung wird sich dem Aufruf von Herrn Peuser sicherlich nicht verschließen können, um seine logischen Erkenntnisse und Schlußfolgerungen durch Doppelblindstudien zu untermauern. Da seine Literaturauswertung schließlich fünftausend Jahre erfolgreicher ärztlicher Heilkunst umfaßt, finden wir auch viele bereits vergessene Heilmethoden in den Zitierungen, die es ebenso wert sind in unserer heutigen Zeit wieder einmal nachvollzogen zu werden. Selbst aus diesem Wissen kann man selbst heute noch wertvollste Erkenntnisse gewinnen und darauf dann weiter aufbauen. Ich bin sicher, daß nicht nur die Anhänger der Naturheilverfahren ihm die sicherlich verdientermaßene Anerkennung und Ehre für seine Arbeit zukommen lassen.

Tatsache ist, und das sollte jeden Menschen nachdenklich stimmen, daß es in der ganzen Geschichte der Menschheit immer besser war - und das gilt auch in unserer Zeit - sich präventiv statt kurativ zu verhalten. Und das nicht nur in der Heilkunde, sondern auch im Straßenverkehr, am Arbeitsplatz usw.. Hierzu schreibt Herr Peuser ein ebenso ausführliches und beeindruckendes Kapitel in Bezug auf unsere Ernährung. In seinem Werk wird uns auch dargelegt, wie wir mit einer ziemlich geringen Korrektur unserer täglichen Ernährung zu großem gesundheitlichen Nutzen kommen können.

Gleichzeitig werden uns die vielen unglaublichen Wunder der Aloe-Pflanze überzeugend vorgestellt. Von der Pharma- und der allgemeinen Industrie ist ein täglich steigendes Interesse an Naturprodukten zu beobachten. So eroberten bereits die Heilkräfte des *Ginko biloba* L. und des *Hipericum perforatum* L. ihre berechtigten Plätze in der Pharmaindustrie, und Sie können sicher sein, daß ab jetzt die *Aloe vera* L. und die *Aloe arborescens* Miller dort Spitzenpositionen einnehmen werden. Die kosmetische Industrie ist bei dieser Eroberung der pharmazeutischen schon um viele Jahre voraus, und wir finden schon seit Jahren die heilwirkende Aloe in tausenden Produkten für die Körperpflege und der Kosmetik. Herr Peuser öffnet nunmehr mit seinem gesammelten Wissensschatz die Türen für die Pharmaindustrie, die durch dieses Buch wertvollste Anregungen erhält, um nunmehr sicherlich in immer größerem Maße verstärkt die einmaligen, fast phantastisch wirkenden Heilkräfte der Aloe für ihre Präparate einsetzen werden. Damit liegen wir auch im zeitgerechten Trend aus dem Füllhorn der Natur hochwertige Medizin zu fertigen.

Aber lesen Sie bitte selbst, was hier angeboten wird, und achten Sie auf alle für Sie wertvollen Vorschläge. Eine natürliche Ernährung - das kann ich Ihnen versichern - ist sicher der beste Weg, Ihre Gesundheit zu erhalten bzw. wiederzugewinnen. Und trotz allem, sollte der Fall eintreten, daß Sie von einer schweren Krankheit betroffen werden, schalten Sie sofort um, genau wie es in diesem Buch beschrieben ist, und begleiten sie die Ihnen verordnete medizinische Heilungstherapie vertrauensvoll mit der vorgeschlagenen Aloe-Zusatzernährung unter der Aufsicht Ihres Arztes.

Es lohnt sich fürs Leben....

Dr. med. Robert Helbert Bammann
Vinhedo S.P., Brasilien

Einführung

Sie war mir unbekannt! Obwohl ich schon damals fast drei Jahrzehnte in Brasilien tätig und mehr als 1,5 Millionen km durch das Land gereist war, welches größer als Europa ist, blieb sie mir bis dahin außerhalb meines Blickfeldes. Vielleicht hatte ich auch nie gezielte Gespräche geführt, um sie kennenzulernen und um sie für mich zu entdecken. Aber das sollte sich nun ändern. Ich spreche von der "Kaiserin der Heilpflanzen", der Aloe.

Alles begann mit einem Krebsfall in meiner Familie. Robert, 83 Jahre alt, unterzog sich vor sieben Jahren einer Prostataoperation und konnte sich genau wie die Ärzte es ihm vorausgesagt hatten, einigermaßen gesundheitlich aufrecht halten. Sie erklärten ihm jedoch, daß eines Tages der Krebs die Knochen angreifen und es dann eine sehr schmerzhafte Phase geben wird. Sie glaubten bereits, daß dies gleich nach der Operation eintreten würde, da sie verschiedene Knochenveränderungen am Becken entdeckten. Sie täuschten sich, denn sie wußten ja nicht, daß dies Kriegsverletzungen waren, da Robert dreimal im Zweiten Weltkriege bei der Panzerwaffe Volltreffer erhielt und, wie man so sagt, sich schon jeden Knochen wenigstens einmal gebrochen hatte, so daß überall, auch am Becken Spuren davon zurückblieben. So zog sich diese Phase, in der der Krebs unter Kontrolle blieb, dank Androcur von Schering und der vorzüglichen Pflege seiner Frau Erika über viele Jahre hin. Lediglich die Urinsonde gab ab und zu Verstopfungsschwierigkeiten, die ambulant im Krankenhaus immer behoben werden konnten.

Im Januar 1997 trat nun der seit langem angekündigte Fall ein. Die Schmerzen wurden immer schlimmer und Robert konnte nicht mehr aufstehen. Sein Arzt verordnete Pflegepersonal, das ihn rund um die Uhr zu Hause betreute. Die Schmerzen konnten nur mit hohen Dosen von Morphium gemildert werden. Jede noch so kleine Bewegung im Krankenbett war mit großen Schmerzen verbunden, es kam zum Wundliegen, Robert nahm immer mehr ab und war Ende April wie man so sagt "nur noch Haut und Knochen". In diesem Zustand teilte der Arzt seiner Frau Erika mit, daß in den nächsten Tagen mit seinem Ableben gerechnet werden mußte.

Genau an diesem Tage las seine Frau Erika im katholischen deutschsprachigen Familienkalender "Jahrbuch der Familie", den die Jesuiten in Südbrasilien für die dortigen zahlreichen deutschsprachigen Siedler herausgeben (Editora R. Reus, Caixa Postal 285, Porto Alegre RS CEP 90001-970), einen Bericht vom Jesuitenbruder Waldemar Bösing SJ, über

Krebsheilungen mit Aloe und Honig. Er berichtete, daß Franziskanerpater Romano Zago OFM, der früher in Südbrasilien und dann mehrere Jahre im Heiligen Land tätig war, überraschend viele Krebspatienten, die von der Hochschulmedizin aufgegeben waren, lediglich mit einem einfachen Gemisch aus Aloe/Honig/Zuckerrohrschnaps heilte. Besonders die zahlreichen Pilger im Heiligen Land, die oft "unheilbar" an Krebs erkrankt waren, wollten, bevor sie sterben, wenigstens das Land bereisen, in dem Jesus lebte, wirkte und heilte. Der Bericht vom Jesuitenbruder Waldemar Bösing SJ erschien vertrauenserweckend. Erika, die selbst jahrzehntelang Krankenschwester war, beschloß einen Versuch zu machen, denn schiefgehen konnte ja nun nichts mehr.

Sie ging zu ihrer Friseuse, die in ihrem Garten hinter dem Frisiersalon mehrere Aloepflanzen hatte und bat um einige Blätter, die ihr gerne gegeben wurden. Dabei hörte sie, daß ständig Leute kommen und um Blätter bitten, da in Brasilien seit vielen Generationen allgemein bekannt ist, daß die Aloe eine ganz besondere Heilwirkung hat, selbst sogar bei Krebs.

Erika bereitete nunmehr die Mischung vor, genau wie sie im Jesuitenkalender beschrieben war, die aus 300 g Aloeblatt, vorher lediglich die Dornen an den Blatträndern abgeschnitten, 500 g echtem Bienenhonig und 3-4 Eßlöffeln Zuckerrohrschnaps besteht. Das fleischige Blatt wurde in Stücke geschnitten und in einem Küchenmixgerät zusammen mit dem Honig und dem Zuckerrohrschnaps zu einem Saft verarbeitet.

Von diesem Saft gab Erika ihrem Mann Robert nunmehr täglich morgens, mittags und abends auf leeren Magen einen Eßlöffel voll. Was nun geschah, konnte sich keiner vorstellen. Als erstes funktionierte Roberts Stuhlgang wieder normal, der vorher nur mit großen Umständen und Einläufen zu bewerkstelligen war. Als zweites waren die Schmerzen weg. Der Pfleger war sprachlos! Wo er vorher nicht einmal wagte eine leichte Berührung vorzunehmen, speziell neben den schwarzen Wundflächen, da konnte er jetzt sogar drücken, ohne daß Robert protestierte. Er demonstrierte diese Besserung allen Besuchern. Es brauchte kein Morphium mehr gegeben zu werden, Robert war wieder geistig voll da und nahm am Leben der Familie und an allen Gesprächen aktiv Anteil.

Der Appetit kam wieder, er nahm zu und die Wunden vom Wundliegen begannen zu heilen, wozu noch zusätzlich Tuben von "Veraloe Gelatum", ein Gel aus Aloe, angewandt wurde, welches mir Herr Malte Welzin empfahl, ein Deutscher, den ich in dieser Zeit kennenlernte. Herr Welzin hat eine biodynamische Aloepflanzung in Jarinu SP und stellt dies Naturprodukt "Veraloe

Gelatum¨ her. Er ist begeisterter Anhänger der Anthroposophie von Rudolf Steiner.

Robert ernährte sich wieder völlig normal, nahm täglich seine drei Eßlöffel Aloe, und nach mehr als drei Monaten war er wieder so bei Kräften, daß er bereits davon sprach, die ganze Familie einzuladen, um einmal wieder in einem der herrlichen Restaurants von São Paulo essen zu gehen, so wie er es in gesunden Tagen gewöhnt war. Es sei zu erwähnen, daß Robert nie erfuhr, daß er die Nahrungsergänzung Aloe bekam, für ihn war es eine normale Medizin, wie vom Arzt verordnet.

Vier Monate ging es gesundheitlich stets bergauf, und alle Beteiligten, die Familie, die Pfleger und der Arzt kamen aus dem Staunen nicht mehr heraus. Leider endete diese wunderschöne Heilungsphase am Ende des vierten Monats. Es war August in São Paulo, die Übergangszeit vom Winter in den Frühling, und eine Erkältungswelle lag in der Luft und traf auch seine Familie mit voller Wucht. Alle husteten, bekamen Fieber, und auch Robert steckte sich an, und sein sicherlich noch geschwächter Körper erlitt eine Lungenentzündung, an der er leider im Alter von 84 Jahren, wohlversehen mit den Gnadenmitteln der katholischen Kirche, verschied.

Seine Frau Erika berichtete, daß diese letzten vier Monate wahrscheinlich die wertvollsten in ihrem Leben waren. Vor zwei Jahren durften Sie noch ihre Goldene Hochzeit im großen Familienkreis feiern, und die Gespräche der letzten vier Monate, wo Robert schmerzfrei und geistig voll aktiv war, blieben für sie unvergeßlich, denn noch nie hatten sich beide soviel Zeit gelassen, um in Ruhe miteinander Gedanken und Erlebnisse auszutauschen.

Diese Begebenheit, die ich hautnah miterleben durfte, reizte meinen Forschungsdrang. Bereits am 11. Juli 1997, als Robert auf dem Wege der Besserung war, setzte ich in die brasilianische Zeitung in Deutscher Sprache ¨Brasil-Post¨ einen Artikel unter der Überschrift „Kann Babosa Krebs heilen?" In Brasilien wird die *Aloe vera* L., Babosa genannt. Man vermutet, daß der Name Babosa, ¨Sabbernde¨, von dem Umstand herkommt, daß der Saft ihrer Blätter schleimig ausläuft.

In diesem Bericht schrieb ich über die Krebsheilungen des Franziskanerpaters Romano Zago OFM und bat um Leserzuschriften von Personen, die ebenfalls über eigene Heilungserfahrungen berichten können.
Die zugegangenen Informationen waren derartig interessant, daß ich mich entschloß, weltweit Informationen zu sammeln. Nicht nur von Krebs-

heilungen wurde berichtet, sondern auch vom Verschwinden der braunen und schwarzen rauhen Hautflecken bis hin zum Verschwinden der häßlichen Tränensäcke. Sogar das Verschwinden vom "Knistern" im Knie und im Genick wurde mir gemeldet, sowie auch die Stärkung der Kopfhaare und die Verbesserung der Haut und Hände.

Beim Durchsehen meiner sehr umfangreichen Privatbibliothek stieß ich auf viele alte deutsche Bücher, die sehr ausführlich über die Aloe berichten.

Besonders das erste offizielle gesamtdeutsche Apothekerbuch (Commentar zur Pharmacopoea Germanica) von 1873, welches vom Reichskanzler Fürst Otto von Bismarck nach der Gründung des Zweiten Reiches herausgegeben wurde, schreibt in der alten Schreibweise: „Die Aloë scheint seit undenklichen Zeiten medicinische Verwendung gefunden zu haben. Seit der christlichen Zeitrechnung ist die Aloë eines der meist gebrauchtesten Arzneimittel gewesen. Die Apotheker sind zu tadeln, wenn sie für wenig Geld große Mengen Aloë zum Gebrauch für Menschen abgeben...Sie könnten sehr wohl....in kleineren Portionen also theuerer verkaufen."

Das "Handbuch der Drogisten-Praxis" von G.A. Buchheister (1921) berichtet über die Anwendung beim Menschen als Abführmittel und in der Tierheilkunde für inneren und äußeren Gebrauch für eiternde Wunden und gegen Ungeziefer. Im "Grundriss der allgemeinen Warenkunde" von Erdmann-König (1921) S. 554 wird Aloe als drastisches Purgiermittel beschrieben. Einen noch ausführlicheren Text findet man in "Hagers Handbuch der Pharmazeutischen Praxis" (1920) S. 217- 229. Auf diesen 14 Seiten Text findet man neben der ausführlichen Beschreibung der Aloe 127 komplette Formulieren aufgezählt, die in irgendeiner Weise Aloe enthalten, sowie 61 "Geheimmittel", die ebenfalls Aloe in ihren Formeln benutzen. Diese Rezepturen dienten für alle nur möglichen Krankheiten, in der Hauptsache jedoch für die Blutreinigung.

All dies in Jahrhunderten oder gar Jahrtausenden gesammelte Wissen und die dadurch bekannte Anwendung der Aloe gingen durch die Blockierung des Überseehandels des Deutschen Reiches im Ersten Weltkrieg und durch die Devisennot Deutschlands danach verloren. Gleichzeitig entstanden in Deutschland gerade damals modernste pharmazeutische Großindustrien, die synthetische medizinische Präparate herstellten, die in ihrer Anwendung vielfach praktischer waren.

Trotzdem hielt sich durch mündliche Überlieferung das Wissen um die besondere Heilkraft der Aloe. Hatte nicht früher fast jeder Haushalt in

Deutschland eine Aloe-Pflanze im Blumentopf, die "Erste-Hilfe-Pflanze" zu Großmutters Zeiten war und bei Schnittwunden und Verbrennungen wahre Wunder vollbrachte? Früher war ja in jeder Küche ein Herd mit Feuer, denn es gab weder Gas noch elektrischen Strom. Man verbrannte sich häufig am Herd, und die Aloe war schnell zur Hand als erste Hilfe. Deshalb findet man in den 100 Jahre alten Bildgeschichten von Wilhelm Busch auch das Zitat: "Da steht die bittre Aloe, setzt man sich drauf, so tut es weh."

Erst durch die US-amerikanischen Atombombenabwürfe auf die Städte Hiroshima und Nagasaki, wo es neben mehr als hunderttausend Todesopfern auch gleichviele Verletzte gab, mit furchtbaren Brandwunden und Verstrahlungen, ist die Aloe wieder der Vergessenheit entrissen worden. Man testete alle nur möglichen Produkte zur Milderung der Verbrennungen, und mit Aloe wurden phantastische Heilergebnisse erzielt. Auch gegen Sonnenbrand ist Aloe die beste Medizin! Der russische Augenarzt Prof. Wladimir Petrowitsch Filatow (* 28.2.1875, † 30.10.1956) war es, der die moderne Aloe-Forschung begründete und die Heilstoffe dieser biblischen Pflanze erstmals erfahrungsmedizinisch mit nachhaltigem Erfolg testete. Er war der Begründer der Gewebetherapie, die den Atombombenopfern Linderung brachte.

Inzwischen ist eine umfangreiche, medizinische wissenschaftliche Splitter-Literatur weltweit entstanden, die ich gesammelt, für dieses Buch zusammengefügt und ausgewertet habe. Ein umfangreiches Bibliographieverzeichnis vervollständigt meine Ausführungen.

In Deutschland erschien bereits das Fachbuch über Aloe-Injektionen "Mit Aloe heilen" von Wolfgang Wirth, und in den USA gibt es ein "Aloe Vera Research Institut", wo man ein Handbuch mit dem augenblicklichen Forschungsstand anfordern kann. Es nennt sich "The Ancient Egyptian Medicine Plant Aloe Vera Hand Book" von Max B. Skousen (Anschrift: 513 Sequoia, Cypress, CA 90630). Für einen Unkostenbeitrag von US$ 3,00 wird ein anderes Buch "ALOE VERA Quotation from Medical Journals" zugeschickt (Anschrift: Aloe Vera Research Institute, 2681 Cameron Park Dr. 122, Cameron Park, CA 84120 USA). Diese beiden Bücher sollten sich jeder interessierte Arzt und Laie schicken lassen.

Alle diese Schriften und Fachbücher, die über beeindruckende Heilungen bei unzähligen Krankheiten berichten, halten sich jedoch beim Thema Krebs zurück oder streifen das Gebiet nur kurz. Der Grund ist, daß alle modernen Anwender in der Medizin nur das Innere des Aloe-Blattes nutzen. Es wird als hochwertiges Vitalgetränk angeboten, mit dem schon Milliarden Dollar Umsätze erzielt werden. Gleichzeitig findet das Gel vom

Inneren des Blattes großen Einsatz in pharmazeutischen Produkten und in Präparaten der Schönheitsindustrie, da es auf dieser Erde kein besseres Produkt für die Hautpflege gibt, wie es die Aloe liefert.

Der wahre Durchbruch in Bezug auf die Krebsbehandlung kam durch den brasilianischen Franziskanerpater Romano Zago OFM in den 90er Jahren, wie schon eingangs berichtet. Einen gleichlautenden Bericht fand ich auch in "Bio Spezial" 1/91 aus Deutschland, wo von einem todkranken Patienten berichtet wird, der den "Point-of-no-return" bereits überschritten hatte. Da heißt es wörtlich: „Doch der Patient verbrachte dank der Alogen-Therapie die folgenden Monate schmerz- und auch weitgehend beschwerdefrei. Mehr noch: Er fühlte sich sogar soweit gestärkt, daß er wieder arbeiten konnte."

Pater Romano Zago OFM setzte sich mit seinen Behauptungen nicht nur in Israel, Italien, Portugal und der Schweiz durch, wo er zu unzähligen Vorträgen eingeladen wurde, sondern wurde auch in Brasilien ernstgenommen. Fast alle der vielen brasilianischen Fernsehsender und Radiostationen haben ihn schon zu Interviews eingeladen. Auch Vertreter des weltberühmten "Instituto do Câncer" (brasilianisches Krebsforschungszentrum) waren seine aufmerksamen Zuhörer. Diese behaupteten jedoch, über eine Krebstherapie auf der Basis von Aloe nichts zu wissen, da in der Hochschulmedizin nichts davon gelehrt wird.

Nicht nur die erfolgreiche Krebsheilung mit der Aloe beschreibt der Pater Romano Zago OFM, er hatte sogar immer den Mut zu behaupten, daß Aloe zwar nicht AIDS heilt, aber den Krankheitsablauf ähnlich positiv beeinflußt wie AZT, jedoch ohne irgend eine Nebenwirkung. Bei seinem letzten Vortrag in den Räumen des Club Transatlântico im November 1999, berichtete er seinen überraschten Zuhörern, daß nunmehr die ersten AIDS-Heilungen mit Aloe dokumentiert wurden in Rio Grande do Sul/Brasilien und in den USA. Es sind erste hoffnungsvolle Nachrichten, die sicherlich beweisen, daß die "Kaiserin der Heilpflanzen", die Aloe, eine wahre Apotheke Gottes ist, die nachgewiesener Weise über 300 verschiedene pharmazeutische Wirkstoffe enthält. Das bedeutet, daß in der bestsortiertesten Apotheke der Welt 25% der dort in den angebotenen Medikamenten enthaltenen Wirkstoffe auch in der Aloe vereint sind. Ein phantastischer einmaliger Spitzencocktail der natürlichen Pharmazeutik.

Der Erfolg von Pater Romano Zago OFM liegt jedoch in dessen natürlicher Formel. Während früher nur der Saft der Aloe benutzt wurde, der dann gekocht, eingedickt und kristallisiert wurde, benutzt man nunmehr die Aloe direkt. Während die historischen Formeln des europäischen Mittelalters und der letzten Jahrhunderte ein völlig denaturiertes Produkt benutzten (durch Kochen sind viele Wirkstoffe verändert - trotzdem waren noch unzählige Heilkräfte vorhanden), steht nunmehr ein Produkt zur Verfügung, welches man ohne weiteres als "Krebsheilmittel" bezeichnen kann. Für diese langjährige Beobachtung und Forschung gehört dem sympathischen Franziskanerpater der höchste Dank. Mit der von ihm erstmals international bekanntgegebenen brasilianischen Erfolgsformel läßt sich die hochschulmedizinische Krebsbehandlung ohne weiteres durch diese Nahrungsergänzung parallel begleiten, wodurch sich die ärztliche Behandlung noch erfolgreicher gestalten läßt bei gleichzeitiger überraschender Milderung der üblichen Nebenwirkungen der Chemo- und Radiotherapie. Durch die gleichzeitige Gabe von Aloe wird nicht nur der Krebs in sehr vielen Fällen besiegt, sondern auch oft dessen Ursache.

Man kann in über 50 verschiedenen Krankheitsbildern, bei denen die Aloe heilt, annehmen, daß die Aloe die krankhaft verengten Kapillaren unseres Organismus wieder auf ihren gesunden Originaldurchmesser bringt, wodurch die Sauerstoffversorgung der Zellen verbessert bzw. wiederhergestellt wird. **Krebs ist in den meisten Fällen eine Unterversorgung der Zellen mit Sauerstoff, verursacht durch eine Verengung der Kapillaren. Die Heilung beginnt mit der Normalisierung der Zirkulation der roten Blutkörperchen in den Kapillaren.** Zu 70% entsteht diese Verengung der Kapillaren durch unsere meist ungesunde Ernährung bzw. ungesunde Nahrungszusammenstellung sowie Rauchen und Alkoholmissbrauch, die restlichen 30 % durch Strahlen, Chemikalien, Umweltgifte, Viren, Parasiten, Streß, schlechte Nachrichten, Bewegungsmangel usw. .

Besonders auf falsche Ernährung, verkehrte Ernährungszusammensetzung, Nikotin und Alkoholmissbrauch reagieren die 150.000 km Kapillaren unseres Organismus mit Hilfe eines eigenen Schwellkörpers, wodurch der freie innere Durchmesser für die Zirkulation der roten Blutkörperchen sich stark verringert. Dadurch wird die Durchflussgeschwindigkeit der Kapillaren stark herabgesetzt, in einigen Bereichen sogar unterbunden, verstopft oder verödet. Auch auf schlechte Nachrichten, Sorgen und Streß reagieren die Kapillaren durch eine Verminderung des internen Durchmessers. Wir kennen doch alle den Ausspruch: ".....an Gram gestorben!" Ebenso auf Strahlungen reagieren die Kapillaren; egal ob auf Sonnenstrahlenexzess, Röntgenstrahlen, UV-Strahlen, radioaktive Strahlen, Erdstrahlen und auf die Strahlentherapie. Das gleiche kann man beobachten bei bestimmten Chemikalien, der Chemotherapie, wie auch bei Parasiten und bestimmten Viren (z.B. das Aids-Virus). Eine Verengung der Kapillaren kann die Unterversorgung der Zellen bewirken, so daß die Energieversorgung dieser Zellen durch den Sauerstoffmangel zusammenbricht. Diese Zellen gehen dann ersatzweise in die Zellgärung über, wodurch eine dem Sauerstoff überlegene Energiequelle entsteht, die Ursache für den wilden unkontrollierbaren Zellwachstum, die sogenannten Wucherungen, sein kann. Man spricht dann von **Krebs**!

Zur Krebsvorsorge empfiehlt Pater Romano Zago OFM, alljährlich mindestens eine Zehn-Tagekur mit Aloe zur natürlichen Vorbeuge gegen Krebs. Auch er meint, daß die Mehrzahl der Menschheit sich falsch ernährt und es für fast alle Menschen sehr schwierig ist, von ihrer 'schönen Unsitte' abzulassen, die bewiesenermaßen die Hauptursache des Krebses und der meisten Krankheiten ist. Er selbst macht die Zehn-Tagekur drei bis viermal pro Jahr, kennt aber auch Menschen, die schon seit Jahrzehnten ganzjährig Aloesaft als Vitalgetränk genießen und kerngesund und munter sind und Krebs nur vom Hörensagen kennen.

Um aufzuzeigen wie wichtig es ist, die Ursachen einer Krankheit zu beseitigen, möchte ich Ihnen einen Tatsachenbericht geben über meinen bisher einzigen Krankenhausaufenthalt seit meiner Geburt im "Haus Dahlem" 1943 in Berlin.

Anfang der Sechziger Jahre bemerkte ich, daß mein linkes Bein immer dicker wurde Wenn ich mit dem Finger in den Oberschenkel drückte, verblieb eine Vertiefung. Ich besuchte meinen Hausarzt in der Kantstraße Ecke Kaiser-Friedrich-Straße in Berlin-Charlottenburg. Er schrieb mich krank, verordnete mir Ruhe und nasse Umschläge mit Ameisensäure. Er bat, täglich Fieber zu messen, und falls sich Fieber zeigen würde, sollte ich umgehend ins Krankenhaus fahren. Ich blieb also ordnungsgemäß zu Hause, machte es mir auf dem Sofa bequem, kühlte mein Bein mit regelmäßigen Umschlägen mit Ameisensäure und hatte sonst keine Symptome. Nach einer Woche bekam ich plötzlich 40°C Fieber. Es war 19 Uhr, ich rief ein Taxi und begab mich, wie verordnet, ins Krankenhaus. In der Aufnahme fragte man mich, wie lange ich das schon hatte. Als ich berichtete, daß mein Bein schon mehr als eine Woche geschwollen ist, bekam ich sogar den Vorwurf zu hören: „Und damit kommen sie erst jetzt!?" Zahlreiche Ärzte untersuchten mein Bein, und ich wurde über Nacht in der Isolierstation, da nur dort ein Bett frei war, einquartiert.

Am nächsten Morgen kamen wieder verschiedene Ärzte zur Inspektion, und plötzlich wurde ich von einem Krankenpfleger auf eine fahrbare Bahre gelegt. Ich wunderte mich, denn ich war ja schließlich zu Fuß ins Krankenhaus gekommen. Als der Pfleger nun mit mir die Krankenhausgänge entlangfuhr, begegneten wir einer Raumpflegerin, die sich sofort erkundigte, ob ich der junge Mann sei, der gestern abend eingeliefert wurde. Als der Pfleger dies bestätigte, stieß sie sorgenvoll den lauten Ruf aus: „Ach, der tut mir aber leid!". Ich wurde stutzig, und schon wurde ich in den Operationssaal gefahren, wo eine große Gruppe Grüngekleideter um dem Operationstisch stand, auf den ich gehoben wurde. Während ich mir noch Gedanken machte, ob die mir nicht vielleicht das Bein amputieren wollten, erhielt ich eine Spritze in die Hand, und die Narkose wirkte rasch. Als ich wieder im Krankenbett aufwachte, war mein erster Griff zum Bein. Gott sei Dank war es noch dran. Ich erfuhr nachher, daß man mir mein Bein total amputieren wollte, da bereits Lebensgefahr bestand. Im Operationsteam war jedoch ein Gastarzt aus Persien. Dieser meinte, daß mein dickes Bein doch eine Ursache haben müsse. Er untersuchte alles recht gründlich und fand einen entzündeten Nagel am großen Zeh. Er empfahl, nur diesen zu entfernen, da dies die Ursache des geschwollenen Beines sein müßte. So wurde dann auch verfahren, und mein Bein ist bis heute intakt. (Wie sagt der Berliner: „Lieber arm dran, als Bein ab!"). Der Zehennagel wurde allerdings trotz Vollnarkose und großer Mannschaft derartig ungünstig entfernt, daß ich bis heute dort neben dem großen Zehennagel noch einen dünnen zusätzlichen habe. Allerhand Spezialisten kamen dann aus anderen Kliniken zu Besuch, um mein Bein zu sehen. Mein Bein wurde lila angestrichen, dann weiß, immer abwechselnd, bis sich eine dicke Schicht bildete. Darunter erneuerte sich die Haut, und das Beinfleisch entgiftete sich. Nach Wochen ging die Schwellung wieder zurück. Dem Gastarzt aus Persien, der später ein berühmter Herzarzt wurde, sei ewig gedankt.

Vor einigen Monaten spürte ich Schmerzen in meinen Fingern der linken Hand bei Bewegungen. Es war wie Rheuma oder Gicht. Ich machte mir Gedanken, wo das wohl herkommen könnte, bis ich entdeckte, daß der Luftaustritt meiner Klimaanlage in meinem brasilianischen VW Santana direkt auf diese Hand am Lenkrad zielte. Ich schaltete den eiskalten Luftstrahl aus, und nach einigen Tagen verschwand das Problem.

Ich habe diese zwei kleinen Krankengeschichten mit an den Anfang meines Buches gestellt, um aufzuzeigen, wie wichtig es ist, die Ursachen einer Krankheit zu ermitteln. Ursache erkannt und beseitigt, das gilt für alle Krankheitsfälle, selbstverständlich auch beim Krebs und kann der Hauptgarant für eine erfolgreiche und dadurch dauerhafte Heilung sein.

Die Aloe und ihre unwahrscheinlichen Heilungskräfte ließen mich nicht mehr los. Immer öfter hörte ich jetzt Heilungsmeldungen, und durch viele persönliche Kontakte kam ich verstärkt auf dies Thema zu sprechen, und staunte, daß mir fast jeder Brasilianer etwas dazu zu berichten wußte.

Am 3. Juli 1998 setzte ich in die "Brasil-Post" einen zweiseitigen Bericht über meine vorgenommenen Nachforschungen. Wiederum erhielt ich viele Zuschriften sowie Anrufe und auch im persönlichen Gespräch neue Heilungsberichte. Durch meine ehrenamtlichen Tätigkeiten seit 1972 als Vizepräsident und ab 1982 als Präsident des Kolpinghauses von São Paulo, welches ein großes Begegnungszentrum ist mit 420 Mitgliedern plus 800 dazugehörigen Familienangehörigen, bin ich mit vielen Menschen bei Vorträgen und Veranstaltungen sowie auch in anderen deutschsprachigen Körperschaften zusammen.

Kürzlich traf ich eine achtzigjährige russische Dame aus monarchistischen Kreisen auf einem der wunderschönen Antiquitätenmärkte von São Paulo. Sie begrüßte mich überglücklich und erzählte mir, daß sie meine Berichte gelesen und daraufhin eine Aloe-Kur gemacht habe. Alle ihre schwarzen Flecken an den Armen und im Gesicht seien verschwunden, und sie fühle sich wie neu geboren.

Ein älteres Ehepaar, beide kurz vor dem neunzigsten Geburtstag, besuchte mich. Er war Flügelbauer und vorher Fluglehrer in Deutschland. Seine Frau hatte Brustkrebs gehabt, wurde operiert und hatte nach der Operation wieder Krebs in der Brust. Sie machte daraufhin Aloe-Kuren, und ihr Arzt berichtete, daß der Krebs nunmehr völlig verschwunden sei.

Bei der Weihnachtsfeier im Dezember 1999 des "Colegium Cruzeiro do Sul", ein Freundeskreis deutschsprachiger Intellektueller in São Paulo, die sich zu Vorträgen treffen, unterhielt ich mich mit meinem Tischnachbarn Arno Schmidt-Obert, einem Verwandten des berühmten Raketen-Obert. Ich sprach über Aloe und daß ich zu Ende des Jahres ein Buch darüber schreiben möchte. Er berichtete mir, daß er Aloe schon seit vielen, vielen Jahren als Nahrungsergänzung nehmen würde und mehr als zufrieden sei. "Übermorgen", sagte er mir strahlend, "feiere ich meinen 99. Geburtstag und fahre dann für zwei Monate nach Uruguay in die Ferien." Eine andere Dame am weihnachtlich gedeckten Tisch berichtete mir, daß sie vor fünf Jahren Brustkrebs gehabt und auch Aloe benutzt habe. Sie erhielt gerade eine Woche zuvor von drei verschiedenen Ärzten die Bescheinigung, daß sie komplett krebsfrei sei.

Ich selbst erlitt im Laboratorium eine kleine Explosion, bei der ich mir die Haut beider Hände verbrannte. Ich ging in den Vorgarten der Fabrik, schnitt ein Blatt Aloe ab, trennte das Blatt auf und rieb meine geröteten Hände mit dem frischen Gel ein. Am gleichen Abend war von der Verbrennung nichts mehr zu sehen und zu spüren. Bei einem anderen dummen Unfall verätzte sich ein Arbeiter bei mir mit konzentrierter Schwefelsäure die Haut im Gesicht und an den Beinen. Als er nach zwei Monaten aus dem Spezialkrankenhaus für Brandwunden entlassen wurde, war sein Gesicht noch gezeichnet von den frischen Narben. Ich empfahl ihm, diese Narben mit Aloe zu behandeln, was er auch täglich machte. Heute ist im Gesicht vom Unfall nichts mehr zu sehen. Jetzt will er auch seine Beine damit behandeln, da dort noch viele Narben sind. Hoffentlich ist es jetzt nicht zu spät dafür, da er lange Zeit Spezialstrümpfe tragen mußte und daher keine Aloe anwandte.

Viele Berichte erhielt ich auch von Krebskranken, die ihre normale Behandlung durch die Hochschulmedizin mit der Einnahme von Aloe begleiteten und gefühlsmäßig sicher sind, daß die Heilungsergebnisse besser ausfielen und die Nebenwirkungen gemildert waren dank der Aloe. Auch bei Hautverbrennungen durch Bestrahlung im Krebsfall hilft Aloe. Die Mutter von einem meiner Verkäufer hatte Krebs im Gesicht und Verbrennungen der Haut durch die Bestrahlungen. Dank der Aloe, die sie von sich aus selbst anwandte, konnte ihr Gesicht einigermaßen wieder in Ordnung kommen. Einem jungen Mann in Jundiai SP, sollte ein Bein abgenommen werden. Er war schwer zuckerkrank, und eine Wunde am Knie wollte und wollte nicht heilen. Auf eigene Faust wandte er Aloe an in Form von "Veraloe Gelatum", die Wunde schloß und sein Bein wurde gerettet. Eine Dame aus Blumenau in Santa Catarina berichtete, daß sie mehr als zwanzig Jahre unter offenen Beinen litt und keine der angebotenen modernen Heilmittel, die ihr verschrieben wurden, Hilfe brachten. Erst mit "Veraloe Gelatum" konnten überraschend diese Wunden geschlossen werden. Ein Herr aus der Nordzone von São Paulo rief mich vor zwei Jahren an und berichtete mir, daß er wegen Problemen mit der Prostata nicht urinieren konnte. Er las meinen Bericht in der Zeitung, wandte Aloe an, und sein Problem war gelöst. Vor einer Woche rief ich ihn an, und er berichtete mir froh, daß er bis heute nie wieder ein Problem beim Urinieren hatte. Seine Frau, die Gegnerin von Aloe war, da sie nicht daran glaubte, wurde in den letzten beiden Jahren zweimal operiert, an Unterleibs- und Brustkrebs. Jetzt hat auch sie begonnen, Aloe zu nehmen. Eine gute Bekannte von mir aus Santa Catarina, die früher im Kolpinghaus von São Paulo aktiv war, berichtete auf Grund meines Zeitungsberichtes von ihrer Freundin Maria Weiser in Jaçaba. Diese war vor fünfzehn Jahren an Krebs erkrankt (Drüsen und Darm). Sie hatte die alte brasilianische Naturformel Aloe damals benutzt und machte keine weiteren Behandlungen. Sie ist jetzt achzig Jahre alt und wohlauf. Eine siebenundachtzigjährige Dame schrieb mir, daß sie Aloe benutzt für die Haare zum Nachwachsen und Färben. Ihre weißen Haare werden blond durch Aloe. Eine andere Dame, fünfundsiebzig Jahre alt, schrieb mir aus

Timbó SC, daß ihr Haare vom vielen Färben und den Dauerwellen schon ziemlich "schütter" waren. Nach der Behandlung mit Aloe sei ihr Haar wieder voll geworden. Ihre Hände, die vom Haushalt grob und rauh waren, seien glatt und geschmeidig geworden. Ihre Hautflecken, die rauh und grau waren, seien verschwunden; die schwarzen und glatten dagegen geblieben. Mich besuchte ein Herr, den ich schon 30 Jahre kannte. Er konnte mir nicht die Hände geben, da deren Innenseiten mit unzähligen kleinen verschorften Wunden übersäht waren. Jede Bewegung der Handinnenflächen verursachte starke Schmerzen. Für mich war das eine Chemiekrätze. Er sagte mir, daß seine Ärzte schon allerhand Cremes versucht hätten, aber nichts geholfen habe. Ich ging in den Garten, schnitt ein Blatt Aloe ab und gab sie ihm mit der Bitte, einen Test zu machen. Nach 14 Tagen kam er strahlend wieder und zeigte mir seine Hände. "Sie sehen jetzt so zart aus, wie die einer Jungfrau", sagte er scherzhaft. Vor kurzem fuhr ich mit meiner Frau von Santos nach São Paulo. Im Stau in den Bergen wurde sie von einem "Borrachudo" (Kriebelfliege) gestochen. Borrachudos sind winzig kleine fliegende Stechbiester, oft nur einen Stecknadelkopf groß, die einen Juckreiz hinterlassen, den man wochen- und monatelang haben kann. Ich empfahl meiner Frau die Mikrobißstelle mit Aloe zu bestreichen. Das Wunder geschah. In der gleichen Sekunde hörte der Juckreiz auf, und nichts hat sich mehr gezeigt.

Übrigens sind diese Borrachudos teurer als Gold. Die pharmazeutische Industrie kauft sie auf zur Gewinnung einer seltenen Substanz. Aber um 1g Borrachudos zusammenzubekommen, muß man fleißig sammeln. Da ist der Goldpreis noch viel zu niedrig angesetzt für die viele Arbeit.

Alle diese letztgenannten Fälle bestätigen nur das, was schon seit Jahrhunderten und Jahrtausenden beobachtet wurde und was in einem der folgenden Kapitel auch historisch ausführlich mit bereits teilweise wissenschaftlichen Forschungen und Doppelblindstudien untermauert wird.

Die Aloe, die hier in der Einleitung nur kurz gestreift wurde, beweist durch ihre hervorragenden Heilwirkungen, daß sie das geeignete Mittel ist, welches dem Arzt in die Hand gegeben werden sollte, um die hochschulmedizische Krebs-Behandlung zu begleiten. Dadurch wird der Arzt zu noch besseren Heilungsergebnissen gelangen und die üblichen unangenehmen Nebenwirkungen mildern helfen. Dies Buch wird neben der Hochschulmedizin und der Aloe zwei weitere, ergänzend anzuwendende, natürliche Wege aufzeigen, um mit diesen vier vereinten gleichzeitigen Aktionen zu einer "Quartett-Strategie zur Heilung" zu gelangen. Diese "Logische Krebsbehandlung" läuft vierbahnig und stets gleichzeitig zum gemeinsamen Ziel: Zur Heilung! Dabei formen diese vier Bahnen, ein großes "V" (siehe Titelbild), ein "V", welches "Viktoria" , d.h. "Sieg", symbolisiert.

Der Krebs, seine vermutlichen Ursachen und die Therapien der Hochschulmedizin.

„Die Krebsforschung kann heute auf meßbare Erfolge verweisen. Zum ersten Mal geht seit 1990 die Sterblichkeitsrate an Krebs zurück. Das heißt nicht, daß die Erkrankungsrate zurückgeht, aber die Menschen sterben weniger an Krebs. Das ist ein Erfolg der Krebsforschung, der sich aus vielen Facetten zusammensetzt, der sich hoffentlich auch in der Zukunft weiter fortsetzt. Eigentlich deutet alles darauf hin, daß es so sein wird.“

Prof. Dr. Harald zur Hausen
Leiter des Deutschen Krebsforschungszentrum

Unser Wissen über Krebs und seine vermutlichen Ursachen befindet sich in einem kontinuierlichen Wandel. Auch die Wünsche des mündigen Bürgers nach mehr Information steigen konstant auf Grund neuer Entwicklungen in der Krebsbehandlung, neuer experimenteller Ansätze in Diagnostik, neuer veröffentlichter Ergebnisse über Krebsrisikofaktoren, genetischer Veranlagung oder Präventionsmöglichkeiten. Das vorliegende Buch soll auch speziell in Bezug auf Krebs einen Einblick in die Themenvielfalt der Krebserforschung geben und spiegelt den derzeitigen Stand der Behandlungsmöglichkeiten, speziell der Hochschulmedizin wieder, um Informationsdefizite zu verringern und den berechtigten Wissensdurst des aufgeklärten Menschen zu stillen.

Krebs ist eine sehr häufige Krankheit, mit der eigentlich jeder konfrontiert werden kann. Hat man nicht persönlich damit zu tun, so hat man doch mindestens schon davon gehört oder gelesen bzw. einen Fall in der eigenen Familie oder Verwandtschaft. In der letzten Zeit liest man viel in den Zeitungen darüber, und die Gentherapie wird dabei am meisten erwähnt. Krebs gehört zu den Krankheiten, die leider häufig tödlich verlaufen, besonders wenn er zu spät erkannt wird. Doch durch den Fortschritt der Medizin steigt die Lebenserwartung auf fast allen Gebieten, auch im Fall von Krebs, leider nur sehr langsam, aber dank der ärztlichen Kunst, Wissenschaft und neuer Erkenntnisse betändig weiter.

Krebs ist kein Todesurteil, und Krebs ist auch nicht unheilbar. Krebs ist vielmehr eine chronische Krankheit mit vergleichbar guten Heilungsaussichten. Krebszellen sind keine feindlichen Invasoren, keine Fremdkörper im eigenen Organismus. Krebszellen sind Körperzellen, die im Grunde tun, was alle Zellen tun: Sie wachsen und teilen sich. Ein ganz normaler Vorgang, der beim wachsenden Organismus Sinn macht, aber nicht mehr be ausgewachsenen Organen. Hier muß Wachstum beschränkt werden, es muß dauerhaft ein Gleichgewicht von neuen und sterbenden Zellen hergestellt werden.

Krebs bedeutet nichts anderes, als daß die Wachstumshemmung nicht funktioniert, das Gleichgewicht gestört ist. Der Körper verfügt selber über eine ganze Reihe von Schutzmechanismen, die solche Störungen beheben können, und so gesehen ist Krebs nicht das bösartige Fremde, sondern ein Fehler im eigenen System. Da bleibt wenig Spielraum für Dämonisches, dafür aber die große Chance, diese zweithäufigste Krankheit endlich von ihrer gesellschaftlichen Negativbewertung zu befreien.

Wir sind alle mitverantwortlich, wenn Krebspatienten zusätzlich zu ihrem Leiden auch noch von Schuld-, Versagens- und Minderwertigkeitsgefühlen gequält werden und die Diagnose als Schande für ihre Familie empfinden. Unser Wissen über Krebs muß zu einem neuen Reden und Handeln im Umgang mit dieser Krankheit führen.

Krebs ist auch eine typische Alterserkrankung, denn je älter der Mensch wird, auf Grund der modernen Medizin, desto höher sind parallel die statistischen Zahlen der Krebshäufigkeit. Obwohl die Medizin moderner und besser wird, steigen die Todesfälle bei Lungenkrebs, Brustkrebs, Prostata- und Gehirntumoren, während sie bei Magenkrebs stark abnehmen.

Wenn wir über Krebs sprechen, unterscheiden wir selten zwischen den sehr verschiedenen Krankheitsbildern, wie Neuroblaston, Hirntumor, Hodgkin-Lymphon, Leukämie oder Schilddrüsenkarzinom. Alles gilt als Krebs. Ein Begriff, der - gerade weil er so ungenau ist - mehr Ängste hervorruft als er informiert, denn gemeinsam ist all diesen Krankheiten eigentlich nur ein unkontrollierbares Zellwachstum, das zerstörend wirkt.

Bei anderen Krankheitsbildern wird ganz selbstverständlich auch von denen, die keine medizinische Ausbildung haben, viel deutlicher unterschieden. Man käme z.B. nicht auf die Idee, von einem Aidskranken und von einem Grippekranken zu sagen: „Der hat eine Virusinfektion".

Die Geschichte des Krebses

Schon 1500 v. Chr. wird im "Papyrus Ebers", ein Dokument der ägyptischen Medizin, über die Krankheit, die wir heute mit Krebs bezeichnen berichtet.

Wahrscheinlich wurde jedoch der Begriff "Krebs" das erste Mal im 5. Jahrhundert v. Chr. von Hippokrates gebraucht. Auch im Neuen Testament taucht das Wachstumsverhalten bösartiger Tumore sinnbildlich auf. Der Hl. Apostel Paulus warnt vor ketzerischen Widersachern, deren „Wort um sich frißt wie der Krebs" (2. Timotheusbrief, Kap. 2, Vers 17). Die römische und mittelalterliche Medizin haben den Krebsbegriff von Hippokrates übernommen. Ansätze zur chirurgischen Behandlung waren in allen Zeitepochen vorhanden, aber durch fehlende Voraussetzungen bei der Narkose zum Scheitern verurteilt. Seit der vorletzten Jahrhundertwende hat die heutige Krebschirurgie entscheidende Fortschritte gemacht. Durch Hilfe der Narkose und modernen Apparaturen sind operative Eingriffe überhaupt erst möglich geworden.

Was ist Krebs?

Krebs als solchen zu definieren ist eine schwierige Aufgabe, selbst für den Krebsforscher. Den Begriff anhand der Krebsursache zu erklären, scheint wesentlich einfacher. Heute weiß man, daß die Zellen eines Tumors von einer gemeinsamen Ursprungszelle abstammen, die irgendwann - meist Jahrzehnte, bevor eine Geschwulst überhaupt sicht- oder ertastbar wird - vom Weg der kontrollierten Teilung abgekommen ist.

„Es ist für mich ein Alptraum, wenn man mich nach der Definition von Krebs fragt", so der Pathologe und Krebsforscher Rudolf Virchow, der Ende des 19. Jahrhunderts in Berlin arbeitete. Dabei hatte er tausende von Krebsfällen diagnostiziert. Paul Ehrlich (1908) faßte den Krebs in eine Formel: „Krebs = Auftreten von Krebszellen + Versagen der Abwehr".
D.W. Smithers provozierte: „Krebs ist ebensowenig eine Erkrankung von Zellen wie ein Verkehrsstau eine Erkrankung von Autos ist". Auch Fachleute haben, je nach Themengebiet, ihre eigenen Vorstellungen in Sachen Krebsdefinition wie folgende Beispiele zeigen: Ein Virologe wird im Krebs vor allem eine Viruserkrankung sehen. Die Tatsache, daß Krebs nicht ansteckend ist, stört ihn dabei nicht. Er hat gute Gründe, warum Krebs durch infektiöse Viren verursacht werden kann und trotzdem nicht ansteckend ist.

Ein Toxikologe, der sich mit Giften unseres Alltags herumschlägt, sieht Krebs als Folge von Umweltgiftstoffen. Krebs ist für ihn somit eine vermeidbare Krankheit, da sich krebserzeugende Umweltgifte entfernen ließen. Ein Biologe sieht Krebs als eine selbstverständliche Folge des Alters: "Je älter ein Organismus wird, um so mehr Fehler unterlaufen ihm bei seinen chemischen zellulären Reaktionen."

¨Philosophierende¨ Biologen können dem Krebs sogar einen Sinn abgewinnen. Krebs dezimiere die Generationen, die ihr Fortpflanzungsgeschäft erledigt haben. Das entlastet die Bevölkerung. Für Betroffene nimmt Krebs oft eine menschliche Form an. Krebs wird zum Feind: „An Krebs zu denken ist, als wäre man in einem dunklen Zimmer mit einem Mörder eingesperrt. Man weiß nicht, wo und wie er angreifen wird", schildert die Schriftstellerin Maxie Wander ihre persönlichen Erfahrungen in ihren Tagebuchaufzeichnungen „Leben wäre eine prima Alternative".

Wie entsteht Krebs?

Krebs ist keine einheitliche Krankheit, sondern ein Oberbegriff für mehr als hundert verschiedene Formen bösartiger Erkrankungen. Nahezu jedes Gewebe unseres Körpers kann krebsartige Entartungen hervorbringen, manchmal sogar mehrere unterschiedliche Typen. Und jedes der Leiden wiederum hat seine eigenen Merkmale. Trotz dieser Verschiedenartigkeit entstehen alle Tumore offenbar durch ähnliche grundlegende Prozesse. Die 30 Billionen Zellen eines gesunden menschlichen Körpers leben in einer komplexen Gemeinschaft, die auf wechselseitigen Abhängigkeiten und geteilter Herrschaft beruht. Ob sich eine Zelle vermehrt oder nicht, unterliegt dem Einfluß anderer. Normalerweise teilt sie sich nur, wenn sie von benachbarten Zellen dazu eine Aufforderung erhält. Diese unaufhörliche Kontrolle gewährleistet, daß jedes Gewebe eine dem Körper angemessene Ausdehnung und Architektur behält.

Ganz anders die Krebszellen: Sie durchbrechen die Kontrollen, beachten die üblichen Beschränkungen des Zellwachstums nicht mehr und folgen ihrem eigenen Vermehrungsprogramm. Hinzu kommt noch eine heimtückische Eigenschaft - ihre Fähigkeit, den Ort ihres Entstehens zu verlassen, in benachbarte Gewebe einzudringen, sich dort anzusiedeln und selbst an weit entfernten Stellen im Körper zu neuen Wucherungen auszuwachsen. Tumoren aus bösartigen Zellen werden im Verlauf ihrer Entwicklungen immer aggressiver. Sie können schließlich zum Tod führen, wenn lebenswichtige Gewebe und Organe bis zur Funktionsunfähigkeit geschädigt werden.

Erkenntnisse über Krebsursachen seit Prof. Warburg

Vor mehr als 70 Jahren analysierte der Arzt und Biochemiker Prof. Otto Warburg (1883-1970) als Professor am Kaiser-Wilhelm-Institut (ab 1918) die Zellatmung, die außer in den roten Blutkörperchen rund 90% der molekularen Energieträger in den menschlichen Zellen produziert. Die Atmungskette nutzt den molekularen Sauerstoff, um die durch Photonenenergie angeregten, energiereichen Elektronen durch den Abbau der Makronährstoffe wie Zucker, Fette und Eiweiße auf die universelle Energiewährung der Zelle, das Molekül Adenosintriphosphat (ATP), zu übertragen. Für die Analyse der Komplexe der Atmungskette, welche für die geregelten Elektronenflüsse und Wasserstoffionengefälle in Form hintereinandergeschalteter sogenannter Redox-Systerne verantwortlich sind, erhielt Prof. Warburg schon Anfang der 30er Jahre des vergangenen Jahrhunderts, als Leiter des Berliner Kaiser-Wilhelm-Instituts für Biologie/Zellphysiologie, den Nobelpreis.

Warburg hat als weitere herausragende Leistung bei seinen Forschungen erkannt, daß beim Stoffwechsel in der Krebszelle aus der Glukose erstaunlich viel Milchsäure ("Glykolyse") produziert wird. Dies trifft sowohl in vitro (im Reagenzglas) als auch in vivo (im lebenden Organismus) zu und gilt für aerobe wie auch anaerobe Stoffwechselprozesse (mit und ohne Sauerstoffverbrauch) in unterschiedlichem Ausmaß je nach betreffender Krebsart. In normalem Gewebe von tierischen Organismen dagegen wird niemals in vergleichbarem Umfang unter aerobischen Bedingungen Milchsäure aus Glukose produziert. Krebszellen unterscheiden sich demnach von Nicht-Krebszellen durch ihr Unvermögen, die Glykolyse in Gegenwart von Sauerstoff zu unterdrücken. In den Krebszellen ist die Kontrolle der Gärung durch Atmung gestört.

Erst im Laufe der nächsten Jahre und Jahrzehnte konnte dieser Mechanismus, der auf der Aktivität von Enzymen beruht, vollständig aufgeklärt werden. Im Rückblick schreibt Warburg hierzu 1967: „In wenigen Worten zusammengefaßt ist die letzte Ursache des Krebses der Ersatz der Sauerstoffatmung der Körperzellen durch eine Gärung. Alle normalen Körperzellen decken ihren Energiebedarf aus der Sauerstoffatmung, die Krebszellen allein können ihren Energiebedarf aus einer Gärung decken.
Vom Standpunkt der Physik und Chemie des Lebens betrachtet ist dieser Unterschied zwischen normalen Körperzellen und Krebszellen so groß, daß man ihn sich größer nicht vorstellen kann. Der Sauerstoff ist in den Krebszellen entthront und ersetzt durch die energieliefernden Reaktionen der niedrigsten Lebewesen, durch eine Gärung".

Diese logischen Erkenntnisse beherrschten die Krebsforschungen durch Jahrzehnte und waren einleuchtend, also logisch. Statt Sauerstoff in der gesunden Zelle, Gärungsgase in der Krebszelle. Da in einer einzigen menschlichen Zelle mehr Chemieprozesse ablaufen, als in allen Chemiefabriken unserer Erde, können wir erahnen, wie komplex eine solche Forschung sein muß.

Neue Erkenntnisse über die Krebsursachen

1966 jedoch, beim alljährlichen Treffen der Nobelpreisträger in Lindau am Bodensee, kam es zu einer epochemachenden Begegnung zwischen Warburg und den führenden Krebsforschern der jüngeren Generation, insbesondere aus den USA. Diese junge Generation von Nobelpreisträgern und Autoritäten wie Warburg, aber in der Regel Medizinprofessoren, waren fasziniert von der Entdeckung des genetischen Code seit Anfang der 50er Jahre und glaubten enthusiastisch, durch die Entschlüsselung des menschlichen Erbguts in den Genen auch die Schalter für die Krebsgene finden zu können. Warburg hielten sie entgegen, er habe neuentdeckte Gensequenzen übersehen, die endogene "Retroviren" genannt werden, die offensichtlich Erbgutveränderungen in Gang setzen könnten, welche letztendlich die Transformation von aus differenzierten Zellen zu Krebszellen bewirken könnten. Diese "Mutationstheorie" dominiert die Krebsforschung bis heute, und die Lehre des deutschen Nobelpreisträgers geriet dadurch fast in Vergessenheit.

Als 1970 dann nordamerikanische Laborforscher mit indirekten Nachweismethoden ein Enzym identifiziert zu haben glaubten, das die Botensubstanz RNA der Retroviren in die DNA-Form der Erbsubstanz des menschlichen Genoms umschreiben sollte, wurde der euphorische Wissenschaftsglaube genährt, innerhalb eines Jahrzehnts das Krebsrätsel mit molekulargenetischen Labormethoden lösen zu können.

US-Präsident Nixon erklärt dem Krebs den Krieg

Der US-Präsident Richard Nixon rief im Kampf gegen den Krebs zu Höchstleistungen auf. Historisch hatten die USA bereits zweimal vorher alle verfügbaren Mittel in zwei Projekte investiert, die schier unmöglich waren, und beide führten innerhalb der gesetzten Zeitfrist zum Erfolg. Das erste war das Manhattan-Projekt Roosevelts zum Bau der Atombombe und das zweite das Apollo-Projekt von Kennedy zur ersten Mondlandung. Nun wollte auch Nixon ein Riesenprojekt für den Fortschritt der Menschheit starten, indem er den „Krieg gegen den Krebs" ausrief und die Retrovirus-Krebs-Laborforschung mit nahezu unbegrenzten Forschungsmitteln ausstatten ließ.

Der bis heute beispiellose Kapitaleinsatz in der Krebsforschung in High-Tech-Labors und Forschungskliniken hat eine nicht mehr zu überschauende Detailfülle an Laborwissen und klinischen Daten erbracht. Aber die seinerzeit militant geschürte Euphorie der heroischen Kämpfer an der

Krebsfront findet nur noch in den Medien statt. Ernüchterung ist eingetreten. Die Erfolge sind zwar da, aber in zu geringem Ausmaß. Der große Durchbruch kam nicht. Bis heute sind sich die Forscher noch immer alle im Unklaren, was die endgültige Wahrheit bei der Entstehung des Krebses ist. Es wurden viele krebserregende Produkte identifiziert und die klassischen Krebsbehandlungen weiter verfeinert und verbessert sowie Nebenwirkungen vermindert. Die forschende Ärzteschaft kann sicherlich stolz ihre Erfolge aufzeigen. Bisher hat man erst Schlachten gewonnen in Teilgebieten, aber nicht den Krieg, ein bisher 30-jähriger Krieg! Selbst Experten der amerikanischen Gesundheitsbehörden haben nunmehr zugeben müssen, der „Krieg gegen Krebs wurde noch nicht gewonnen".

Die Manipulation am Erbgut des Menschen hat bisher das ¨Rätsel Krebs¨ nicht lösen können. Die Bioenergetische Krebsforschung dagegen hat in Fortsetzung der bahnbrechenden Arbeiten von Otto Warburg und im Schatten der übermächtigen Molekulargenetischen Medizin erstaunliche Befunde erhoben. Der uralte Richtungsstreit zwischen Vitalismus und Mechanismus, zwischen dem Vorrang der Energieflüsse als primäre Grundbedingungen des Lebendigen und den molekularen Ordnungsmustern als sekundäre Phänomene, scheint erneut belebt worden zu sein.

Krebs seit hundert Jahren im Ansteigen

Zu Beginn des vorigen Jahrhunderts litt jeder achte Einwohner an Krebs, jetzt, ein Jahrhundert später jeder dritte. Bei Naturvölkern und bei den Tieren in freier Wildbahn ist Krebs eine Rarität. Bei den Haustieren und beim modernen Menschen ist Krebs dagegen fast schon eine Normalität. Das muß nicht sein und ist für einen logisch denkenden Menschen erklär- und korrigierbar.

Erschreckend ist die Zunahme der Krebshäufigkeit bei Kindern, die in der westlichen Welt um 1% pro Jahr steigt. Es wurde beobachtet, daß der Transport des molekularen Sauerstoffes gestört wurde durch Oxidation des reduzierten Eisens im roten Blutfarbstoff infolge der Einwirkung starker Oxidationsgifte. Zu denen gehören unter anderen zahlreiche cancerogene Nahrungs- und Umweltgifte sowie Nitrite. Die Literatur berichtet auch über Verdachtsmomente, daß einige Sulfonamide und Antibiotika eine Störung der hintereinandergeschalteten Redox-Systeme in der Atmungskette der Mitochondrien und eine chronische Minderung des Sauerstoffumsatzes bewirken.

Gesunde Ernährung senkt Krebsrisiko

Ein wesentlicher Störfaktor kann aber auch der Verlust der "Fluidität" der Membranen der Zellen und Zellorganellen durch Mangel an essentiellen ungesättigten Fettsäuren in den industriell gefertigten, aus Gründen der Massentransporte und Lagerfähigkeit oxidativ denaturierten und an Mikronährstoffen verarmten Nahrungsmittel sein. Von einigen Obst- oder Gemüsesorten müßte man heutzutage, gegenüber von vor zehn Jahren, das Dreifache essen, um die Mengen an Mineralstoffen, Vitaminen und Spurenelementen zu erhalten. Je schöner unsere landwirtschaftlichen Produkte werden, desto ärmer werden sie meist an den wertvollen Inhaltsstoffen wie Vitaminen, Mineralien und sonstigen Vitalstoffen. Die heutigen Umwelteinflüsse, unsere Lebensweisen (z.B. vermehrter Stress und steigende Hektik usw.) sowie unsere veränderten Eßgewohnheiten, tragen entscheidend zu einer vermehrten Bildung sogenannter "freier Radikale" bei. Diese "freien Radikale" z.B. sind aggressive und sehr aktive Atome, Moleküle und Verbindungen, die unsere Körperzellen angreifen, sie schädigen und zu unkontrolliertem Wachstum verleiten können. Um diese "freien Radikale" unter Kontrolle zu halten, benötigt unser Organismus eine ausgewogene und gesunde Ernährung mit möglichst hohem Anteil von nicht denaturierten Lebensmitteln. Unsere derzeitigen Kartoffeln haben, um einmal ein Beispiel zu nennen, heute 70% weniger Calcium und 30% weniger Magnesium als vor zehn Jahren (1990 - 2000). So wurde beobachtet, daß alle Völker, die in ihrem Speiseplan viele reine und kalt gepreßte Pflanzenöle benutzen, weniger Fälle von Krebs und Herzinfarkten aufweisen, als solche, die z.B. Margarine essen, ein leider denaturiertes Pflanzenöl. Obwohl die Margarinehersteller die wertvollen Pflanzenöle benutzen: mit den gesuchten langen, ungesättigten Fettsäuremolekülen werden diese so wertvollen Bestandteile bei der industriellen Fertigung denaturiert und sogar zu gesättigten. Unsere Erde bietet jedoch derartig viele wertvolle Pflanzenöle an, wie z.B. das Nachtkerzenöl (*Oenothera binnis*), welches sogar Gammalinolensäure enthält, die sonst nur in der Muttermilch anzutreffen ist und 165 mal mehr Wirkung hat als die Linolensäure. Bekannt ist seine hervorragende und geschätzte Wirkung als Verminderer der Geschwindigkeit bei der Ausbreitung des Krebses im Körper. 40 % der Frauen zwischen sechzehn und fünfzig Jahren leiden z.B. an Mangel von Gammalinolensäure, die sie brauchen, um daraus die Prostaglandine zu fertigen, die so wichtig sind wie die Vitamine. Dieser Mangel ist die Mitursache vieler Krankheiten, inklusive teilweise auch Krebs, darunter auch vom prämenstruale Syndrom; leicht zu korrigieren durch die Einnahme von Nachtkerzenöl. Ein weiteres Spitzenöl ist das Traubenkernöl, und in der Wertung danach kommt das preiswerte Sonnenblumenöl, welches in keiner Küche fehlen sollte, gefolgt von Oliven- und Sojaöl. Alles reine Gesundheit, wenn sie als kaltgepreßte Öle im reinen Zustand unerhitzt täglich auf unsere frischen Salate kommen. Dadurch wird die "Fluidität" der Membranen der Zellen und Zellorganellen wieder hergestellt.

Bei verschiedenen Krebsarten kann das Erkrankungsrisiko durch eine gesundheitsbewußte Lebensweise entscheidend gesenkt werden. Es gehört heute zum Wissenstandard, daß 70 % aller Krankheiten durch unser verkehrtes Ernährungsverhalten verursacht werden. Bei Krebs gilt die gleiche Prozentzahl. Darin eingeschlossen sind 15%, die auf das Konto des Rauchens gehen und 2%, die dem Alkoholmißbrauch zugeschrieben werden müssen. Gesunde Nahrung schützt vielfach vor Krebs. Die Vitamine A (Milchprodukte), D (Fischleberöle), E (Petersilie), C (Sanddornbeere) und das Spurenelement Selen (Fisch, Nüsse) fangen "freie Radikale" ab. Bioaktive Substanzen, z.B. Beta-Carotin in Möhren, verhindern mit hoher Wahrscheinlichkeit das Tumorwachstum durch die Umwandlung krebserregender Stoffe. Ballaststoffe, z.B. in Getreidekörnern, neutralisieren u.a. gefährliche Gallensäuren. Auch Milchsäurebakterien in probiotischem Joghurt und im Sauerkraut gelten als Krebskiller.

Die Deutsche Krebshilfe beschreibt in ihrem Informationsblatt zum Thema Krebsdiät die „Sogenannte krebsfeindliche stoffwechselaktive Vollwertkost": „Es handelt sich um eine vorwiegend laktovegetabile Diät, die einer allgemeinen Schonkost bzw. qualitativen Diabetes-Diät entspricht.
Ihre Prinzipien sind:
Vermeidung von Überernährung, Übergewicht. Verteilung der täglichen Nahrungsmengen auf mehrere kleine Mahlzeiten.
Zufuhr hochwertiger, nicht denaturierter Kohlehydrate mit viel Ballaststoffen (Rohkost), Verzicht auf raffinierten Zucker und ausgemahlenes Getreide zugunsten von natürlichen Süßstoffen und Vollkornprodukten.
Eingeschränkte Zufuhr von tierischen Eiweißen, dafür vorwiegend Speisen pflanzlicher Herkunft.
Vermeidung tierischer und anderer unnatürlicher, gesättigter Fette (Margarine - Anm. Aut.), Ersatz durch kaltgepreßte Öle und Fette mit möglichst mehrfach ungesättigten Fettsäuren.

Pioniere dieser Vollwertkost sind Kollath, Zabel, Kretz, Bircher-Benner und andere. Sie wird heute vor allem von Anemueller und Ries, Kretschmer-Dehnhard, Mar-Kleine und Schultz-Friese propagiert. Zugrundeliegende Theorie ist die von Warburg postulierte universelle Gärung der Krebszellen. Krebszellen entstehen angeblich durch irreversible Schädigung der

Atmung, die die Krebszelle durch Gärungsenergie zu kompensieren versucht, was wiederum zu undifferenziertem, ungeordneten Zellwachstum führen soll. Tatsächlich sind diese Phänomene indessen Folge und nicht Ursache einer malignen Entartung und stellen längst nicht die einzige und entscheidende Krebsursache dar. Warburg, und später viele seiner Nachfolger, glaubte schon vor Jahrzehnten, mit einer sogenannten stoffwechselaktiven Vollwertkost die Sauerstoffversorgung der Zellen verbessern und damit den Krebs hemmen zu können."

Die Deutsche Krebshilfe e.V. zitiert in ihrem Bericht „Einfluß der Ernährung auf die Krebsentstehung" noch folgende Nahrungsbestandteile, die Krebs erzeugen können: „Schadstoffe, die beim Verderben entstehen, z.B. Schimmelpilzgift, Braunfäule oder ranzige Fette, sowie Schadstoffe, die während der Erzeugung und Verarbeitung ungewollt oder gewollt in das Lebensmittel gelangen: Rückstände von Düngemitteln (Nitrat), Umweltgifte (Blei, Cadmium, Benzpyren aus Benzinmotoren und Industrieabgasen), bestimmte Lebensmittelzusatzstoffe (Nitritpökelsalz bildet Nitrosammine), Verbrennungsrückstände beim Räuchern und Grillen (Benzpyrene u.a. krebserregende Kohlenwasserstoffe), Schadstoffe, die durch starkes Erhitzen entstehen (Peroxide in Öl, zersetztes Eiweiß in Fleisch)."

Die Bildung der Krebszellen

Die Bildung der Krebszellen geht von den Stammzellen oder deren unmittelbaren, noch undifferenzierten Tochterzellen aus. Der Ort für die Tumorentstehung ist die teilungsfähige Zelle und hier insbesondere der Träger der Erbstruktur, die DNA (Desoxyribonukleinsäure). Bösartige Tumoren können daher in allen erneuerungsfähigen (regenerierbaren) Geweben entstehen. Sie haben ein rasches Wachstum und weichen in ihrer Struktur nicht selten vom Muttergewebe ab, sie sind also falsch programmiert, d.h. sie haben falsche Informationen und sind gegen ein gesundes Gewebe kaum abgrenzbar, weil die Tumorzellen immer noch den Ursprungszellen gleichen. Der Tumor durchbricht dann die Grenzen und greift auch umliegendes Gewebe an.

Wenn man dann die Entstehung von Tumoren einmal genauer betrachtet, muß man erst einmal das Wachstum einer gesunden Zelle beschreiben. Bei der gesunden Organbildung dirigieren die Chaloten die Zellteilung. Chaloten sind Wachstumsfaktoren und gleichzeitig Hemmfaktoren, die fehlendes Gewebe, welches z.B. operativ entfernt wurde, durch rasche Teilung von Stammzellen wieder herstellen. Sobald die

Originalgröße des Organs erreicht ist, hört das Wachstum wieder auf. Jede Zelle hat spezifische Chaloten (Hemmfaktoren), die ihr mitteilen, wann die richtige Größe erreicht ist. Diese Hemmfaktoren sind gewebespezifische Proteine. Können Gewebe keine Chalonen mehr bilden oder verlieren sie ihre Reaktionsfähigkeit, kommt es zur Tumorbildung. Diese Umwandlung der normalen Zellen zu ungehemmt teilungsfähigen Zellen nennt man Zelltransformation. Diese Zellen nehmen eine andere Gestalt an. Im Stoffwechsel wird der Glukoseabbau verstärkt, außerdem ändert sich die Zellmembran, so daß sie dem Organismus fremd erscheint. Bei jedem Menschen entstehen Tag für Tag normalerweise viele einzelne Tumorzellen, doch da sofort Antikörper gebildet werden, können diese Tumorzellen durch die Immunabwehr beseitigt werden. Sobald aber andere Faktoren, wie bestimmte Viren, die das Protoonkogen zum Onkogen aktivieren, können Stoffwechselmüll, Gifte, Schlacken, radioaktive Strahlungen oder Karzinogene, die in die Zellen eindringen, auf den Organismus einwirken, kann das Immunsystem die Tumorzellen nicht mehr abbauen, und es kann dann Krebs entstehen.

Viele Menschen fürchten die Diagnose Krebs so sehr, daß sie Anzeichen wie Knötchen, Hautveränderungen oder veränderte Körperreaktionen verdrängen und den erforderlichen Arztbesuch immer wieder aufschieben, leider oft zu lange! Früherkennungsuntersuchungen werden ebenfalls nur zögerlich genutzt, vor allem für Prostata- und Brustkrebs. Doch je länger ein Krebs ungestört wuchern kann, desto schwieriger wird der Kampf danach gegen ihn. Doch die Diagnose Krebs bedeutet heutzutage nicht automatisch das Todesurteil. Die moderne Medizin kennt viele hoffnungsvolle Ansätze zur seiner Behandlung, ja sogar zur vollständigen Heilung.

Warnsignale zur Früherkennung von Krebs

Man sollte immer auf Warnsignale achten. Je früher der Krebs erkannt wird, desto besser sind die Heilungschancen. Ein Krebs macht sich durch unterschiedliche Signale bemerkbar. Bei den folgenden Krankheitszeichen ist ein Arztbesuch zur Ursachenklärung unbedingt geboten:

1. Eine nicht heilende Wunde, ein nicht heilendes Geschwür auf der Haut oder auf den Schleimhäuten.
2. Knoten oder Verdickung in oder unter der Haut, besonders im Bereich der Brustdrüsen sowie Lymphknotenschwellungen an Hals, Achseln oder in der Leistengegend.
3. Alle Veränderungen an Warzen, Pigmentflecken oder Muttermalen,

z.B. Entzündung, Blutung, Wachstum, Vergrößerung oder Neubildung.

4. Änderung der Verdauungsgewohnheiten, anhaltende Magen-, Darm- oder Schluckbeschwerden, starker Gewichtsverlust, auffällige Blässe, allgemeine, sonst nicht erklärbare Schwäche.
5. Heiserkeit oder Husten, mehr als drei Wochen andauernd.
6. Ungewöhnliche, insbesondere blutige oder eitrige Absonderungen aus einer der Körperöffnungen, gestörte Harnentleerung, Schmerzen beim Wasserlassen, blutiger Urin und Stuhl oder Bluterbrechen.
7. Unregelmäßige Monatsblutung oder Scheidenausfluß mit Blutbeimischung, Blutungen und blutige Absonderungen nach altersbedingtem Aufhören der Monatsblutungen.
8. Unerklärliche Schmerzen und unerklärliche Knochenschmerzen.
9. Dauerhafte grundlose Müdigkeit, Gewichtsverlust und Appetitslosigkeit.

Prozentuale Aufteilung der Krebsursachen

Wenn man sich die Graphiken der prozentuellen Aufteilungen der Krebsursachen in der Weltliteratur einmal anschaut gibt es da sehr krasse Unterschiede. Besonders der Prozentsatz der Ursachen, die mit der Ernährung zusammenhängen, klafft von extrem niedrig (30%) bis zu überhöht (80%) sehr stark auseinander. Wenn man nun Durchschnittswerte sucht, kommt man auf folgende abgerundete Werte:

Ernährung	**53%**
Rauchen	**15%**
Alkoholmißbrauch	**2%**
Zusammen	**70%** (Nahrungs- und Genußmittel)

Infektiöse Erreger	**5%** (1. Welt - global jedoch 15%)
Arbeitsplatz	**5%**
Genetische Faktoren	**5%**
Geschlechtsspezifische Faktoren ...	**4%**
Bewegungsmangel	**3%**
Strahlung	**2%**
Umweltverschmutzung	**2%**
Andere Fakten	**4%**
Zusammen	**30%** (nicht nahrungsbedingt)

Ursachen der Krebsbildung

Leider sind die genauen Ursachen der meisten Krebserkrankungen trotz intensiver Forschung nicht exakt bekannt. Viele Tumorbildungen haben auch gemischte Ursachen, wie z.B. beim starken Raucher, der auch Alkoholiker ist. Deshalb sollte man die folgende Auflistung aufmerksam lesen, die die Ursachen der Krebsbildung analysiert:

1. Verkehrte Ernährung durch Mischen von Nahrungen, die nicht zusammen gegessen werden sollten. Zu niedriger Anteil von wasserhaltiger Nahrung, besonders frischem Obst und Gemüse, die mindestens über 50% unserer Ernährung ausmachen sollten. Zu hoher Anteil an denaturierter oder erhitzter Nahrung. Auch hierdurch sind einige ganz spezifische Krebsarten betroffen, darunter ebenfalls wieder bösartige Neubildungen in der Mundhöhle, der Speiseröhre, des Kehlkopfes und der Bauchspeicheldrüse, darüber hinaus insbesondere des Magens und des Darmes sowie der Brust und der Prostata. Verschiedene Berichte geben für die Prostatakrebsursache einen zu hohen Brotverzehr an, da Brot angeblich das Blut verdickt und damit die feinen Kapillaren der Prostata verstopft.
2. Es besteht heute kein Zweifel mehr daran, daß das Rauchen den bedeutendsten Einzelrisikofaktor für Lungenkrebs darstellt. Gleichzeitig können sich beim Raucher (und bei der Raucherin) auch andere Krebsarten bilden, darunter Tumoren der Mundhöhle, der Speiseröhre, des Kehlkopfes, der Bauchspeicheldrüse, der Harnblase und des Gebärmutterhalses. In einigen Studien wird sogar festgestellt, daß 25-30% aller Krebsursachen direkt mit Rauchen in Verbindung stehen (Boyle et al. 1995, Harvard Report on Cancer Prevention 1996).
3. Ein geschwächtes Abwehrsystem, z.B. bei AIDS-Patienten.
4. Übermäßige Sonnenbestrahlung auf der Haut erhöht das Hautkrebsrisiko. Dies gilt besonders für Personen mit heller, empfindlicher Haut und vielen Pigmentflecken.
5. Erbliche Vorbelastung. Die genetischen Faktoren haben durch die Identifizierung spezifischer Gene (z.B. bei Brustkrebs) in letzter Zeit besondere Aufmerksamkeit auf sich gezogen. Der Anteil der durch eine genetische Vorbelastung bedingten Krebserkrankungsfälle dürfte in einer Größenordnung von etwa 5% liegen. Einige Autoren geben einen Bereich von 5-10% an (z.B. Lynch et al. 1995). Gesichert ist die Beteiligung genetischer Faktoren bei bösartigen Neubildungen des Auges, des Darmes, der Brust und der Eierstöcke.
6. Chemische Substanzen am Arbeitsplatz, in der Umwelt und Nahrung. Als krebserzeugend (kanzerogen) gelten z.B. Asbest, Benzoldämpfe (z.B.

beim Einatmen von Benzin), Nitrosamine (die aus Nitrit in geräucherten Nahrungsmitteln entstehen), Aflatoxine (ein Gift, das durch eine Schimmelpilzart produziert wird und auf Lebensmitteln, z.B. Erdnüssen zu finden ist) oder Pflanzenschutzmittel. Auch Schwermetalle in Lebensmitteln stehen in Verdacht, Krebs zu erzeugen. Besonders gefährdet sind Personen, die wegen ihres Berufes häufig mit krebserzeugenden Substanzen umgehen müssen. Betroffen am Krebsgeschehen sind besonders die Lunge und die Harnblase. Der Prozentsatz muß als landesweiter Durchschnitt gesehen werden. In stark industrialisierten Regionen können diese Werte aufgrund eines höheren Anteils beruflich exponierter Personen an der Gesamtbevölkerung auch überschritten werden. (Vineis und Simonato 1991).

7. Radioaktive Strahlung erhöht das Risiko, an Leukämie zu erkranken, um ein Vielfaches.
8. Psychische Belastungen können den Körper schwächen und die Ausbreitung von Krebszellen erleichtern.
9. Infektiöse Erreger. Infektionen mit viralen Erregern sind an der Entstehung von Leberkrebs (Hepatitis-B- und Hepatitis-C-Viren), Gebärmutterhalskrebs (Papillomviren), Lymphomen (Epstein-Barr-Virus), einer bestimmten Leukämie (HTLV-1) sowie möglicherweise noch anderen Krebsarten beteiligt. Bei der Entstehung von Magenkrebs wird ein ursächlicher Zusammenhang mit einer Infektion mit *Helicobacter pylori* vermutet. Weltweit spielen viele infektöse Erreger eine nicht unbeträchtliche Rolle, so daß der Anteil global mit 15% bei den Krebsverursachern berechnet wird, während der Anteil in der 1. Welt oder in der Bundesrepublik Deutschland weitaus niedriger liegt und auf etwa 5% geschätzt wird (Harvard Report on Cancer Prevention 1996).
10. Der Alkoholmißbrauch spielt mit einem geschätzten Anteil von 2 % zwar eine weitaus geringere Rolle als die zuvor genannten Bereiche, ist aber im Steigen. Im Unterschied zu Rauchen und auch Ernährungsfaktoren steht die Tatsache, daß ein hoher Alkoholkonsum zu einem erhöhten Krebsrisiko führt, was aber hierzulande in weiten Teilen der Bevölkerung noch praktisch unbekannt ist. Bei den in erster Linie betroffenen Lokalisationen handelt es sich um Mundhöhle und Rachen, Speiseröhre, Kehlkopf und Leber.
11. Druck und Quetschungen, besonders im Brustbereich.
12. Schließlich gibt es eine Reihe weiterer Faktoren, z.B. die persönliche medizinische Vorgeschichte, Medikamente, ionisierende Strahlung usw., die im Bereich von einem Prozent oder stark darunter an der Krebsentstehung beteiligt sind (Doll und Peto 1981, Harvard Report on Cancer Prevention 1996).

Der heute erreichte Wissensstand impliziert ein erhebliches Potential an Möglichkeiten zur Krebsprävention, aufgrund dessen die Krebssterblichkeit deutlich niedriger sein könnte, als sie es tatsächlich ist. Es liegt an jedem einzelnen seinen Beitrag zu seiner Gesunderhaltung zu leisten. Der Wahlspruch der Deutschen Krebsgesellschaft e.V.: „Durch Wissen zum Leben", sollte zum Nachdenken anregen, wie jeder einzelne durch sein nunmehr erworbenes Wissen seine Lebensqualität verbessern kann.

Vorbeugen ist wichtiger als Heilen

Gehen Sie regelmäßig zu den empfohlenen Vorsorgeuntersuchungen. Dazu gehören:

1. Bei Frauen ab 40 Jahren alle 3 Jahre Mammographie. (Röntgenuntersuchung der Brust).
2. Gynäkologische Untersuchung der Gebärmutterschleimhaut ab 20 Jahren jährlich.
3. Jährliche Brustuntersuchung durch die Frauenärzte bei Frauen ab 20 Jahren. Jede Frau sollte zusätzlich regelmäßig ihre eigenen Brüste nach Knoten abtasten.
4. Jährliche Prostatauntersuchung bei Männern ab 45 Jahren. Jährliche ärztliche Untersuchung der äußeren Geschlechtsorgane (ab 40 Jahren).
5. Stuhluntersuchung auf okkultes (verstecktes) Blut bei Frauen und Männern ab 50 Jahren.
6. Untersuchung des Mastdarms bei Männern und Frauen ab 50 Jahren.
7. Beobachtung von Hautveränderungen, Muttermalen usw. durch den Hautarzt, Häufigkeit, je nach Hauttyp.
8. Nicht rauchen.
9. Übergewicht vermeiden.
10. Gesunde Ernährung mit viel frischem Obst und Gemüse. Der Anteil von frischem Obst und Gemüse an der Gesamternährung sollte täglich stets über 50% sein. Hier werden die größten Fehler gemacht und die Gesundheit geschädigt.
11. Den Vitaminen A und E werden krebsvorbeugende Funktionen zugeschrieben. (Obst, Gemüse und Pflanzenöle).
12. Regelmäßige körperliche Betätigung.
13. Vermeiden Sie den Umgang mit Stoffen, die in Verdacht stehen, krebserzeugend zu sein (sogenannte Kanzerogene). Müssen Sie beruflich mit solchen Stoffen arbeiten, dann treffen Sie die entsprechenden Schutzmaßnahmen. (Gefahr erkannt! Gefahr gebannt!).

Die häufigsten Bereiche für den Krebs

Bei Frauen:
Haut, Brust, Magen, Geschlechtsorgane, Darm, Leber, Galle, Eierstöcke, Blut, Knochenmark, Lunge, Bauchspeicheldrüse, Speiseröhre.

Bei Männern:
Haut, Lunge, Magen, Prostata, Darm, Blut, Knochenmark, Bauchspeicheldrüse, Leber, Galle, Speiseröhre, Hoden.

Maßnahmen im Rahmen der Hochschulmedizin

1. Durch regelmäßige Vorsorgeuntersuchungen können entstehende Krebserkrankungen frühzeitig erkannt werden.
2. Der Arzt kann aus den zur Verfügung stehenden Therapiemöglichkeiten eine geeignete Behandlung auswählen. Ob ein Krebsleiden heilbar ist, hängt von der Größe des Tumors, von dem Ort seines Entstehens und von der Metastasenbildung ab. Dabei gibt es folgende Behandlungsmöglichkeiten:
3. Mit einer Operation kann in bestimmten Fällen das erkrankte Gewebe großzügig aus dem Körper entfernt werden. Dies ist vor allem bei Krebsarten sinnvoll, die sich noch nicht weiter ausgebreitet haben.
4. Mit gezielt gegen den Tumor gerichteter Röntgen- oder Gammastrahlung (Strahlentherapie) lassen sich Krebszellen zerstören. Diese Therapie kann eine Reihe von unangenehmen Nebenwirkungen wie Müdigkeit, Appetitlosigkeit, Verdauungsbeschwerden, Haarausfall, Zerstörung gesunder Körperteile im Umfeld, Knochenbrüchigkeit, Zahnzerfall, Abmagerung, Verbrennungen oder Entzündungen von Haut und Schleimhaut haben.
5. Mit Medikamenten, den sogenannten Zytostatika (Chemotherapie), werden die Krebszellen an der Vermehrung gehindert. Da diese Medikamente nicht nur die Krebszellen angreifen, sondern alle Zellen im Körper, die sich schnell teilen, haben sie zahlreiche und unangenehme Nebenwirkungen (z.B. Übelkeit, Haarausfall, Herabsetzung der körpereigenen Abwehr und dadurch Anfälligkeit für opportunistische Krankheiten wie Grippe, Infektionen, Mundfäule usw.).
6. Bei bestimmten hormonabhängigen Tumorformen (z.B. Prostatakrebs, Brustkrebs) können Medikamente helfen, die in den Hormonhaushalt eingreifen.
7. Viele Krebspatienten leiden unter starken Schmerzen. Der Arzt kann durch die Gabe eines geeigneten Schmerzmittels die Lebensqualität erheblich verbessern.

8. Einige Krebspatienten haben während der Behandlung Schwierigkeiten mit der Ernährung und beim Schlucken und können sogar dabei verhungern. Hier kann der Arzt helfend eingreifen und eine passende Diät verordnen. Die Frage der Ernährung ist eine der wichtigsten für die erfolgreiche Krebsheilung und wird oft völlig unterschätzt.

Strategie der Hochschulmedizin zur Bekämpfung des Krebses

Die Strategie der Hochschulmedizin zur Behandlung von Krebspatienten gliedert sich heute hauptsächlich in drei Therapieformen: Die Operation, die Chemotherapie und die Bestrahlung. Manchmal kommen zwei oder drei dieser Methoden kombiniert zum Einsatz. Der Erfolg der Therapie ist abhängig vom Krebstyp und vom Zeitpunkt der Diagnose. Solange der Tumor im Anfangsstadium, also noch lokal auf einem Punkt konzentriert ist und keine Metastasen gebildet hat, kann er sehr erfolgreich behandelt werden. Deshalb ist die Früherkennung der Schlüssel zur erfolgreichen Heilung. Je später der Tumor entdeckt wird, desto größer die Wahrscheinlichkeit, daß sich inzwischen Tochtergeschwüre in anderen Körperregionen gebildet haben. Dann reichen lokale Behandlungsformen wie Operation und Bestrahlung oft nicht mehr aus, um die Ausbreitung der Krebserkrankung zu stoppen. In diesem Fall wird die Chemotherapie eingesetzt. Verschiedene Krebserkrankungen reagieren unterschiedlich darauf. Bei Hodenkrebs oder bei Tumoren im Kindesalter gelingt es zumindest, die Tumormasse zu verkleinern und damit die Lebenszeit des Patienten zu verlängern.

Operation

Die Operation ist die älteste und noch immer häufigste und beste Behandlung bei Krebs. Durch die Operationen wurden die meisten Heilungen verbucht. Es kann vorkommen, daß der Krebs jedoch schon lebenswichtige Strukturen erfaßt hat, die sich nicht chirurgisch entfernen lassen oder sehr verstümmeln. Leider läßt sich diese Therapieform der Operation auch oft nicht mehr anwenden, wenn die Metastasen sich schon im Körper ausgebreitet haben. Dann ist es zu spät!

Strahlentherapie oder Radiotherapie

Diese Therapie benutzt eine energiereiche Strahlung (elektromagnetische Strahlen oder Teilchenstrahlung). Durch die Strahlentherapie werden Zellen so geschädigt, daß sie absterben. Leider sind die Reaktionen im Krebsgewebe dieselben wie im gesunden Gewebe. Aus diesem Grunde muß man das gesunde Gewebe mit Blenden und Masken abschirmen, damit es so wenig wie nur möglich geschädigt wird. Dank der modernsten Technologie kann sich der Arzt mit Hilfe bildgebender Verfahren wie der Computertomographie ein exaktes Bild von der Lage des Tumors machen und die Strahlung genau darauf zielen. Dennoch läßt es sich nicht vermeiden, daß trotzdem ein Teil des gesunden Gewebes mitbestrahlt und dadurch geschädigt wird. Die geschädigten gesunden Zellen können sich jedoch mit Hilfe von Reparaturmechanismen besser erholen als die Tumorzellen.

Die Bestrahlung wird hauptsächlich von außen durch die Haut vorgenommen. Man benutzt kleine Einzeldosierungen, die auf 4 - 5 Sitzungen pro Woche verteilt werden. Die Pausen dazwischen dienen dazu, den gesunden Zellen Erholung zu gönnen. Um einen Tumor durch Strahlentherapie zu beseitigen sind normalerweise 25 - 35 Sitzungen erforderlich. Die Anzahl ist abhängig von der Art und Beschaffenheit des Tumors, sowie der Strahlendosis. Die Bestrahlung erfolgt ambulant, und man benötigt dafür einen Aufenthalt in der Klinik von etwa 30 Minuten.

Inzwischen gibt es eine neue Form der Strahlentherapie. Bei dieser wird während der Operation der Tumor direkt bestrahlt. Das umliegende Gewebe wird dabei nahezu vollständig verschont. So kann man die tumorzerstörende Dosis in nur einer Sitzung verabreichen.

In der Mehrheit der Fälle wird die Bestrahlung gut vertragen. Unangenehme Nebenwirkungen können jedoch auftreten, die sehr unterschiedlich sind. In jedem Fall sollte man sich vorher vom Arzt informieren lassen und sich darauf vorbereiten, um gegebenenfalls etwas dagegen zu tun. So kann zum Beispiel Durchfall durch eine geeignete Diät gelindert werden. Bei einer Bestrahlung im Mundraum kann man dem Auftreten von Karies durch vermehrte Zahnpflege entgegenwirken. Eine eventuell notwendige Zahnbehandlung sollte vorher gemacht werden, da zwei Jahre nach Therapieende im Mundraum nichts verletzt werden darf. (Zahnziehen, Kanal-Bohrungen usw. heilen in dieser Zeit oft nicht). Zur Vermeidung bzw. Verminderung von Hautschäden durch die Bestrahlung können durch den Arzt die modernen Aloe-Gels (in Brasilien: Veraloe Gelatum der Firma Cassiopéia) verordnet werden, die stets hervorragende Ergebnisse bei der Vermeidung von Hautschäden bzw. schnellen Wiederherstellung von geschädigten Hautoberflächen zeigten.

Chemotherapie

Die vielfach angewandte Chemotherapie unterscheidet sich von der Operation und der Bestrahlung dadurch, daß sie den ganzen Organismus erfaßt. Künstlich erzeugte Substanzen werden direkt in die Blutbahn verabreicht oder als Tabletten eingenommen. Diese Medikamente hemmen das Wachstum der Krebszelle oder töten sie ab. In vielen Fällen kann eine Chemotherapie zusätzlich zur Operation das Rückfallrisiko senken.

Auch vor einer Operation kann die Chemotherapie bei einigen Krebsformen die Heilungergebnisse verbessern, indem die Tumormasse vor der Operation verkleinert werden konnte. Dies besonders beim Osteosarkom, ein bestimmter Knochenkrebs, der bei Kindern auftritt, beim Eierstockkrebs und Speiseröhrenkrebs.

Chemotherapeutika wirken nicht nur ausschließlich auf die Krebszellen, leider auch auf gesunde Zellen, besonders auf solche, die sich schnell teilen. Diese werden geschädigt. Deshalb erfolgt die Behandlung in Intervallen. Auf eine Behandlungsphase folgt eine Behandlungspause. Zur Durchführung der Therapie können kurzfristige Krankenhausaufenthalte notwendig werden, damit der Arzt die Wirksamkeit der Therapie überprüfen und gleichzeitig die Nebenwirkungen unter Kontrolle halten kann. Die Nebenwirkungen sind für den Patienten oft sehr belastend durch Übelkeit, Erbrechen, Müdigkeit und Haarausfall. Das hängt damit zusammen, daß vor allem sich schnell teilende Zellen geschädigt werden, das bedeutet z.B., daß neben den Krebszellen auch gesunde Zellen wie die der Magenschleimhaut oder Kopfhaut in Mitleidenschaft gezogen werden können.

Besonders betroffen sind auch die weißen Blutkörperchen. Sinkt ihre Zahl durch die Chemotherapie stark ab, macht dieser Umstand den Patienten besonders anfällig für Infektionen.

Alle diese Nebenwirkungen können von Patient zu Patient sehr verschieden stark ausgeprägt sein. Heute stehen speziell gegen die Übelkeit wirksame Medikamente zur Verfügung, wobei die Aloe eine Spitzenposition einzunehmen scheint, da sie durch Milderung der Nebenwirkungen zum Wohlbefinden des Patienten sehr stark beiträgt. Auch die Schädigung des Knochenmarks kann man durch Substanzen abmildern, die Blutzellen zum Wachstum anregen und die Regeneration beschleunigen. Nach Absetzen der Therapie erholen sich auch die Zellen der Haarwurzeln wieder, und die ausgefallenen Haare wachsen in der Regel normal nach.

Hochdosis-Chemotherapie

Bei der Chemotherapie werden die Zellgifte so dosiert, daß sie alle Krebszellen treffen, ohne nach Möglichkeit gesunde Körperzellen zu schädigen. Eine höhere Dosierung der chemotherapeutischen Heilmittel hat auch hohe Nebenwirkungen, so daß diese Anwendung problematisch ist und sich in bestimmten Fällen von selbst verbietet. Bei der normalen Dosis dagegen überleben oft einige Krebszellen und können dadurch wieder zu Tumoren wachsen.

Um alle Krebszellen abzutöten, wird bei der Hochdosis-Chemotherapie bis zu zehnmal mehr Zellgift in den Körper geleitet als bei einer herkömmlichen Chemotherapie. Das ist jedoch nur möglich, wenn dem Patienten die besonders empfindlichen blutbildenden Zellen für die Zeit der Therapie entnommen werden. Sonst könnten die Patienten innerhalb weniger Wochen an Blutmangel oder Infektion sterben. Die blutbildenen Zellen werden entweder aus dem Knochenmark oder direkt aus dem Blut entnommen und dem Patienten nach der Behandlung wieder zurückgegeben. Innerhalb von zwei bis drei Wochen bauen sich aus den blutbildenden Zellen wieder neue Blutkörperchen auf. In dieser Zeit müssen die Patienten vor Infektion geschützt werden.

In verschiedenen Studien zeigte sich, daß die Überlebenschancen von Brustkrebs-Patienten nach dieser Behandlung höher waren als bei einer normalen Chemotherapie. In Deutschland setzt man daher bei der Behandlung von Brustkrebs die hochdosierten Zellgifte immer häufiger ein, um sicherzugehen. Ob die Hochdosis-Chemotherapie auch bei anderen Krebsarten sinnvoll ist, wird noch experimentell untersucht.

Grenzen der Chemotherapie

Die Chemotherapie hat einen bestimmten Nachteil. Ähnlich wie Bakterien gegen Antibiotika resistent werden können, werden auch Krebszellen unempfindlich gegen Chemotherapeutika. Davon einige sofort, andere wiederum erst nach wiederholter Behandlung. Das Problem ist sehr ernst, da der Arzt diesen Umstand nicht gleich erkennen kann. In vielen Fällen gibt es auch eine Resistenz gegen verschiedene Wirkstoffe.

Ziel der Wissenschaft ist es, in Zukunft Vorhersagen über die Wirksamkeit eines Medikamentes machen zu können. Für Gebärmutterhalskrebs gibt es bereits eine Methode, die Hoffnung macht. Vor einer Chemotherapie werden der Patientin Tumorzellen entnommen, die Wirkung verschiedener Chemotherapeutika auf die Zellen dann im Reagenzglas getestet. Erweisen sich die Zellen dabei als resistent, so ist mit einer 95prozentigen Sicherheit auch im Organismus eine Resistenz vorhanden. Auf diese Weise lassen sich unwirksame Medikamente von Anfang an ausschließen. Ob die im Versuch empfindlichen Zellen im Körper auch tatsächlich auf die Therapie ansprechen, läßt sich allerdings nur mit einer 60prozentigen Sicherheit vorhersagen.

Spontanheilung

Als Spontanheilung bezeichnet man das plötzliche Verschwinden des Tumors ohne eine Behandlung. Es gibt Spontanheilungen bei Krebs, aber sie sind sehr selten. Wie es zu Spontanheilungen kommt, ist ungeklärt. Wissenschaftler machen das körpereigene Abwehrsystem der Patienten dafür verantwortlich, andere sprechen jedoch von Wunderheilungen durch den Glauben.

Professor Gallmeier und die Arbeitsgruppe Biologische Krebstherapie haben Pionierarbeit geleistet. In kurzer Zeit hat sich das Außenseiterthema „Spontanheilung" zu einer ernstzunehmenden internationalen Forschungseinrichtung entwickelt. Im April 1997 konnte mit großem Erfolg eine internationale Ärztetagung zum Thema „Spontanremission bei Krebspatienten" veranstaltet werden. Der Begriff ist damit auch bei Medizinern gesellschaftsfähig geworden, und es ist nicht weiter anrüchig, sich mit „so etwas" zu beschäftigen.

Diese Wende bleibt nicht ohne Folgen: Heute denkt man darüber nach, ob nicht die Selbstregulierungskräfte des Körpers vielleicht eines Tages auch völlig neue Horizonte für die Therapie eröffnen werden. Spontanremissionen verändern die medizinische Vorstellungen über Tumore und ihre Entstehung. Die Frage lautet nicht länger bloß: „Warum sterben die Menschen an Krebs?", sondern auch: „Warum überleben manche Menschen, die scheinbar unheilbar krank waren?"

Diese Fragen wirken nicht nur auf die medizinische Forschung ein, sondern sie verändern auch Beziehungen zwischen Ärzten und Patienten. Oft wird übersehen, daß die katholische Kirche seit Jahrhunderten Berichte über unerklärliche Heilungen sammelt. Für Katholiken gibt es Menschen, die Gott besonders nahestehen. Sie werden Heilige genannt. Zum Zeichen ihrer Erwähltheit durch Gott sollen sie Wunder wirken können. Das sind auch für die katholische Kirche „medizinisch nicht erklärbare Heilungen".

Die katholische Kirche hat eine Art Gerichtshof eingesetzt, der entscheidet, ob man einem bestimmten Heiligen zugeschriebene Wunder anerkennt oder nicht. Dabei macht es sich die Kirche nicht leicht. Mehrere Ärztegremien müssen Berichte über Heilungen als „medizinisch unerklärbar" begutachten. Die beteiligten Mediziner sind durchaus nicht immer gläubige Katholiken und urteilen sehr kritisch.

Die Mediziner, die im Prozeß der Heiligsprechung ihr Urteil abgeben, können allerdings immer nur die Tatsache der Heilung bekräftigen. Über die Ursache der spontanen Gesundung wissen sie genauso wenig wie ihre anderen Kollegen, die sich mit überraschenden Heilungen beschäftigen.

Zu diesem Thema schreibt Dr. Kappauf: „Die Tatsache, daß es spontane Krebsheilungen wirklich gibt, bedeutet zuerst einmal für jeden Krebspatienten, daß sein Krankheitsverlauf nicht mit absoluter Sicherheit vorhersehbar ist. Diese Tatsache sollte nicht dazu führen, daß die Patienten jetzt vergebens rätseln, wie kann ich eine Spontanremission erreichen, sondern die Betroffenen sollten vielmehr überlegen, was kann ich machen, daß ich mit der Erkrankung oder trotz der Erkrankung gut leben kann. Es gibt keine seriösen Maßnahmen, um eine Spontanremission herbeizuführen. Es gibt aber durchaus physiologische und psychotherapeutische Hilfen, um mit der Erkrankung besser und vielleicht auch länger zu leben."

Ein typischer Fall, der die spontane Heilung erklären könnte ist folgender. Ein Unternehmer war tief verschuldet, und vor lauter Ärger über seine ausweglose Situation bekam er Krebs. Als die Endphase kam, empfahl ihm der Arzt das Testament zu machen, da in den nächsten Tagen mit seinem Ableben zu rechnen sei. Als der Unternehmer nunmehr sein Testament machte mit der genauen Aufstellung seines Vermögens und seiner Schulden, entdeckte er, daß sein Vermögen bei weitem seine Schulden übertraf. Durch diese Feststellung strahlte er vor Freude, seine vor Gram verengten Kapillaren erweiterten sich wieder zum normalen und gesunden Durchmesser, seine Zellen wurden dadurch wieder ausreichend mit Sauerstoff versorgt, die Zellgärung gestoppt, und der Krebs verschwand vollkommen. Er wurde "spontan" geheilt.

Ausführliche Informationen zum Themenkreis Krebs können in Deutschland angefordert werden bei:

Deutsche Krebshilfe e.V.
Thomas-Mann-Str. 40
53111 Bonn

Deutsches Krebsforschungsinstitut
Im Neuenheimer Feld 280
69120 Heidelberg

Telefonische Beratung durch den Krebsinformationsdienst im Deutschen Krebsforschungsinstitut: (06221) 41 01 21 Mon. bis Frei. von 8 bis 20 Uhr.

Aloe in der Geschichte der Jahrtausende

Wenn ich jetzt in meiner Privatbibliothek alte Schriften durchschaue, stoße ich immer wieder überraschenderweise auf die Nennung der Aloe. Diese Heilpflanze begleitet die Menschheit schon seit Jahrtausenden. Sie ist fest verankert mit der Menschheit und Bestandteil der Zivilisation. Wer sich eingehender mit diesem faszinierenden Gewächs befaßt, wird feststellen, daß die Aloe hinter ihrem bescheidenen Äußeren Heilkräfte von ungewöhnlicher Vielfalt und Wirksamkeit verbirgt. Sowohl äußerlich als auch innerlich angewandt übt sie seit Jahrtausenden zahlreiche heilende Wirkungen auf den menschlichen Organismus aus. Das aus den Blättern gewonnene Mark enthält mehr als 300 verschiedene lebenswichtige Vitamine, Mineralstoffe, Spurenelemente, Aminosäuren und Enzyme und ist bis heute die beste Medizin aus der Apotheke Gottes hier auf Erden.

Das altehrwürdige erste gesamtdeutsche Apothekerbuch, welches nach der zweiten Reichsgründung durch Fürst Otto von Bismarck mit Verordnung vom 1. Juli 1872 im Jahre 1873 die in den einzelnen Bundesstaaten geltenden Pharmakopöen ersetze, bringt bereits eine Kurzfassung der Geschichte. Der vier Seiten umfassende Bericht über die "Aloë" in dem "Commentar zur Pharmacopoea Germanica", wie das ehrwürdige Werk sich nannte, lautete wie folgt: „Die Aloë scheint seit undenklichen Zeiten medicinische Verwendung gefunden zu haben. Von Alexander dem Großen (333 vor Chr.) wird gesagt, daß er Griechische Männer nach der Insel Socotora, eine Insel an der östlichen Spitze Afrika's, geschickt habe, um die Cultur der Aloë zu unterstützen. Dioskurides und Plinius erwähnen die Aloë, unterscheiden mehrere Sorten und wissen von der Verfälschung der Aloë. Seit der christlichen Zeitrechnung ist die Aloë eines der gebrauchtesten Arzneimittel gewesen. Alexander Trallianus, Arzt zu Tralles in Lydien, später in Rom (555), bereitete bereits ein wäßriges Aloë-extract".

In der Dritten Ausgabe des deutschen Apothekerbuches, welches sich im Jahre 1891 "Kommentar zum Arzneibuch für das Deutsche Reich" nannte, findet man noch ergänzende Hinweise auf die älteste Urkunde, welche die Aloe erwähnte. Es handelt sich um das Ebersche Papyrus, etwa zwei- bis eintausend Jahre v. Chr.

Vielfach wird fälschlicherweise die Zitierung von Aloe im Alten Testament in den Sprichwörtern Salomons im 7. Kapitel, 17. Vers der Heilpflanze Aloe zugeschrieben. Hier handelt es sich jedoch um das ebenfalls mit Aloe bezeichnete und als Kau- und Räuchermittel benutzte harzreiche Aloeholz, *Lignum aloës agallochia,* das Holz von *Aquilaria agallocha* Roxburgh, ein

in Cochinchina, Assam etc. einheimischer Baum. Dieses Holz wird auch mit Adlerholz, Agallochenholz, Paradiesholz oder Kalambakholz bezeichnet und stammt von Exoecaria Agallocho und ist von rötlichbrauner Farbe, dicht und schwer. Beim Erhitzen verbreitet dieses Holz einen sehr lieblichen, animeartigen Geruch. Sonst hätte ja der Text Salomons im 17. Vers: „Ich habe mein Lager mit Myrrhe besprengt, mit Aloe und Zimt", keinen Sinn. Wer sollte denn schon seine Bettstatt mit einer glitschigen Flüssigkeit aus der Heilpflanze Aloe besprengen. Vielmehr ging es um eine Parfümierung durch Aloeholz.
Selbst Kaiser Napoleon I. benutzte es in seinen Palästen als Parfüm.

Die Aloe in Ägypten

Im alten Ägypten der Pharaonen wurde die Heilpflanze Aloe vor mehr als 5000 Jahren sehr verehrt. Auf Grund ihrer Heilkraft wurden ihr religiöse Attribute zuerkannt, und sie war bekannt als die "Pflanze der Unsterblichkeit". Die alten Ägypter nannten sie auch "das Blut der Götter". Wir finden ihre Spuren in den Wandmalereien der Tempel und den Gräbern der Pharaonen. Ebenso findet man die Aloe in verschiedenen Hiroglyphenschriften. Man schmückte in Altägypten seine Eingangstüren mit einem Aloeblatt, benutzte sie als Hochzeitsgeschenk zum Ausdruck der Glückwünsche für Gesundheit und langes Leben, oder auch als Geschenk zur Geschäftseröffnung.

Die ältesten Funde in Bezug auf die medizinischen Eigenschaften der Aloe stammen jedoch nicht von den Ägyptern, sondern von den Sumerern, die Vorläufer der Hochkultur der Mesopotamier. In einer Tontafel aus dem 18. Jahrhundert v. Chr., die in der sumerischen Stadt Nippur ausgegraben wurde und die im Jahre 1953 entziffert werden konnte, waren bereits recht ausführlich die medizinischen Wirkungen der Aloe beschrieben. *Das ägyptische Arzneibuch* bzw. das bereits erwähnte Ebersche Papyrus wurde auf das Jahr 1550 v. Chr. datiert. Es befindet sich in der Universität von Leipzig und enthält mindestens zwölf Arzneirezepte, in denen die Aloe besonders hervorgehoben wurde. Angeblich sollen bereits Kleopatra und Nofretete die Wirkung der Aloe geschätzt haben. Das extrahierte Gel aus dem Aloe-Blatt eignet sich nämlich vorzüglich für die Pflege der Haut und dient bis heute als Schönheitsmittel. Die wertvollen Inhaltsstoffe wirken ausgleichend, denn sie binden die Feuchtigkeit und straffen dadurch die Haut. Es darf jedoch angenommen werden, daß die alten Ägypter den Saft der Aloe gegen Sonnenbrand und Moskitostiche und auch als Deodorant benutzten.

Bisher konnte noch nicht wissenschaftlich bestätigt werden, daß für die Einbalsamierung der ägyptischen Adligen und Pharaonen die Aloe Verwendung fand. In den gefundenen Texten für die Einbalsamierung ist die Aloe nicht ausdrücklich erwähnt. Vielleicht fiel die Aloe in den Auflistungen der Produkte der Einbalsamierungs-Formeln in die Gruppe der erwähnten ¨anderen Öle und Beimischungen¨, da Aloe sicherlich damals eine Selbstverständlichkeit war. Man darf aber die Verwendung der Aloe annehmen, da in späteren Zeiten die Aloe-Anwendung bei der Totenbestattung lange Zeit üblich war. Sie wurde auch den Bestattungsriten der Israeliten zugeschrieben, die lange Zeit in Ägypten lebten. Wir finden dann später eine Beschreibung der Grablegung von Christus, wo 100 Pfund (=32 kg) Aloe und Myrre verwendet wurden, wie es in der Hl. Schrift im Johannesevangelium Kap. 19, Verse 39-40, geschrieben steht. Der Verfasser des berühmten Werkes ¨Die Geschichte der Juden¨ Flavio Josefo (37-95 n.Chr.), beschrieb im Gegensatz dazu die Bestattungsriten der Israeliten und erwähnt dabei jedoch die Verwendung von Aloe, das Holz mit dem animeartigen Geruch. Wenn dies zutreffen sollte, hätten alle biblischen Zitierungen der Aloe nichts mit unserer Aloe zu tun. Die Übersetzung des biblischen Wortes ¨ahaloth¨ würde dann stets das genannte Holz bedeuten und nicht die Heilpflanze. Bewiesen wurde bisher lediglich, daß Aloe als ein Geschenk den ägyptischen Toten beigegeben wurde und rings um die Pyramiden gepflanzt wurde für die ¨Reise des Pharaos in das Reich des Todes¨.

Die Aloe in Asien

Die Aloe-Pflanze gehört unbestritten zu den ältesten den Menschen bekannten Heilpflanzen unseres Planeten. Auch in Fernost und Asien galt sie als begehrtes und bewährtes Heilmittel gegen äußere Wunden und innere Leiden. Bereits im Jahre 600 v. Chr. kam die Aloe durch arabische Händler nach Persien, Sumatra und Indien. Es liegen Berichte vor, daß die Aloe-Blätter mit bloßen Füßen ausgedrückt wurden, der Saft an der Sonne getrocknet und das so gewonnene Aloe-Pulver als leicht zu transportierendes Heilmittel durch arabische Karawanen seinen Weg nach Asien fand. Man vermutet, daß das Wort Aloe aus dem Arabischen stammt und ¨bitter¨ bedeutet.

500 Jahre v. Chr. gab es auf der Insel Sokotra am östlichen Horn von Afrika riesige Aloe-Pflanzungen mit hoher Qualität (*Aloe soccotrina* Lamarck). Diese dort angebaute Ware ging nach China, Indien, Malaysia und Tibet. Die Legende erzählt, daß Alexander der Große diese Insel eroberte, um sein Heer besser mit Aloe zu versorgen, denn er zog nur dann

in einen Krieg, wenn er genügend Aloe für die Wundversorgung seiner Truppen hatte.

In seiner Beschreibung der indischen Heilkunst berichtet Copra, daß die Verwendung der Aloe (*mussabar*) seit dem 4. Jahrhundert v.Chr. selbstverständlich war bei schmerzhaften und entzündeten Körperteilen und als Abführmittel. In Sanskrit trägt die Aloe den Namen *Ghrita-kumari*. Kuman bedeutet im Sanskrit auch Mädchen. Man glaubte, daß die Pflanzenheilkunde den Frauen die Energie der Jugend verleiht und von regenerierender Wirkung für die weibliche Natur ist. In der indischen Ayurveda-Medizin findet die Aloe vielfältige Anwendungsmöglichkeiten, z.B. als Verjüngungsmittel, bei Menstruationsbeschwerden und zur Kreislaufstabilisierung. Ayurveda umschließt den ganzen Menschen; Seele und Körper müssen in Harmonie zueinander stehen, um gesund zu werden und zu bleiben. In China wird die Aloe erwähnt unter dem Namen *lu wei* (schwarzer Niederschlag) wie auch als *hsiang-tqan* (Elephantengalle - wegen des bitteren Geschmacks). Schriftliche Dokumente aus China über die Aloe gibt es erst ab der Dynastie Tang (Beginn des 7. Jahrhunderts). Diese Schriften (Li Sun, aus dem Jahre 625) beschreiben sehr ausführlich die Heilerfolge durch innerliche Anwendung bei Sinusitis, von Parasiten verursachtem Fieber bei Kindern und äußerlich angewendet bei Hautproblemen.

Die Aloe bei den Griechen und Römern

Während der Vater der Medizin, Hippokrates (460-375 v.Chr.) in seinen Werken die Aloe nicht erwähnte, war der griechische Arzt und Physiker Pedanios Dioskurides im 1. Jahrh. n. Chr. aus Anazarbas (in Kilikien) derjenige, der im Altertum am ausführlichsten die Heilwirkungen der Aloe beschrieb und die Anwendung der Aloe für die einzelnen Krankheiten aufzeigte. Seine Schriften in fünf Bänden waren 1500 Jahre lang die maßgebenden Lehrbücher der Pharmakologie und Pharmazie des Abendlandes, die dann im Jahre 512 sogar mit farbigen Darstellungen der Aloe versehen wurden. In diesen Werken finden wir folgende Textstellen: "....von starkem Geruch und bitterem Geschmack, hat nur eine Wurzel sowie einen Stamm. Wächst viel in Indien, woher auch der Saft geliefert wird. Wächst auch in Arabien und in Asien und in bestimmten Küstenstreifen und Inseln....Hat die Kraft zum Schließen der Wunden, nimmt die Schmerzen, trocknet die Wunden, stärkt den Körper und reinigt den Magen;....wirkt blutstillend und entzündungshemmend. Beim Einnehmen mit Wein, mit Wasser oder Honig wirkt Aloe als Magentonikum und bei größeren Mengen als drei Drachmen als Abführmittel. Beim Mischen mit anderen Abführ-

mitteln, wirken diese schonender für den Magen. Trocken und zu Pulver verarbeitet heilt die Aloe Verletzungen und schließt Abszesse. Heilt schnell Geschlechtskrankheiten und die Wunden der Zirkumzision (Beschneidung) jüdischer Knaben (am achten Tage nach der Geburt, die als Symbol des von Gott mit Abraham geschlossenen Bundes vorgenommen wird). Zusammen mit Honig genommen stillt sie die Blutung der Hämorrhoiden und bewirkt, daß sie heilen. Heilt Entzündungen und das Brennen der Augen, lindert Kopfschmerzen durch Aufbringen einer Mischung mit Essig und Rosaceum auf die Stirne und Augenbrauen. Zusammen mit Wein gemischt bekämpft sie den Haarausfall und zusammen mit Wein und Honig heilt sie Mandel- und Zahnfleischentzündungen und Verletzungen im Mundbereich.¨
Heute liegen diese Schriften in Wien als *Codex Anicine Julianae* in der Österreichischen Nationalbibliothek.

Plinius der Ältere (79-23 vor Chr.), gleichfalls ein berühmter Physiker, bestätigte die Heilungsbeschreibungen von Dioskurides, der während der Herrschaft von Kaiser Nero um 50 n. Chr. lebte und als im ganzen Orient herumreisender Arzt und Naturforscher bekannt wurde. Er erstellte in mehreren Büchern eine Arzneimittellehre mit vielen Rezepten zur Behandlung von einigen hundert Krankheitsbildern. In seinen umfangreichen Kapiteln über die positive Wirkung von Pflanzen beschreibt er die Aloe als eine seiner bevorzugten Heilpflanzen. Er empfahl die Anwendung des frischen Aloe-Saftes bei zahlreichen Beschwerden zur Wundbehandlung, bei Magen und Darmbeschwerden, Zahnfleischentzündungen, Gelenkschmerzen, Juckreiz, Sonnenbrand, Akne und Haarausfall. Seit dem 2. Jahrhundert n. Chr. war die Aloe Hauptbestandteil der westlichen Heilkunst und wurde von den römischen Ärzten Galeno, Antillo und Aretaco verwendet. Der griechische Arzt Paulus von Egina beschreibt im Jahre 685 die Aloe als entzündungshemmendes Mittel und wandte es an gegen Geschwüre und äußere Schmerzen.

Kreuzritter bringen die Aloe nach Westeuropa

Im 9. Jahrhundert finden wir die Schriften des berühmten arabischen Philosophen, Architekten und Arztes Avicena, der die Beobachtungen von Dioskurides und Plinius bestätigte und die Behandlung der Augen und interessanterweise auch der Melancholie (!) hinzufügte. In seinen Schriften benutzt er für die Aloe die Bezeichnung *sabhra* oder *sebrara* (Syrisch) bzw. *Sabir* oder *sabr* (Arabisch). Alle Bezeichnungen bedeuten ¨bittere und glänzende Substanz¨.

Die Kreuzzüge, die Eroberung von Jerusalem und die Besetzung der Iberischen Halbinsel durch die Araber brachten einen weiteren Aufschwung für die Verbreitung der Aloe und der Erkenntnisse ihrer vielfältigen Heilkräfte. Im 10. Jahrhundert empfahl schließlich der Patriarch von Jerusalem Alfred dem Großen von England die Aloe-Heilpflanze. Auf diesem Wege gelangte sie nach Britannien.

Während des Mittelalters verbreitete sich die Verwendung in Europa, besonders in Spanien, Portugal und Italien, wo die Aloe auch heimisch wurde. Während seiner phantastischen Reisen in den fernen Orient notierte Marco Polo viele dort angetroffene Anwendungsbeispiele für die Heilung mit Aloe. In der berühmten Ärzteschule von Salermo war die Aloe die meist verwendete Medizin, und Robert Dehin verehrte die Aloe in seinem berühmten Buch *Docteur Aloes* mit Gedichten. Er selbst schrieb schon damals in einem Gedicht, daß die Aloe den Krebs zerstört.
Selbst Theophrastus Bombastus von Hohenheim, mehr bekannt als Paracelsus, beschreibt in seinem großen Werk aus dem Jahre 1529 ausführlich die Aloe. Sein Werk wird derzeitig immer wieder neu gedruckt. In einem Brief an Amberg berichtet Paracelsus über die „mysteriöse und geheime Aloe, deren goldener Saft Verbrennungen heilt und das Blut entgiftet."

Die Aloe in Amerika

In Amerika schätzten die Majas auf der Halbinsel Yukatan und die Eingeborenen in Florida die Aloe als ¨Quelle ewiger Jugend¨. Die Indianerstämme waren mit der Aloe-Heilpflanze vertraut. Mit verdünntem Aloe-Saft rieben sie sich den ganzen Körper ein, um bei ihren beschwerlichen Wanderungen in den Sumpfgebieten vor Insekten geschützt zu sein. Diese insektenabweisende Eigenschaft der Aloe wurde später von den Indianern auch dazu genutzt, Materialien, die insektenanfällig waren, z.B. Holz, mit dem Aloe-Saft einzureiben. Dadurch blieben sie viele Jahre unbeschädigt.

Kolumbus war begeistert über die großen Mengen von Aloe, die er bei seinen Entdeckungen vorfinden würde und berichtete dem Verwalter der königlichen Privatschatulle, Luis de Santágel: „Ihre Hoheiten können schon jetzt gewiß sein, daß ich ihnen so viel Gold beschaffen kann, als sie nur wollen (...) Überdies werden ihnen Gewürze, Baumwolle und Mastixharz in jedem gewünschten Ausmaß zu Gebote stehen (...) Auch Aloe und Sklaven werden in jeder gewünschten Menge eingeführt werden können." Kolumbus sah sich schon als Retter der Staatsfinanzen! In seinen Tagebüchern zitiert Kolumbus am 21. und 23. Oktober 1492 die in Amerika angetroffenen Aloe-Arten und ordnete an, daß eine gute Menge davon an Bord genommen werden sollte.

Im 15. Jahrhundert ¨entdeckten¨ die Jesuiten in Spanien den hohen Heilwert der Aloe, nachdem sie die alten Schriften der Griechen und Römer studierten. So nahmen sie als Begleiter der Entdecker und Eroberer stets Aloe-Pflanzensorten im Gepäck mit und verbreiteten die in Europa und Afrika bekannten Arten in Südamerika bis hinauf nach Mexiko und Texas, wo man heute sehr dankbar dafür ist. Die Nachfrage nach Aloe wurde immer größer und die englische Krone beschloß daher in ihrer Kolonie Barbados ein Produktionszentrum zu errichten. 1775 schrieb der Historiker Griffith Hughes: „Jeder Sklave nimmt drei oder vier Eimer. Sie schneiden die Blätter an ihrem Wurzelende ab und legen sie mit ihrer Schnittfläche nach unten in die Eimer. Da die Blätter über Adern verfügen, die längsseitig geführt sind, fließt der Saft tropfenweise ab. Der Saft wird dann fünf Stunden in einem Kupferkessel eingedampft, bis sich ein solider Rest bildet, der in seinem Aussehen ähnlich dem Zucker ist.....“
Diese gezielte Großproduktion blieb nicht nur auf Barbados beschränkt. Man fand sie kurz darauf auch in Südafrika, in Aruba an der Küste des Roten Meeres, in den Holländischen Antillen, auf der Insel Curaçao und auf Jamaika. 1801 berichtete der Historiker Quillame Olivier, daß in Indien Aloe benutzt wird zur Regulierung der Menstruation und zur Erhöhung der Fruchtbarkeit. 1908 publizierte Sir Georg Watt in seinem Nachschlagewerk über die indische Wirtschaft, daß die Aloe dort für mehr als 40 Krankheiten benutzt wird.

Im Jahre 1701 ließ der Herzog von Braunschweig-Wolfenbüttel den Aloetaler mit einer Abbildung der Aloe als Silbermünze prägen. Anlaß war das Blühen einer Aloe.

Aloe bei den Naturvölkern Afrikas

Es wird berichtet, daß der britische Botaniker M. Miller, als er an das Kap der Guten Hoffnung kam, die dortigen Eingeboreren bewunderte wegen ihrer äußerst schönen und glatten Haut, selbst bei den Ältesten.

Er beobachtete ihre Lebensart und stellte fest, daß sie ihren Körper und ihre Haare mit Aloe-Gel wuschen. Heute weiß man, daß die Aloe nicht nur die Haut heilt, sondern auch pflegt und schützt. Gleichzeitig dient die Aloe-Behandlung als Schutz gegen Insektenstiche. Da Aloe auch als Deodorant dient, benutzten die Eingeborenen ein Bad mit Aloe, um ihre Hautgerüche zu beseitigen. So konnten sie bei der Jagd von ihren Beutetieren nicht mehr gewittert werden.

Der berühmte Afrikaforscher Sir Robert Burton beobachte bei den Eingeborenen in Äthiopien und in Somalia einen Bestattungsbrauch, bei dem um das Grab der Verstorbenen Aloe gepflanzt wurde. Wenn die Aloe dann blühte galt es als Zeichen, daß die Verstorbenen ins Paradies aufgenommen worden waren. Ein anderer Volksstamm in Afrika badete sich öffentlich und gemeinsam mit Aloe beim Ausbruch einer Grippeepidemie. Die Medizinmänner der Bantus unterschieden bereits zwanzig verschiedene Arten von Aloe für die Behandlung von Wunden, Augenentzündungen, Erkältungen, Geschlechtskrankheiten, Hämorrhoiden und Darmträgheit.

Kristallisierte Aloe für Formeln und Geheimrezepte

In die kälteren Zonen Nordeuropas, wie z.B. in das Hl. Römische Reich Deutscher Nation, kam die Aloe leider meist nur in kristallisierter und dadurch denaturierter Form. In den Anbauländern, besonders in Afrika wurde der Aloe-Saft ausgepreßt, eingedickt, eingekocht und zu einer kristallartigen Masse unter äußerst primitiven und unhygenischen Bedingungen von den Eingeborenen verarbeitet. Das Apothekerbuch von 1873 berichtet von Verunreinigungen und Verfälschungen. Man fand in der Aloe Schiffspech und auch andere Pechsorten, erdige Stoffe, gebranntes Elfenbein und gummige Substanzen. Trotz der Hitzebehandlung erfüllten diese denaturierten Aloe-Kristalle noch zahlreiche medizinische Zwecke, und eine überaus reiche Formelsammlung zeugt von der vielfältigen Anwendung durch mehr als 2000 Jahre. Diese Kristalle, im Gegensatz zu der frischen Ware direkt aus den lebenden Blättern, wurden besonders bekannt in hohen Dosierungen als kräftiges Abführmittel (Drasticum) und sogar als Abtreibungsmittel (Emmenagogum), wobei zu beachten ist, daß 1 g Aloe-Kristall ca. 200 g frischem Aloe-Gel entspricht. Wegen der hohen Konzentration der kristallisierten Aloe wurden nur sehr geringe Mengen benötigt. Das Arzneibuch für das Deutsche Reich von 1891 notierte in der damaligen Schreibweise: „In kleinen Gaben (zu 0,02-0,06 gr) wendet man die Aloë als tonisches, in Gaben von 0,06-0,3 gr als gelind eröffnendes Mittel, in grösseren Gaben als Drasticum an. Man gibt sie bei Hartleibigkeit, Stuhlverhaltung und wegen ihrer erregenden Wirkung auf die Blutgefässe des Unterleibes, um Hämorrhoiden fliessend zu machen, als Emmenagogum, bei Congestionen nach Gehirn, Herz, Lungen. Äusserlich findet sie bisweilen zu Klystiren, Augenpulvern, Augensalben, Pflastern, in Auflösung bei Brandwunden etc. Anwendung. In der Veterinairpraxis gilt sie als das beste Laxirmittel, für die grösseren Hausthiere (15,0-30,0), und in weingeistiger Lösung als Wundmittel. Das Volk braucht die Aloë als Laxiermittel, selbst als Fiebermittel, indem es dieselbe in grösseren oder kleineren Maßen in Branntwein gelöst trinkt." Kurios sind zwei Sätze in der "Pharmacopoea Germanica", das Apothekerbuch des Deutschen Reiches von 1873. Dort steht: „Die Apotheker sind zu tadeln, wenn sie für wenig Geld große Mengen

Aloë zum Gebrauch für Menschen abgeben, was ich häufig gefunden habe. Sie könnten sehr wohl für den Gebrauch bei Menschen eine sogenannte gereinigte Aloë und geformt in kleinen Portionen also theuerer verkaufen".

Während in den warmen Ländern Europas, Afrikas, Asiens und Amerikas die Aloe als Erste-Hilfe-Pflanze in den Gärten der Einwohner heimisch war, legten sich viele Nord- und Mitteleuropäer Aloe-Pflanzen im Hause oder in Wintergärten zu. Bei den häufigen Brandwunden am häuslichen Herde oder bei Schnittwunden in der Küche, war die frische Aloe von der Topfpflanze die vielgeliebte schnelle Hilfe und erbrachte die Heilung in Rekordzeiten. Selbst Wilhelm Busch zitiert sie in seinen lustigen gezeichneten Geschichten: „Da steht die bittre Aloe, setzt man sich drauf, so tut es weh!" Also wußten damals die deutschsprachigen Zentraleuropäer sehr genau, daß die Aloe bitter schmeckt und spitze Stacheln an den Blatträndern aufweist.

Das bedeutende deutsche Werk "HAGERS HANDBUCH DER PHARMAZEUTISCHEN PRAXIS FÜR APOTHEKER, ÄRZTE, DROGISTEN UND MEDIZINALBEAMTE" aus dem Jahre 1920 berichtet im 1. Band auf den Seiten 217-230 sehr ausführlich über die verschiedenen Aloearten, ihre Anbaugebiete und die Prüfmethoden. Es wird jedoch nur von Aloe berichtet, welche bereits in ihrem Anbaugebiet eingekocht, eingedickt und zu einer kristallinen Masse verarbeitet wurde. Diese erhitzte, also denaturierte Ware wurde nach Europa und den USA verschifft. Das Handbuch vergleicht für Aloe die Daten der verschiedenen Apothekerbücher (Ph. Germ., Ph. Austr., Ph. U-St., Ph. Brit., Ph. Hung. und Ph. Helvet.). Nur das Ph. Austr. schreibt die ärztliche Verordnung für die Abgabe vor. In den anderen Ländern ist der Verkauf frei. Das Handbuch legt 127 Formulierungen komplett offen, die zu ihrer Herstellung Aloe benötigen und nennt dazu exakt die entsprechenden prozentualen Anteile. Ferner werden 61 Geheimmittel genannt, in denen Aloe enthalten ist, jedoch ohne Nennung der prozentualen Anteile. Man findet da kuriöse Namen wie "Kaiserpille", "Blutreinigungspillen", "Klosterpillen", "Mutterpillen", "Milchpillen", "Universalpillen", "Pfarrer Kneipp'sche Abführpillen", "Richard Brandt'sche Schweizerpillen", "Frankfurter Pillen", "Balsamische Pillen", "Silberpillen", "Appetit- und Magenpillen", zum Einstreuen in schlaffe, übelriechende Wunden und Geschwüre "Jerne's Testament", "Pfarrer Kneipp's Wühlhubertthee I. und II.", "Heiligenbitter", Versüßte Blutreinigungstropfen", "Warburg's Fiebertropfen", "Schwarze Blutreinigungstropfen", "Wurmsalbe", "Kolikpille", "Laxierpille für Pferde und Rinder", "Latwerge gegen Kreuzlähme der Rinder", "Klauenseuche-Liniment", "Hundepille", "Trank gegen Gelbsucht der Rinder", "Abolitionstropfen", "Alpenkräuter-Magenbitter", "Augenwasser von Brun", "Englische Pferdepille", "Gesundheits-Liqueur", "Hämorrhoidentod", "Holländisches

Wurmöl¨, ¨Kaisertropfen¨, ¨Schwedische Lebensessenz¨, ¨Menschenfreund¨, ¨Miraculo-Pillen¨, ¨Reinigungspillen¨, ¨Wiener Balsam¨, ¨Suppenpillen¨, ¨Vatikanpillen¨, ¨Elixir de longue vie¨ (Elixir für langes Leben¨), ¨Rothebacken-pillen¨, ¨Italienische Pillen¨ und ¨Kapuzinerpillen¨. Diese kleine Aufzählung zeigt deutlich inwieweit in den vergangenen Jahrhundeten von der Aloe Gebrauch gemacht wurde. Diese Art von Zubereitungen wurden jedoch nach und nach durch die modernen Medikamente der pharmazeutischen Industrien verdrängt, da während des 1.Weltkrieges und der Nachkriegszeit der Import der Aloe stagnierte. Dieses bedeutende Handbuch nennt jedoch keine einzige Formulierung, bei der frische und nicht erhitzte Aloe zum Einsatz kam, so daß sich alle diese Rezepturen in ihrer Wirkung gegenüber frischer Aloe total anders verhalten, da erhitzte bzw. kristallisierte Aloe nur noch über einen Bruchteil der ursprünglichen natürlichen Heilkräfte verfügt.

Diese breite Anwendungsskala läßt jedoch schon ahnen, daß die frische Aloe ein Wirkungsspektrum haben muß, welches sich mit keinem anderen Produkt dieser Erde vergleichen läßt. Die Aloe ist und bleibt die ¨Kaiserin der Heilpflanzen¨.

Die Wiederentdeckung der Heilkraft der frischen Aloe

Der erste große wissenschaftliche Durchbruch der Aloe wurde durch die beiden Ärzte Creston Collins (Vater und Sohn mit gleichem Namen) in Maryland in den 30er Jahren des 20. Jahrhunderts erzielt. Immer wieder kam es vor, daß sich Patienten, Ärzte und Krankenhelfer beim Durchleuchten mit Röntgenstrahlen schwere Hautverbrennungen zuzogen, da ihnen noch die Praxis fehlte. Alle nur möglichen Behandlungen wurden ausprobiert, und die erfolgreichste war das Anlegen einer Kompresse aus einem in der Mitte aufgeschnittenen frisch geernteten Aloe-Blatt, wobei das fleischige und glitschige Innere der Aloe direkt auf der Wunde zu liegen kam. Alle zwei Stunden wurden die Kompressen getauscht, und die Wunden heilten mit unerwarteter Geschwindigkeit ohne Nebenwirkungen. Die beiden Ärzte Collins fertigten daraufhin ein Gel aus Aloe, welches sie unter dem Markennamen ¨Alvagel¨ auf den Markt brachten. 1935 publizierten sie ihre Erkenntnisse in der Zeitschrift *The American Journal of Roentgenology*. Die Amerikaner nennen die Aloe noch heute ¨The silent Healer¨ (¨Die stumme Heilerin¨). Diese sensationelle nunmehr wissenschaftliche Meldung ging um den Erdball, und viele Ärzte wandten diese neue Technik an. Wir finden nunmehr Berichte von Dr. Carrol D. Wright aus dem Jahre 1936 in *Journal of the American Medical Association* und von Gilber W. Reynolds in seinem Buch *The Aloes of Tropical Africa and Madagascar*. In seinem Buch berichtete er, daß er wegen des Fehlens von *Aloe vera* L. frische *Aloe arborescens* Miller anwandte und alle Fälle mit vollem Erfolg kurierte.

Nach diesen Erfolgen wandte Dr. J. E. Crewe die frische Aloe bei unzähligen Geschwüren, Ekzemen, Verbrennungen durch Feuer und kochendes Wasser, Sonnenbrand, Verletzungen und Allergien an. Alle seine Behandlungen waren von Erfolg gekrönt, und er berichtete 1937 und 1939 in dem *Minnesota Journal of Medicine* darüber. Im gleichen Jahr 1939 finden wir auch Erfolgsberichte von Dr. Adolph Loveman und Dr. Frederick Mandeville. Alle wandten die Aloe frisch geerntet an.

Forschung und Einsatz der Aloe seit Hiroshima

Nach den Atombombenabwürfen der US-Luftwaffe auf Hiroshima und Nagasaki 1945 in Japan gab es neben den über 100.000 Toten auch gleichviel Verletzte mit fürchterlichen Brandwunden durch Feuer und Radioaktivität. Um den Verletzten mit den vorher noch nicht gekannten Verbrennungen helfen zu können, wurden alle der Medizin zur Verfügung stehenden Mittel getestet. Die besten Ergebnisse wurden mit frischer Aloe erzielt.

1953 wurden dann wissenschaftliche Versuche in der US-Basis Los Alamos in New Mexico gestartet unter der Schirmherrschaft der amerikanischen Atomenergiekommision. Die Leitung oblag Dr. Lushbagh und Dr. Hale. Man testete radioaktive Verbrennungen an Hasen, und mit frischem Aloe-Gel konnten damit die besten und schnellsten Heilungen erzielt werden.

In den USA wird ein strategisches Aloe-Lager gehalten als Vorsorge für eine nukleare Katastrophe (GAU oder atomarer Angriff).

Ein weiterer Großtest wurde gemacht, um die Wirkung von 161 Heilpflanzen im Kampf gegen die Tuberkulose zu beobachten. Die vier Wissenschaftler vom Gesundheitsamt von Michigan, Dr. Gottshal, Dr. Lucas, Dr. Lickfeldt und Dr. Roberts, isolierten zwei Heilpflanzen, die gegen den Bazillus der Tuberkulose wirkten. Es waren die *Aloe soccotrina* und die *Aloe chinensis*. Die Versuche wurden leider nicht weiter verfolgt, da die Tuberkulose damals auf dem Rückzug war. Jetzt meldete jedoch die US-Zeitschrift "Newsweek" vom 8. November 1999 unter dem Titel "Tuberculosis Is Making a Comeback" in einem Bericht von Thomas Hayden, daß die Tuberkulose mit aller Kraft zurückkommt, da sie jetzt widerstandsfähig ist gegen Antibiotika. Während es in den USA derzeit jährlich 18.000 Tuberkulosefälle gibt mit 1% Antibiotikumresistenten, zählt man in Rußland alleine in den Gefängnissen 100.000 Tuberkulöse, von denen 30% Antibiotikumresistenz besitzen. Durch die derzeitige Bewegungsfreiheit der Touristen wird sich die antibiotikumresistente Tuberkulose weltweit verbreiten, so daß schon jetzt auf eine TBC- Seuchengefahr im Jahre 2010 hingewiesen werden muß, wenn nicht sofort etwas unternommen wird. 1999 gab es bereits in 104 Ländern dieses TBC-Problem. Hier wäre es gut die Forschung mit der Aloe wiederaufzunehmen. Übrigens, als vor einigen Jahren ein Verwandter von mir in der Bundesrepublik Deutschland an Tuberkulose erkrankte, wurde Nachrichtensperre verhängt. Damit kann man sicherlich nicht diese ansteckende Krankheit verhindern, die 1999 in Deutschland um 50 % zunahm.

Am 23.12.1954 meldete Dr. Alexander Farkas in Miami ein Patent an für die Behandlung von Verletzungen und Verbrennungen der Haut durch Aloe. 1963 war ein weiterer großer Durchbruch. Die drei Ärzte aus Florida, Dr. Blitz, Dr. Gerard und Dr. Smith, berichteten von der Heilung von zwölf Patienten, die an *Ulcus pepticus* litten und die innerliche Gaben von Aloe verabreicht bekamen. Im gleichen Jahr kamen Untersuchungsberichte eines Forschungsteams unter der Leitung von Frau Dr. Lorenzetti heraus, die bewiesen, daß die Aloe folgende Mikroorganismen inhibiert: *Staphylococcus aureus, Staphylococcus pyogenes, Corynebacterium xerosis, Shigella paradysenteriae, Salmonella typhy* und *Salmonella paratyphy.* 1973 meldeten aus Ägypten Dr. El Zawahry, Dr. Hegazy und Dr. Helal, in dem *International Journal of Dermatology* die Behandlung und Heilung von chronischen offenen Geschwüren an den Beinen mit frischem Aloe-Saft. 1974 meldete Dr. Logai, ein Anhänger der Ideen des russischen Arztes, Dr. Vladimir Filatow, die Behandlung und Heilung eines verletzten Auges durch Anwendung von Spritzen eines Extraktes aus Aloe. Einer der führenden Wissenschaftler in der ehemaligen Sowjetunion war Prof. Dr. Israel Bekhman, Direktor des Institutes für Biologischaktive Substanzen in Vladivostok. Durch ihn wurde die Aloe im ganzen Ostblock bekannt. Im Gegensatz zu der im Westen verwendeten *Aloe vera* (oder "Babosa" in Brasilien) wurde die auch am Schwarzen Meer beheimatete *Aloe arborescens* verwendet. Inzwischen züchtet man die *Aloe striatula* Haw. in Rußland, die die tieferen Temperaturen besser verträgt. Genau wie Prof. Dr. Brekhman widmete sich der berühmte russische Augenarzt Dr. Vladimir Filatow aus Odessa der Aloe. Er versuchte die Chemotherapie mit der Naturheilkunde zu versöhnen. Er selbst erhielt sein Diplom persönlich aus der Hand von Zar Nikolaus II. Seine Entdeckungen sind bahnbrechend. In den kaukasischen Ländern und in Sibirien erforschte er selbst die Wirkstoffe von Pflanzen und hinterließ dem Kreis seiner Schüler wertvolle Anregungen, in dieser Richtung weiterzuforschen. So schuf Filatow mit seiner ¨dialektischen Medizin¨, mit der Einheit von Chemotherapie und biologischen Heilmethoden, erstmals die Möglichkeit, den Patienten ganzheitlich zu behandeln, „es ist demnach nicht die Parole auszugeben, den Heilpraktiker gegen den Hochschulmediziner in den Kampf um die Heilung des Patienten zu schicken, sondern den Hochschulmediziner eben auch ganzheitlich auszubilden, damit er ganzheitlich heilen kann. Bevor man den kranken Patienten heilt, lehrte er, muß man die ¨kranken Universitäten¨ heilen, die über die Phythotherapie fast völlig hinweggehen, und die ¨kranken Krankenkassen¨, die Präparate aus der Naturheilkunde als ¨nur erfahrungsheilkundlich¨ nicht finanzieren, obwohl hier ein Umdenken hervorragend kostendämpfend wäre."

Nach seinen aufsehenerregenden, erfolgreichen, über tausend Verpflanzungen von Hornhäuten bis 1949, die Filatow vorher biogen stimulierte (zehn Tage in Dunkelheit bei 3°C), begann er auch Aloe biogen zu stimulieren. Er trennte Aloe-Blätter von der Pflanze und bewahrte sie etwa zehn Tage ohne Licht bei einer Temperatur von 3°C auf, danach wurden die Blätter zerrieben und der daraus entstandene Saft, nachdem man ihn vorher an Tieren ausprobiert hatte, einem Kranken unter die Haut gespritzt. Der Extrakt wirkte auf die Krankheit. Das Verfahren für die vom Stamm getrennten Blätter, deren Gewebe ihr Überleben organisieren, ist absolut neu und folgt den Gesetzen organischen Lebens, nicht denen der Homöopathie allein. Die Arbeit von Prof. Dr. Filatow mit biogenen Stiumulatoren ist im Zusammenhang mit seinen zahlreichen Indikationsansprüchen (siehe: ¨*Mit Aloe heilen*¨- von Dr. Wolfgang Wirth) für die westliche Hochschulmedizin ein absolutes Novum.

Brasilianische Aloe-Zubereitung heilt Krebsfälle

Im Jahre 1988 erfuhr der brasilianische Franziskanerpater Frei Romano Zago OFM beim abendlichen Rundgespräch im Kloster in Rio Grande do Sul mit dem gerade gewählten Provinzial Pater Arno Reckziegel OFM von einem seit vielen Generationen in Brasilien benutzten Naturheilmittel, welches sogar Krebs heilen soll. Pater Arno Reckziegel OFM berichtete, daß Krebs in den armen Gegenden von Rio Grande do Sul kaum ein Problem ist. Er ist es schon seit Jahren gewöhnt todkranke arme Krebspatienten kurz darauf wieder gesund und munter zu sehen. Das einfache Volk benutzt eine bereits über Generationen hinweg mündlich überlieferte Formulierung auf der Basis von Aloe/Honig/Alkohol, die auch in verschiedenen brasilianischen Naturheilbüchern seit vielen Jahrzehnten zu finden ist, von vielen jedoch wegen ihrer Einfachheit überhaupt nicht ernstgenommen wird. Pater Romano Zago OFM kopierte sich später ungläubig die Formel von einem Mitbruder, der sie sich notiert hatte.

Als er kurz darauf von einer Frau gebeten wurde das Sakrament der Krankensalbung für ihren Mann zu spenden, der mit Prostatakrebs schwer erkrankt in der Endphase im Krankenhaus darniederlag, erinnerte er sich der Formel, und gab sie dem Sohn des Krebskranken. Der Sohn bereitete sofort die Aloe/Honig/Alkohol-Mischung und verabreichtete diese seinem Vater. Nach drei Tagen wurde der Vater aus dem Krankenhaus entlassen, nur noch Haut und Knochen, unheilbar, damit er in Ruhe zu Hause sterben könne. Seine Ehefrau bemerkte gleich nach der Heimkehr des krebskranken Mannes, daß die tennisballgroße Ausbuchtung am Bauch weg war, die noch vor wenigen Tagen da war, bevor er mit der Aloe-Behandlung begann. Ihr Mann begann wieder Appetit zu bekommen, nahm zu, stand wieder auf, kümmerte sich um die Tiere und wurde voll gesund. Durch dieses Heilergebnis angeregt, verbreitete Pater Romano Zago OFM die Aloe-Formel, wohin er auch im Hinterland von Rio Grande do Sul kam, wo sich auch viele deutschsprachige Ortschaften befinden. Überall ein Heilerfolg nach dem andern. Kurz darauf wurde er nach Jerusalem versetzt. Hier hatte er im Laufe der Jahre mit tausenden Pilgern Kontakt, die schwer erkrankt waren und vor ihrem Tode noch das Hl. Land kennenlernen wollten. Allen Kranken, die er betreute, gab er die Aloe-Formel mit oder bereitete selbst die Aloe-Mischung für diese Kranken. Heilungsberichte auf Heilungsberichte trafen ein und füllten sein Archiv. Sein Name wurde bekannt, und er wurde nach Portugal, Italien und in die Schweiz zu Vorträgen eingeladen. Viele Kranke benutzten seinen Ratschlag und wurden geheilt. Pater Romano Zago OFM ist heute der Mann, der die meisten Krebsheilungen weltweit durch die Aloe bezeugen kann, dank einer einfachen Formel von Aloe/Honig/Alkohol, die Thema dieses Buches ist. Ich selbst erlebte diesen sympathischen Pater bei zwei Vorträgen in São Paulo, einmal vor dem Imkerverband und einmal im Rahmen einer Vortragsveranstaltung einer deutschsprachigen Körperschaft in den Räumen des Club Transatlântico und lernte ebenfalls viele Menschen kennen, die mit dieser Aloe-Formel geheilt wurden.

Dr. Windel Winters, von der University of Texas Health Science Center in San Antonio, schloß seine weltweite Forschung über die Aloe in einem Satz zusammen: **„Wir glauben, daß die Aloe wirklich eine Apotheke in einer einzigen Pflanze ist.“**

H.R. McDaniel, M.D., Pathologist und Forscher an dem Dallas-Fort Worth Medical Center kam zu folgendem Schluß: **„Die Anwendung der Aloe vera wird der wichtigste Schritt in der Behandlung von Krankheiten in der Geschichte der Menschheit sein.“**

Botanik und Inhaltsstoffe der *Aloe vera L.* und *Aloe arborescens* Miller

***Aloe vera* Linné** *Sp. Pl.* 320.-Reg. medit. (Tourn. Ex Linn. Syst. Ed. I. 1735), Syn.: *Aloe barbadensis* Miller, *Aloe elongata* Murr., *Aloe vulgaris* Lam., *Aloe perfoliata* L. var. vera L., *Aloe flava* Pers., var. *officinalis* Baker (*Aloe officinalis* Forsk., *Aloe rubescens* DC.), DC., Pl. Gr. 15;

(Aniospermae - Familie der Liliaceae), Aloe; Engl. und Russ. Aloes; Franz. Aloés; Span. Acíbar; Port. Aloe; Bras. Babosa bzw. Babosa-medicinal; Ind. Kumari; Chin. Lu-huei; Lat. Aloë). Diese Aloe wurde zuerst von dem berühmten Karl von Linné, Professor der Botanik und Direktor des Botanischen Gartens von Upsala 1735 beschrieben. Die Weltbotanik unterscheidet heute bereits 300 - 400 Aloe-Arten. Die Aloe ist eine agavenähnliche Wüstenpflanze und gehört zu den Liliazeen, also der Familie der Lilien, ist aber in ihren Merkmalen einem Kaktus sehr ähnlich. Zu dieser Familie der Liliazeen gehören der Knoblauch (*Allium sativum*), der Bärenlauch (*Allium ursinum*), die Küchenzwiebel (*Allium cepa*), die Meerzwiebel (*Urginea maritima*), die Herbstzeitlose (*Colchicum autumnale*), die Tigerlilie (*Lilium tigrinum*), die Einbeere (*Paris quadrifolia*), das Maiglöckchen (*Convallaria majalis*), die Weißwurz (*Polygonatum officinale*), der weiße Germer (*Veratrum album*), die Palmlilie (*Yucca filamentosa*), der Spargel (*Asparragus officinalis*) und die im tropischen Südamerika beheimatete Sarsaparilla (*Smilax aristolochiaefolia*).

Diese einmalige Pflanze gehört auch zu einer größeren Pflanzenfamilie, den sogenannten Sukkulenten (Wasserspeichernde), die wenig Wasser brauchen und auch nicht viel Regen vertragen können. Die immergrüne Pflanze wird auch als Hundertjährige bezeichnet. Sie ist kraftvoll, majestätisch mit prall gefüllten Blättern und lebt im vollen Einklang der Natur. Viele Jahre wächst das Gebilde, bis nach dieser Periode gewaltig angestauter Lebenskräfte, die des vehementen Blüte-Aufschießens folgt. Sie fährt mit halbmeterhohem Schaft die mit nickenden Blüten dicht bestandene Ähre hoch und bringt dreifächerige, häutige Kapselfrüchte hervor. Ihr Saft ist bitter, zusammenziehend, scharf/süß/kühlend/süß.

Die Aloe in freier Natur und im Garten

Wild wächst die Pflanze auf den Kanarischen Inseln, in Afrika, Süd- und Mittelamerika und in den Mittelmeergebieten mit heißen, trockenen Sommern und milden Wintern. Wichtige Anbaugebiete sind Mexiko, Texas, Kalifornien, Zentralamerika, Brasilien, Türkei, Israel, Indien, China und die kaukasischen Länder. Es gibt auch Vorkommen in Süditalien, Griechenland, Spanien, Portugal, auf Zypern und den arabischen Staaten sowie in der Südsee.

Die Aloe ist auch eine dekorative Kübelpflanze, die den Sommer über draußen stehen kann, wenn sie vor starkem Regen geschützt ist. Viele Arten blühen im Spätwinter bis Frühjahr, allerdings nur bei entsprechender Pflege, d.h. sie benötigen im Winter einen Wintergarten oder ein Gewächshaus, einen vollsonnigen Platz bei Temperaturen von etwa zehn Grad Celsius und dürfen nur ab und zu ein bißchen gegossen werden. Über den Sommer wird wöchentlich mit einem schwach konzentrierten Dünger oder speziellem Kakteendünger gedüngt. Beim Gießen muß man darauf achten, daß kein Wasser in den Blattachseln stehen bleibt, da es sonst leicht zu Fäulnis kommt.

Die Blätter sind aufeinanderfolgend, saftig und dick, bis 50 cm lang, 3 - 20 cm breit und bis 5 cm dick. Im Inneren der fleischigen Blätter verbirgt sich das wasserspeichernde Gewebe. An den Rändern verfügen die Blätter über Stacheln, die bei den medizinisch interessanten Arten in einem Abstand von etwa Fingerbreite sägeförmig angeordnet sind. Schneidet man die Blätter ab, so fließt ein wäßriger Saft heraus, der ungemein bitter schmeckt. Er sitzt in Sekretzellen, die in einer Zellschicht den Siebteil der Gefäßbündel halbmondförmig umgeben. Weil sie nur durch sehr dünne Zellwände voneinander getrennt sind, läuft der Saft leicht ab. Der aus dem Blattschopf entspringende Blütenschaft ist bis zu 1 m lang und besitzt schuppige, halbstengelumfassende Hochblätter sowie zahlreiche, in einer endständigen Traube stehende, meist gelbe, aber auch orange, rot-orange bis rote, an der Spitze grünliche Blüten, deren Blütenstiele länger sind als die Hochblätter. Die Blüte besitzt sechs Staubblätter und einen oberständigen, dreifachen Fruchtknoten mit länglichem Griffel und einfacher Narbe. Es gibt viele Farbvarianten. Die Frucht hat die Form eines zylindrischen Kästchens. Die Pflanze wächst teilweise straußartig als Rosette geöffnet mit den Blattstümpfen in der Nähe der Erde, wo die Blätter auch abgetrennt werden.

Die medizinischen Inhaltsstoffe der Aloe

Fast alle Aloe-Arten haben irgendwelche medizinischen Heilkräfte. Im Gel und in der Blatthaut der *Aloe vera* und *Aloe arborescens* wurden bisher über 300 verschiedene bioaktive Stoffe und Lebensbausteine entdeckt, wie Enzyme (Aliinase, Creathine-Phosphokynase, Lactic-Dehydrogenase, Lipase, Pentosane, Phosphatase, SGOT Transamine, SPGT Transaminase, Bradykinase, Zellulase, Tyrosinase, Katalase, Amylase, Oxydase, Carboxipeptidase und 5 Nucleotidase), RNS, 17 der 20 essentiellen Aminosäuren (Lysin, Histidin, Glutamin, Arginin, Asparagin, Glycin, Alanin, Valin, Methionin, Hydroxyprolin, Prolin, Theronin, Tryptophan, Isoleucin, Leucim, Tyrosin und Phenylalanin), 9 der nichtessentiellen Aminosäuren (Aspartinsäure, Cystin, Glutaminsäure, Glutaninsäure, Glycerin, Histidin, Prolin, Serin und Tyrosin), Fettsäuren (Beta-Sitosterol, Camposterol, Cholesterol und Lupeol), Triglyceride, Sterine, organische Salze und Säuren, Spurenelemente, Monopoly- und Mucopolysaccharide, Glukose, Aldopentose, Galakturonsäure, Glykoronsäure, Manuronsäure, Pentosan, Manose, Rhamnose, Xylose, Arabinose, Galaktose, Zellulose, Uronsäure u.v.m. wie auch Aloin, Saponin, Lignin, Saponine, Chryphansäure, Seim und Acemannan. Acemannan spielt eine besondere Rolle. Die Substanz wird bis zur Pubertät vom menschlichen Organismus selbst gebildet, muß danach jedoch mit der Nahrung aufgenommen werden. Sie ist in allen Zellhüllen des menschlichen Organismus zu finden und hat entscheidenden Einfluß auf die Immunabwehr der Körperzellen. Sie soll die Abwehrkräfte fördern, indem sie Antikörper, Freß- und Killerzellen aktiviert. Eine vergleichbare Substanz findet man übrigens auch im Ginseng. Der Pflanzenschleim besteht hauptsächlich aus neutralen Polysacchariden: b-(174) Glucomananose, b-D-Mananose, Galaktanose, Arabinogalaktinose, usw., im allgemeinen, acetyliert und methyliert. Von besonderer Bedeutung ist die aus dem äthanolischen Anteil des Gels extrahierte Acemannanose. Die Acemannanose ist ein teilweise acetyliertes Polysaccharid, welches aus linearen Einheiten von (1/4)-D-Manoiranosyl besteht. Die Neutralzucker, die sich in Ketten mittels Verknüpfungen (1/6) zusammenschließen sind Galaktopiranosen in einem Verhältnis von 1 zu 20 Zuckern. Der Pflanzenschleim enthält auch saure Polysaccharide mit verschiedenen Anteilen an Galakturonsäuren. Die restlichen Feststoffe, aus denen das Gel besteht, sind Säuren und organische Salze (Glutaminsäure, Apfelsäure, Salizylsäure, Zitronensäure, Magnesiumlaktat, Kalziumoxatat), Enzyme (Zellulase, Karboxypeptidase, Bradykinase, Katalase, Amilase, Oxydase, Tyrosinase), sapogenische Stoffe, Tannine, anthrazenische Heteroxyde (Verunreiniger des Gels), Steroide, Triglyceride, Aminosäuren, Ribonukleinsäuren, Alkaloid-Spuren, Vitamine (A, B1, B2, B3, B6, B12, C, E, F, Beta Carotin, Carotin, Cholin, Folsäure und Niacin) und

Minerale (Aluminium, Bor, Barium, Kalzium, Chrom, Kupfer, Eisen, Germanium, Kalium, Mangan, Magnesium, Natrium, Phospor, Rubinium, Strontium, Silizium) in Abhängigkeit von Niederschlagsmenge, Böden und Erntezeit. Die Aloe ist deshalb so interessant, weil sie Stoffe enthält, die in der normalen Kost und oft sogar bei naturbelassener und ausgewogener Ernährung nicht oder in immer geringeren Mengen vorkommen. Jedes dieser in der Aloe enthaltenen Nahrungsmittel im einzelnen ist sehr wichtig für unseren Organismus, aber alle zusammen haben eine derartige sich gegen- und miteinander potenzierende Heilwirkung, die zur Zeit noch in keinem Labor der Welt synthetisch hergestellt werden kann.

Medizinische Anwendung der Aloe

Zu den dermatologischen Wirkungen zählen die entzündungshemmenden, emollierenden, epithelisierenden, immunsystemregulierenden und hydratisierenden. Pharmakologische Untersuchungen weisen dem Pflanzenschleim Heilungsförderung bei Narben, Geschwüren und regenerative Wirkung auf die Gewebe nach. Der Saft, äußerlich angewendet, beugt der Ischämie der Haut vor und übt heilenden Einfluß auf Nekrosen und Hautentzündungen aus, denen Verbrennungen zugrundeliegen (Unfall, Sonne, Strahlungen, chemische Produkte, Stromschläge, Erfrierungen). Sehr bekannt sind die Beschleunigungen der heilenden Prozesse durch Reduzierung der bakteriellen Aktivität. Ebenso wurde der hemmende Einfluß auf Alterungsprozesse durch Wiederherstellung des Gleichgewichtes zwischen Regeneration und Degeneration der Haut und Anregung der Synthese von Kollagen sowie Elastin-Fasern beobachtet. Die Wirkstoffe des Gels dringen rasch bis zur Hautwurzel durch, erweitern um 35% den Durchmesser der Kapillaren und sorgen für lokale Schmerzlinderung. Seine fortgesetzte Anwendung hemmt durch den Tyrosin-Anteil des Gels die Melanin-Bildung, welches ursächlich an der Hyperpigmentierung von Hautzonen beteiligt ist. Das Gel ist somit sehr geeignet zur Behandlung irritierter Hautzonen, wo es die Wiederherstellung des zellulären Gewebes beschleunigt.

Innerlich wird das Gel für Kreislauf, Verdauungstrakt, weibliche Fortpflanzungsorgane und Ausscheidungsorgane benutzt. Es gilt als Umstimmungsmittel, Bittertonikum und Verjüngungsmittel. Als Indikationen werden oft genannt: Fieber, Verstopfung, Fettleibigkeit, entzündliche Hautzustände, Drüsenschwellungen, Konjunktivitis, Schleimbeutelentzündung, Gelbsucht, Vergrößerung der Leber oder der Milz, Herpes, Geschlechtskrankheiten, Amenorrhoe, Dymenorrhoe, Beschwerden der Wechseljahre, Vaginitis, Geschwülste und Wurmkrankheiten.

Aloe wirkt als allgemeines Tonikum für die Leber, jenes Organ, das an der Verdauung beteiligt ist und Toxine entgiftet. Ihre Wirkung sind Anti-Vata, Anti-Pitta und Anti-Kapha, so daß keines durch ihren Gebrauch gestört wird. Aloe hilft einen Zustand des Gleichgewichtes unter Vata, Pitta und Kapha im Körper herzustellen.

Aloe als Großlieferant eines wertvollen Saftes

Von den 300-400 bekannten Aloe-Arten haben sich in der medizinischen Praxis jedoch nur 4 behauptet, von denen die zwei absoluten Spitzenarten *Aloe vera* und *Aloe aborescens* weltweit von den Ärzten angewendet werden.

Die *Aloe vera* Linné wird fälschlicherweise oft noch *Aloe barbadensis* Miller genannt. Sie wird nicht nur in großem Stile biodynamisch in Mischkultur zusammen mit Bäumen und Nutzpflanzen angebaut (die sogenannte Maja-Kultur), sondern hauptsächlich auf riesigen Plantagen in Monokultur. Diese Pflanze gibt den Produzenten die größte Saftmenge und ist auch der weltweit größte Lieferant dieses für die Gesundheit und die Kosmetik gesuchten wertvollen Saftes, der bereits mehrere Milliarden Dollar Jahresumsatz erzielt, mit stark steigender Tendenz. Dieser Saft dient überwiegend als gesunde Nahrungsergänzung und tägliches Fitnessgetränk für Millionen gesundheitsbewußte Menschen bzw. als Bestandteil hochwertiger kosmetischer Produkte und Gesundheitscremes. Die Reifezeit beträgt entsprechend der Region 3-4 Jahre (in Brasilien 3, in Spanien 4). Meist wird in Unkenntnis der wirklichen medizinischen Eigenschaften für die Krankenbehandlung die wertvolle grüne Schale nach dem Auspressen des Saftes verschmäht und dann oft nur als Dünger wieder im Monokulturanbau verwendet.

Für die Behandlung von Krebs, AIDS und anderen schweren Krankheiten ist jedoch die ganzheitliche Verwendung der Blätter, also Gel und Blatthaut für den schnellen und bestmöglichen Behandlungserfolg von elementarer Bedeutung. Diese ganzheitliche Anwendung ist besonders dann empfehlenswert, wenn sie als die seit Jahrzehnten mit Erfolg angewendete brasilianische Mischung Aloe/Honig/Alkohol zum Einsatz kommt, entsprechend der in diesem Buch ausführlich beschriebenen Formel.

Die medizinisch hochwertigste Aloe

***Aloe arborescens* Miller,** Syn.:*Aloe arborea* Medikus, *Aloe perfoliata* var. *aborescens* Ait., *Aloe fruticosa* Lam. *Aloe arborea* Medic. Sie wurde zuerst beschrieben von Phillip Miller, botanischer Schriftsteller zu Linnés Zeit in London, im Gard. Dict. Ed. VIII. N. 3.-Afr. austr. Er starb 1771.

Die *Aloe arborescens* Miller wächst teilweise als Busch oder in baumähnlicher Form. Diese Art besitzt einen 1-2 m hohen, bis zu 10 cm dicken, unten kahlen, von abgefallenen Blättern genarbten Stamm. Oben am Stamm sitzt ein Schopf mit vielen fleischigen, bis zu 50 cm langen und 3 cm breiten Blättern. Diese sind am Ansatz flach, zur Spitze rinnig, unterseits gewölbt, bläulichgrün und am Rand mit gekrümmten Zähnen besetzt. Der am Blattschopf entspringende Blütenschaft ist bis zu 1 m lang und besitzt schuppige, halbstengelumfassende Hochblätter sowie zahlreiche, in einer endständigen Traube stehende, rot-purpurne, an der Spitze grünliche Blüten, deren Blütenstiele länger sind als die Hochblätter. Die Blüte besitzt sechs Staubblätter und einen oberständigen, dreifachen Fruchtknoten mit länglichem Griffel und einfacher Narbe. Die Erntezeit ist regional verschieden. Geerntet werden nur die Blätter.

Diese *Aloe arborescens* Miller ist medizinisch gesehen bis zum heutigen Tag die absolute Spitzenart. Entsprechend den Untersuchungen des *Instituto Palatini de Salzano* in Venedig, ist die *Aloe arborescens* Miller 200% reicher an medizinischen Wirkstoffen als die *Aloe vera* L. Die *Aloe arborescens* Miller enthält auch über 70% aktive Wirkstoffe gegen Krebs, gegenüber nur 25% von *Aloe vera* L.

Beide Arten haben sich jedoch bei der Herstellung und Anwendung der brasilianischen Formulierung der Aloe/Honig/Alkohol-Mischung gegenüber der Mehrheit der 300-400 Arten Aloe als überlegen erwiesen. Bei der Verwendung der *Aloe vera* L. ist lediglich das Verhältnis zwischen dem inneren Gel und der wertvollen Blatthaut ungünstig und kann leicht korrigiert werden. Da diese Art zuviel Gel enthält, entfernt man zum Ausgleich einen Teil davon und nutzt ihn für andere Zwecke, z.B. kosmetische, und kann zu ähnlichen Ergebnissen kommen wie bei der *Aloe arborescens* Miller.

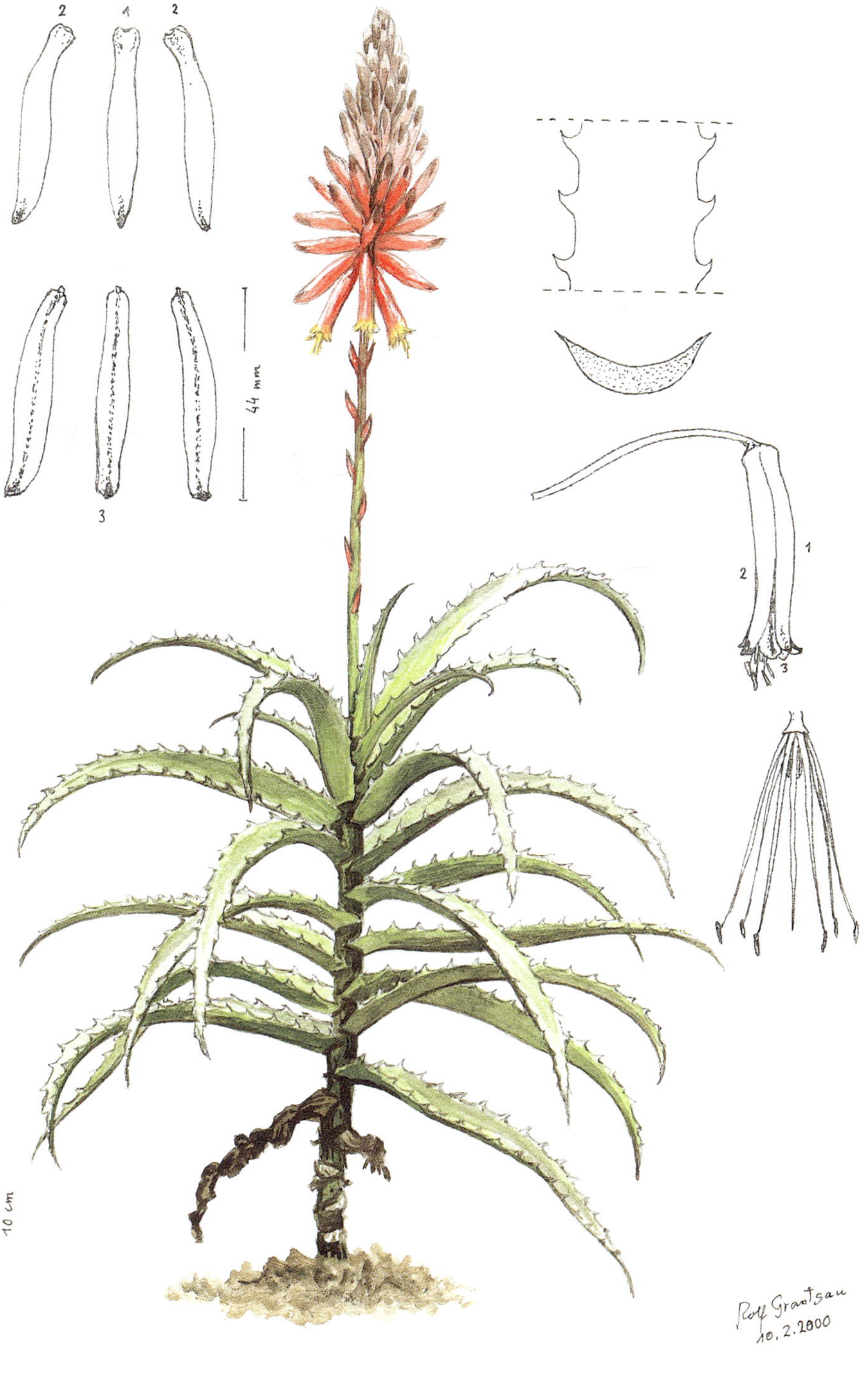

I. ***Aloe arborescens* Miller**
Die medizinisch wertvollste Aloe

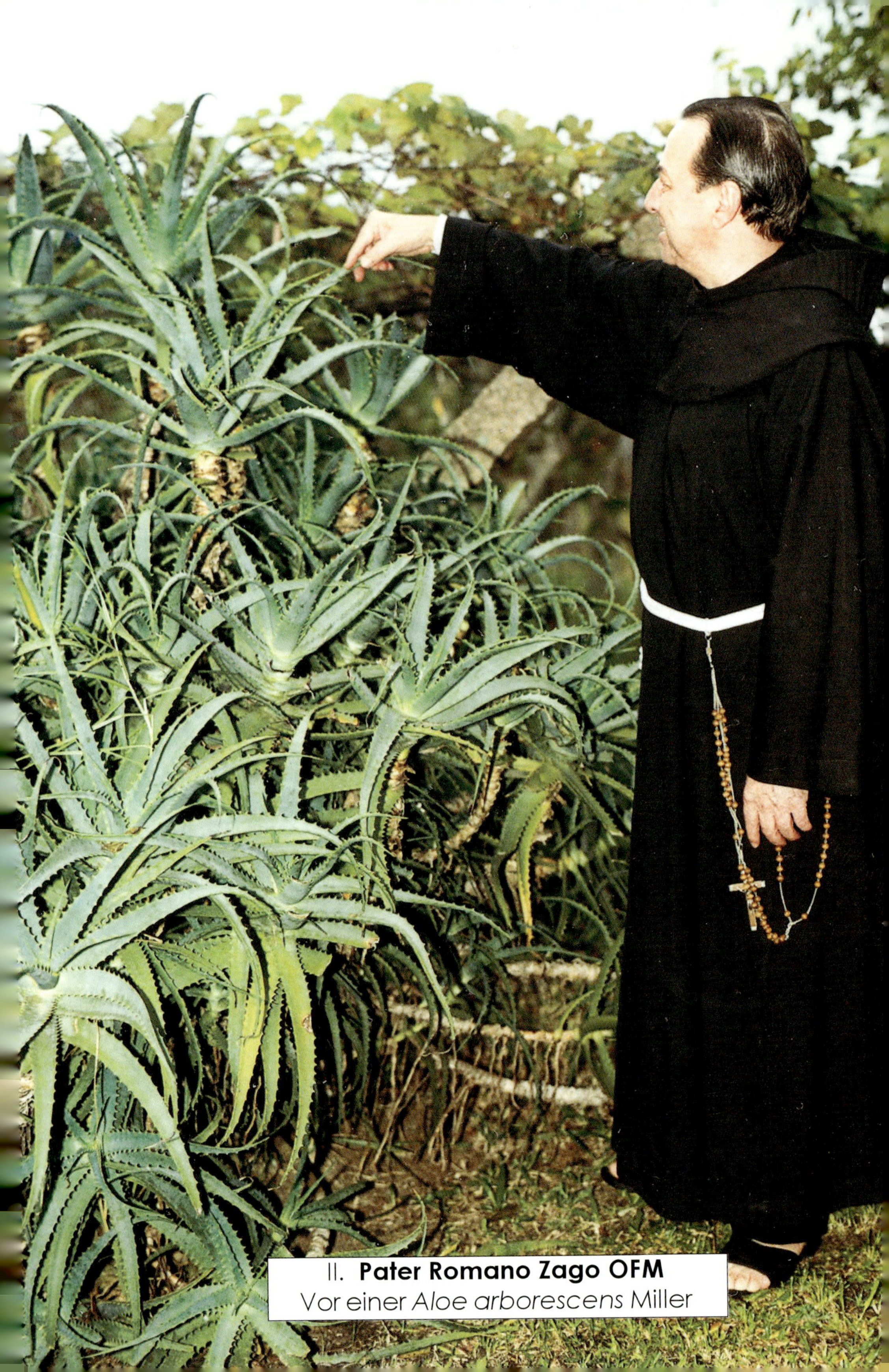

II. **Pater Romano Zago OFM**
Vor einer *Aloe arborescens* Miller

Aloe, eine wahre Apotheke

Wenn man heutzutage in die best sortierteste Apotheke der Erde geht und sich das Angebot der pharmazeutischen Produkte betrachtet und dann deren Wirkstoffe auflistet, kann man feststellen, daß rund 25% von ihnen in einer einzigen Pflanze vereint sind und zwar in der Aloe. Deshalb trägt sie nicht zu Unrecht den Titel eine "Apotheke in einer einzigen Pflanze" zu sein. Es gibt viele Königinnen unter den Heilpflanzen, aber nur eine trägt den Titel "Kaiserin der Heilpflanzen". Und das mit voller Souveränität!

Bei allen diesen Betrachtungen darf man nicht außer acht lassen, daß die Aloe diese über 300 pharmazeutischen Wirkstoffe als lebende und organisch gewachsene anbietet. In den Apotheken gibt es chemisch gesehen die gleichen Wirkstoffe, jedoch aus syntetischer Produktion. Diese liegen naturgemäß in ihren Dosierungen oft viel höher, um zu annähernd ähnlichen Ergebnissen zu kommen wie bei der Anwendung pharmazeutischer Bestandteile aus der Medizin der Natur. Die Tendenz, aus der Natur Medizin zu gewinnen ist erfreulich weltweit steigend, denn was unserem Körper am besten hilft sind lebende organisch gewachsene Heilmittel, wie beispielsweise die "Kaiserin der Heilpflanzen", die Aloe.

Aloe, eine wahre Wohltat

Eine sehr interessante Erfahrung machen häufig Erstanwender der Aloe. Wenn der Arzt ein umfangreiches Blutexamen bei einem Patienten anordnet, der zufällig kürzlich zum ersten Male eine Aloe-Kur vornahm, ergeben sich überraschender Weise stark verbesserte Blutwerte im Verhältnis zu vorangegangenen Analysen. Die Ärzte vermuten dann meistens, wenn sie diese Resultate vergleichen, daß die Ergebnisse versehentlich mit dem Ehepartner vertauscht wurden.

Diese kuriosen Berichte erhalte ich ständig von allen Seiten, so daß damit für mich ein weiterer Beweis erbracht ist, daß von allen gesunden Nahrungsmitteln, die Aloe für den menschlichen Organismus, die absolute Spitze darstellt. Die Aloe ist unter allen Obst- und Gemüsesorten die segensreichste für die Erhaltung der Gesundheit und deren Rückgewinnung. Ebenso erhalte ich regelmäßig Information von Personen, die von dem Vitalgetränk der Aloe Gebrauch machen, daß sich ihre bereits geschädigte Leber wider Erwarten normalisierte und bei den Ultraschalluntersuchungen wieder völlig gesund aussieht.

Die übergroße Fülle und Vielfalt an hochwirksamen lebenswichtigen Inhaltsstoffe der Aloe, in der gerade für den menschlichen Organismus perfektesten Zusammenstellung, finden wir in der Natur nicht ein zweites Mal. Kein pharmazeutisches Laboratorium der Erde ist jemals imstande etwas auch nur annähernd gleichwertiges, wie die Aloe es uns liefert, synthetisch herzustellen. Die Aloe ist ein wahres Füllhorn aus der Apotheke Gottes, von der reichlich Gebrauch gemacht werden sollte. Die Aloe ist dadurch für unser Leben eine wahre Wohltat und ein Segen.

Heilungsberichte von P. Romano Zago OFM

Zweimal hatte ich bisher die Freude gehabt, den beliebten und sehr sympatischen Franziskanerpater Romano Zago aus Porto Alegre, die Hauptstadt des südlichsten Bundesstaates Brasiliens, Rio Grande do Sul, persönlich in São Paulo bei Vorträgen zu erleben. Das erste Mal war vor zwei Jahren beim Imkerverband São Paulos, dem überwiegend japanische Einwanderer angehören, die eine besondere Liebe zur Natur und zu Naturprodukten haben. Diese japanische Kolonie ist die größte außerhalb Japans, und die japanischen Gemüse- und Obstanbauer haben einen wahren grünen Gürtel um die 17 Millionen Einwohner zählende Stadt Groß-São-Paulo gelegt, so daß São Paulo derartig gut mit einer solchen Vielfalt an frischem Obst und Gemüse versorgt wird wie wahrscheinlich keine andere Großstadt der Welt. Jeder Tourist staunt, besonders über die prunkvollen Gemüsebuffets in den Restaurants und Churrascarias. Der Bundesstaat São Paulo hat 600.000 Einwohner japanischer Abstammung (seit 1908 im Lande), im Gegensatz zu 300.000 Einwohnern deutschsprachiger Abstammung (seit 1824 im Lande auf Einladung der Kaiserin Leopoldine von Brasilien, Tochter des letzten deutschen Kaisers des 1. Reiches, Franz II.). Übrigens ist São Paulo auch die größte deutsche Industriestadt der Welt. Wenn man die Beschäftigten der deutschen Industrien in der Stadt São Paulo zusammenzählt, kommt man auf eine Zahl, die es in Deutschland in keiner Stadt gibt. Das Generalkonsulat der Bundesrepublik Deutschland in São Paulo ist das drittgrößte der Welt nach New York und Breslau, und in São Paulo erscheinen zwei deutschsprachige Zeitungen, die "Brasil-Post" von Frau Ursula Dormien und seit mehr als 100 Jahren die "Deutsche Zeitung" von Herrn Dr. Egon von Weidebach. Beide Zeitungen informieren auch regelmäßig ihre Leser über die Neuigkeiten von Pater Romano Zago OFM.

Vorträge in São Paulo

Bei seinem Vortrag vor den Imkern beobachtete ich überaus großes Interesse an den Ausführungen des Paters, und im Gespräch mit verschiedenen Japanern konnte ich feststellen, daß seine Formel schon seit vielen Jahrzehnten in der japanischen Kolonie mit Erfolg angewandt wird und konnte viele Heilungsberichte hören. Der große Saal war überfüllt und man stand sogar dichtgedrängt auf den Eingangstreppen und bis hin auf die Straße. Alle lauschten aufmerksam den Worten des Paters Romano, keiner wollte ein Wort verpassen. Eine interessante Diskussion und Fragestunde schlossen sich an und bewiesen mir wieder einmal, daß die Japaner sehr wißbegierig sind und Fragen über Fragen stellen, bis sie das

Thema voll ausgelotet haben. Ich übergab ihm an diesem Abend eine große Anzahl von mir zu diesem Thema gesammelten Dokumente und einen von mir verfaßten ausführlichen Bericht in der "Brasil-Post" über die Aloe und die Erfolge des Paters. In seinem damals gerade herausgegebenen Buch "Câncer tem cura" (Krebs ist heilbar) setzte Pater Romano eine sehr liebe persönliche Widmung für mich. Inzwischen ist sein Buch ein Bestseller geworden, erreichte bereits die 37. Auflage, wurde aus dem Portugiesischen übersetzt und ist in Italien und Spanien veröffentlicht worden.

Fast alle Fernsehsender Brasiliens luden bereits Pater Romano zu Diskussionsrunden ein, so daß er landesweit bekannt wurde. Ein kleiner Teil der Ärzteschaft, die nichts für Produkte aus der Apotheke Gottes übrig hat, wurde nervös und suchte Wege, das Ansehen Pater Romanos zu schädigen. Sie analysierte die Filme seiner Dutzenden Fernsehauftritte und die Bänder der unzähligen Radiointerviews und fand einen unglücklich formulierten Satz, der isoliert vorgetragen den Eindruck erwecken kann, daß Pater Romano negativ von der Hochschulmedizin sprach. Das war jedoch nie seine Absicht. Diesen einen Satz brachte nun die Lobby dieser kleinen Ärztegruppe in ständiger Wiederholung in einem beliebten Sonntagabend-programm eines der Fernsehsender mit der landesweit in Brasilien höchsten Einschaltquote. Das Ziel war es, den Pater Romano lächerlich zu machen und ihn in die Nähe der Scharlatane zu rücken. Das Ziel wurde anfangs sogar teilweise erreicht und zwar nur bei denen, die den Pater Romano noch nicht kannten. Die darauf erfolgten privaten Diskussionen in den Familien, zwischen Freunden und Bekannten und Geschäftspartnern gaben jedoch, dank der landesweiten positiven Erfahrungen mit der Aloe, dem Pater recht, so daß diese kleine Lobby der Ärzteschaft, die sich gegen Natur-heilmittel sträubt, keine weiteren Angriffe startete und nunmehr ruhig blieb.

Im November 1999 wurde der Bestsellerautor Pater Romano Zago OFM zu einem Vortrag in den Räumen des eleganten Club Transatlântico in São Paulo eingeladen, der ein deutsch-brasilianisches Begegnungszen-trum ist. Er wurde für den Vortrag extra aus Porto Alegre nach São Paulo eingeflogen. In den Räumen des Club Transatlântico finden regelmässige Vorträge für die deutschsprachige Kolonie statt, zu dem nationale und internationale Persönlichkeiten aus allen Wissensgebieten zu Wort kommen. Verschiedene große Ärzte wie z.B. Prof. Dr. Zerbini, der die erste und die meisten Herzverpflanzungen in Brasilien durchführte (meine Abteilung hatte ihm 1968 das dabei benutzte Operationsbesteck vergolden lassen und wurde danach von ihm persönlich als Gast zu einer Herzoperation eingeladen) und der brasilianische Bundesgesundheitsminister Prof. Dr. Jatene hielten dort bereits Vorträge, um nur einige Namen zu nennen.

Pater Romano Zago OFM, berichtete über die weiteren und neuen Erkenntnisse auf dem Sektor der Aloe und brachte als Sondermeldung, daß nunmehr aus den USA und aus Rio Grande do Sul die ersten Heilungen von AIDS durch den Einsatz von Aloe gemeldet wurden. Bei seinen vorherigen Vorträgen und auch in seinem Buch hat er stets unmißverständlich zum Ausdruck gebracht, daß Aloe nicht AIDS heilt, jedoch eine ähnliche Wirkung hat wie AZT. Als letzte Neuigkeit brachte er auch die Information, daß inzwischen in Großbritannien im Laboratorium Adrian Blake eine große Versuchsreihe abgeschlossen wurde, um zu untersuchen, ob wirklich die Mischung Aloe/Honig/Alkohol erfolgreicher ist als Aloe pur. Man machte Vergleichstests mit einer Versuchsgruppe, die nur Aloe bekam und einer Versuchsgruppe, die Aloe/Honig/Alkohol-Mischung zu sich nahm.

Die Ergebnisse bei Prostatakrebs und Gebährmutterkrebs brachten praktisch doppelt so gute Resultate bei der Aloe/Honig/Alkohol-Mischung als im Gegensatz zu Aloe ohne Honigzusatz. Das beweist, daß diese Uraltformel aus Brasilien nicht zu Unrecht besteht und sich nunmehr weltweit durchsetzt.

Eine weitere Versuchsreihe wurde in Italien gestartet im Laboratorium TAU in Turin. Man machte dort Versuche, um die Aloe/Honig/Alkohol-Formel aus Brasilien noch weiter zu verbessern. Das beste Resultat brachte ein Zusatz von Magnesiumchlorid, und zwar 24 g bei Patienten über siebzig Jahren und 12 g bei Patienten unter siebzig Jahren. Der Zusatz erfolgte pro Mischung von 300 g Aloe, 500 g Honig und 3-4 Eßlöffel Zuckerrohrschnaps.

Im Anschluß an den Vortrag wurde von einem Teilnehmer noch ein Film gezeigt über die großen Aloe-Plantagen in Zentralamerika und die industrielle Verarbeitung der Blätter, wobei das Blattinnere zu einem wertvollen Gesundheitsgetränk verarbeitet wird, das weltweit vermarktet wird. Man sah blitzblanke Edelstahltanklastzüge, die den gesuchten Aloe-Saft transportierten und Anlagen, in denen der Saft am Fließband abgefüllt wurde. Es handelte sich um einen Film der Firma Forever Living Products, die heute eine der Großen der Welt ist in der Produktion des Aloe-Saftes und von Produkten auf Aloe-Basis. Diese Firma unterhält 1,5 Millionen Verkäufer weltweit und zählt zu den größten Firmen der USA.

Am Morgen danach hatte ich die Ehre Pater Romano Zago OFM vom Hotel abzuholen und zum Flugplatz zu bringen. Ich berichtete ihm, daß ich ein Buch in deutscher Sprache zu seinem Thema vorbereite und dazu in den letzten drei Jahren weltweit Unterlagen auswertete. Er gestattete mir, von seiner Sammlung von Heilungsberichten Auszüge in mein Buch aufzunehmen, und ich versprach ihm dafür das erste Buch, als Ehrenexemplar zuzusenden mit Widmung, da es sein Verdienst ist, die brasilianische Erfolgsformel als Erster international bekannt gemacht zu haben. Die erste internationale Veröffentlichung erfolgte 1994 in der November/Dezember-Ausgabe der Zeitschrift "Terra Santa" (Heiliges Land), die in italienischer und spanischer Sprache erscheint mit einem Anhang in portugiesischer Sprache. Hierin berichte Pater Paulino Dantas, daß er durch die brasilianische Formel vom Pater Romano Zago OFM vom Halskrebs befreit wurde und aus Dankbarkeit nunmehr mithelfen möchte, die Formel international bekanntzumachen.

Von Pater Romano Zago OFM erlebte Heilungen

Aus dem reichen Schatz der schriftlichen und mündlichen Heilungsbestätigungen, die Pater Romano Zago OFM seit 1988 gesammelt hat, habe ich mir wahllos zehn herausgenommen, um sie ebenfalls international dem deutschsprachigen Leserkreis bekanntzumachen.

Fall 1. Der Dienst im Heiligen Land begann am 7. Mai 1991 für Pater Romano Zago OFM. Durch den "Golfkrieg" kamen weniger Touristen als sonst. Nach einem Monat der Aklimatisierung, beschloß sein Abt, ihn an das Heilige Grab zu versetzen, der Ort, wo die Christenheit der Auferstehung des Erlösers gedenkt. Da die dort eingesetzten drei Priester kaum die Betreuung der Pilger alleine bewältigen können, war dort auch ein junger Araber, Nagib, beschäftigt. Dem Pater fiel auf, daß er täglich nach seinem Dienst zum Arabischen Hospital in Jerusalem eilte. Er befragte seine Mitbrüder, und die klärten ihn auf, daß dieser Junge nur noch wenige Wochen zu leben hatte, da er an Lymphdrüsenkrebs leidet. Pater Romano bereitete sogleich die brasilianische Erfolgsmischung, die er so oft für Heilungen in Rio Grande do Sul anwandte und schenkte sie dem jungen Nagib. Er nahm vorschriftsmäßig diesen Gesundheitstrank auf Basis Aloe/Honig/Alkohol ein. Er selbst und schon gar nicht die Ärzte konnten begreifen, daß es zu einer schnellen Heilung kam. Der junge Araber Nagib lebt bis heute ohne Lymphdrüsenkrebs.

Fall 2. Einmal erhielt Pater Romano ein Schreiben von Pater Alviero Niccaci OFM, Direktor der "Pontificale Athenaeum Antonianum" in Rom aus seiner Filiale "Studium Biblicum Fransciscanum" in Jerusalem. Dort gab es den Pater Francisco Xavier aus Indien, der dort studierte. Er hatte einen Gehirntumor und war bereits im Hospital Hadassa operiert worden, aber mysteriöse Infektionen folgten, die enorme Tumoren am Kopf und am Hals bildeten. Aus diesen floß Eiter, und es stank derartig, daß dieser Pater nicht am gemeinsamen Tisch mehr mitessen konnte und seine Mahlzeiten separat einnahm. Pater Romano Zago OFM bereitete die brasilianische Aloe-Mischung, und in kürzester Zeit war der Pater aus Indien komplett geheilt, beendete erfolgreich sein Studium und ging zurück nach Indien.

Fall 3. Am 31.08.1991 wurde Pater Romano Zago OFM vom Heiligen Grab zum Geburtsort von Jesus nach Bethlehem versetzt, um dort Philosophie und Latein zu lehren. Er traf dort den Schuldirektor sehr verstört an, da sein Sekretär todsterbenskrank darniederlag ohne Aussicht auf Rettung durch die Ärzte. Ohne genau zu wissen, um was für eine schwere Krankheit es sich handelte, fertigte er die brasilianische Erfolgsmischung und heilte in kurzer Zeit den Sekretär Miguel Souto.

Fall 4. In dem großen Kloster St. Salvador in Jerusalem arbeitete viele Jahre hindurch ein Jugoslawe mit Namen Eliseu, der mit einer Araberin verheirat war. Er war das "Mädchen für alles", wie man sagt, denn er war als Elektriker für die Instandhaltung verantwortlich. Als er wegen Prostatakrebs nicht mehr arbeitsfähig war, verlor er seinen Posten. Er unterzog sich verschiedenen Operationen und selbst seine Hoden („zur Freude eines Katers", wie Eliseu gern zu scherzen pflegte) wurden entfernt. Eliseu war auf den Rollstuhl angewiesen und wurde ein Pflegefall für seine Frau und seine Freunde. Da erinnerte sich der Verwalter des Klosters, Pater Luis Garcia, an das brasilianische Aloe-Produkt und ließ sich Pater Romano mit der Aloe/Honig/Alkohol-Mischung kommen. Eliseu wurde vollkommen geheilt und arbeitet seitdem in seiner Funktion der Instandhaltung bei den St. Vincent-Schwestern in der Jaffas Street in Jerusalem.

Fall 5. Über die Redaktion der Zeitschrift "La Terra Santa" erhielt Pater Romano Zago OFM einen Französisch geschriebenen Brief mit einem Bericht über ein Mädchen Nikole. Nikole ist Opfer der Radioaktivität von Chernobyl. Nach nur einem Monat Behandlung mit der brasilianischen Formel, konnte Nikole nach Kiew in die Ukraine zurückkehren, komplett geheilt. Nikole war 12 Jahre alt. Als sie in Frankreich war, bekam sie einen Brief aus Moskau, worin sie gebeten wurde die Erfolgsmischung von Pater Romano Zago zu testen. Keiner konnte feststellen, wie diese Information nach Moskau kam, keiner weiß, ob nicht auch andere Opfer der Radioaktivität gleichfalls behandelt wurden. Warum wurden nicht alle Opfer in Chernobyl damit behandelt?

Fall 6. Schwester Hiltrud von der St. Anna Kirche in Jerusalem besuchte Pater Romano Zago OFM und berichtete, daß der holländische Pater van Gelder, seine Missionsarbeit in Afrika abbrechen mußte, da er an Leberkrebs erkrankte und nur noch drei Monate zu leben hatte, laut seiner Ärzte. Er kehrte in seine Heimat Holland zurück, um dort zu sterben. Er erhielt in Holland die Aloe/Honig/Alkohol-Mischung und wurde völlig kuriert, so daß er nach Afrika zurückkehren konnte, um dort seine segensreiche Arbeit fortzusetzen.

Fall 7. Frau Mirna, eine Jüdin aus der Sokolov Street in Jersusalem hörte von der Formel des Paters Romano Zago OFM und lud ihn in ihr Haus ein, um sie das "Geheimnis" zu lehren. Sie war so aufmerksam und band dem Pater sogar eine Schürze um, damit die Mönchskutte nicht beschmutzt werde. Unter ihrer Aufsicht fertigte der Pater zwei Flaschen voll, eine für Frau Mirna und eine für ihren Ehemann. Sie wollte es am eigenen Leibe testen. Sie war deratig begeistert, daß sie diese Formel in ihrem ganzen Freundes- und Bekanntenkreis in Israel und Italien verbreitete, wo viele Menschen Heilung fanden. Übrigens ist sie eine große Verehrerin der Franziskaner, zumal Pater Ricardo Niccaci in Assis sie und ihre Familie in den Kellergewölben des dortigen Klosters in der Zeit der Judenverfolgung vesteckt hielt. Nun hilft sie mit, die Erfolgsformel unter den Juden bekannt zu machen.

Fall 8. Natali, 13 Jahre alt, aus der Region Ancone in Italien litt seit ihrem fünften Lebensjahr an Gehirnkrebs. Dreimal wurde sie bereits in der berühmtesten Klinik in Paris operiert, die zu den besten der Welt zählt. Wieder schlug der Krebs zurück in noch stärkerer Weise. Kein Cortison und kein Morphium konnten die Schmerzen dieses Kindes beseitigen, und eine vierte Operation wurde von den Ärzten als ohne Perspektive verworfen. Sie erhielt das Aloe/Honig/Alkohol-Produkt von Pater Romano Zago OFM, und die Schmerzen verschwanden. Sie konnte wieder sprechen, spielen und Rad fahren. Der Krebs war aber immer noch vorhanden laut der Analysen. Sie erhielt eine zweite Flasche des Produktes von Pater Romano Zago OFM und wurde vollkommen geheilt. Die Analyse danach ergab keinen Krebs mehr.

Fall 9. Marcus, sechs Jahre alt und mit Leukämie kam mit seinen Eltern nach Bethlehem. Die Ärzte gaben dem Knaben noch zwei Monate Überlebenschance. Aber die Aloe half, die er in Bethlehem von Pater Romano Zago OFM erhielt. Vorher war der Junge an den Rollstuhl gefesselt. Nach der Aloe begann er ohne fremde Hilfe zu laufen, nur das rechte Bein zog er hinter sich her. Nach der Anwendung einer zweiten Flasche Aloe, die in Bethlehem bereitet wurde, rief der Vater aus Südafrika an und berichtete, daß die Frist, die die Ärzte gaben, bereits abgelaufen ist und sein Junge lebt. Selbst das rechte Bein zieht er nicht mehr nach. Er hat die

Leukämie besiegt. Die Eltern luden Pater Romao Zago OFM nach Südafrika und Mozambik ein, um dort die Formel bekanntzumachen und legten Wert darauf ihm aus Dank eine Seiko-Armbanduhr zu schenken. Pater Romano sagte daraufhin, daß nicht er den Sohn heilte, sondern die Aloe.

Fall 10. Einer der bekanntesten Fälle, der auch ausführlich in der Zeitschrift "Terra Santa" veröffentlicht wurde, ist die Geschichte des Knaben Juan aus Argentinien, der an Leukämie litt. Die Rückenmarkverpflanzung war in Spanien erfolglos verlaufen, und vor seinem Tode wollte er noch das Heilige Land kennenlernen. Er lernte auch Pater Romano Zago OFM kennen und das brasilianische Aloe-Getränk. Er wurde vollkommen geheilt und lebt ein völlig normales Leben in El Palomar Buenos Aires in Argentinien.

Ein fast gleicher Fall ereignete sich auch in Nazareth in Israel. Daniel Silberstain fand keinen Spender für die Rückenmarkverpflanzung, da alle in seiner Familie nicht für diese Operation in Frage kamen. Sein Vater, ein berühmter Arzt, der große Beziehungen hatte, setzte sogar Anzeigen auf, bis hin in die USA, um Spender für seinen Sohn zu finden. Durch den Fall von Juan aus Argentinien gestärkt, "provozierte" Pater Romano Zago die Mutter von Daniel Silberstain, in dem er ihr wünschte, keinen Spender zu finden. Daraufhin nahm ihr Sohn Daniel die Aloe/Honig/Alkohol-Mischung und wurde komplett geheilt. Versäumte keinen Unterricht mehr, kam durch alle Prüfungen und ist jetzt der Klassenbeste. Pater Romano empfahl dem Jungen, in größeren Abständen ab und zu wieder Aloe zu nehmen, zur Garantie.

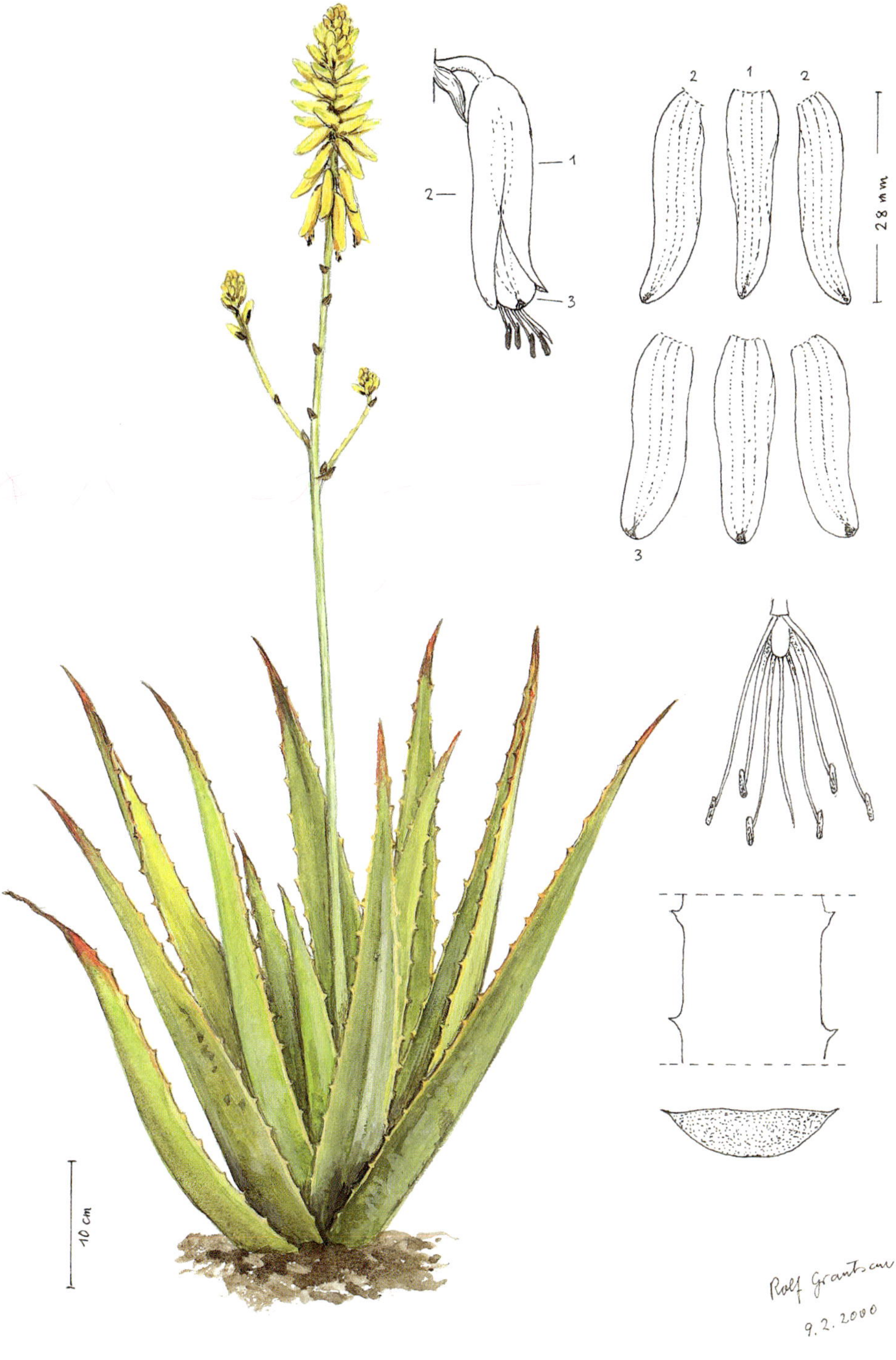

III. ***Aloe vera* Linné**

Die medizinisch und kosmetisch meist verwendete Aloe

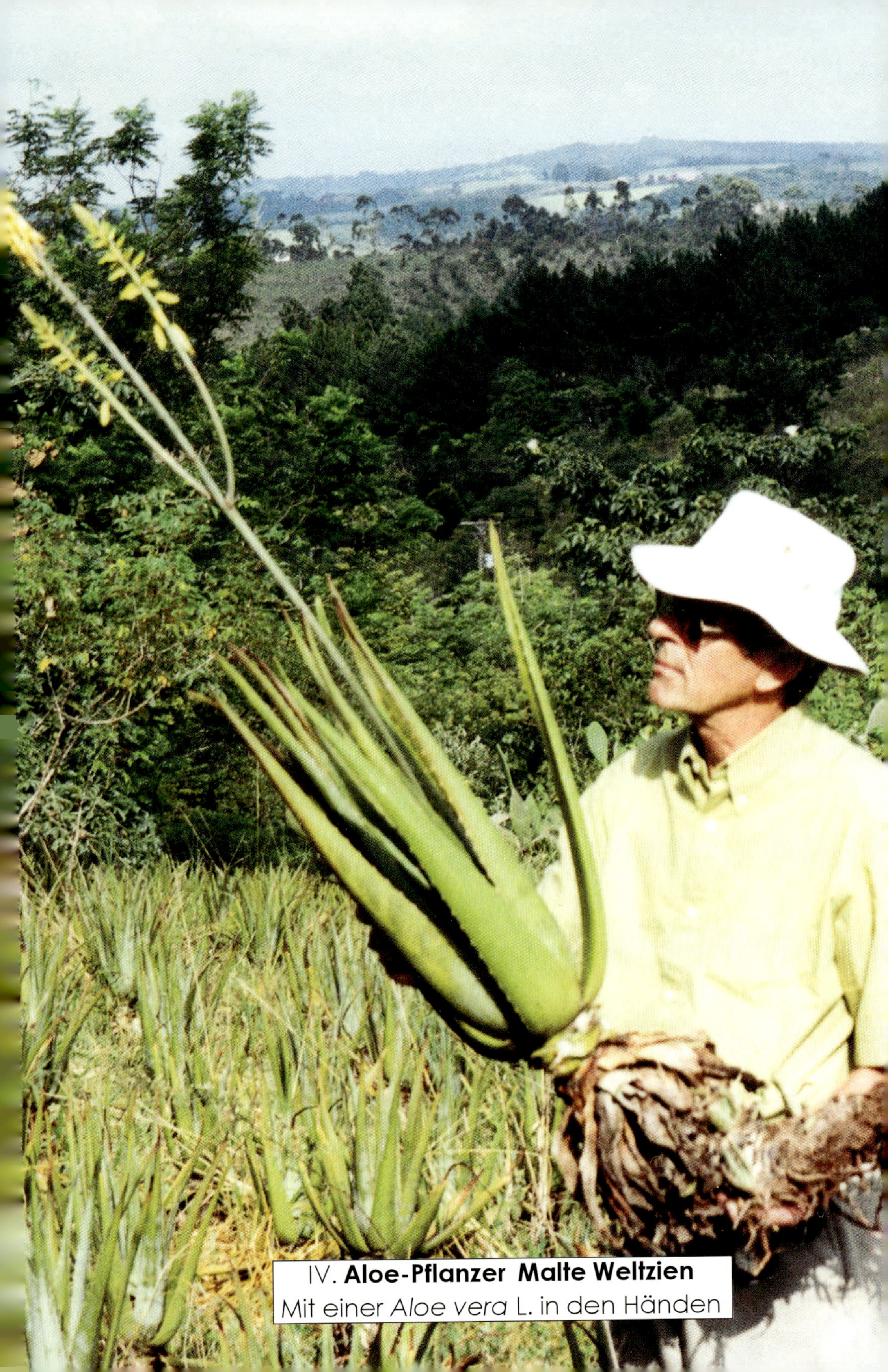

IV. **Aloe-Pflanzer Malte Weltzien**
Mit einer *Aloe vera* L. in den Händen

Aloe mit oder ohne Blatthaut benutzen?

Die weltweite Diskussion, ob die segensreichen Heilmittel aus den Blättern der *Aloe vera* Linné und *Aloe arborescens* Miller unter der Mitverwendung der Blatthaut oder ohne Blatthaut zur Anwendung kommen soll, kann kurzerhand wie folgt beendet werden:

Durch Jahrtausende wurde stets nur das Innere der Blätter benutzt, das fleischige und glitschige Gel. Aus diesem Gel werden hervorragende Gesundheitsgetränke gefertigt, wie zum Beispiel das weltweit meist verkaufteste Aloe Vera Gel, der Firma Forever Living Products, Produkte der Firma Ayuveda in Heidelberg, Spinnrad-Versand in Gelsenkirchen, Pharmos Aloe Vera Ursaft der Firma Vera Vita in Siebnen, Aloe Vera Gel der Firma M.aloes'S GbR, First Fitnes System, Aloelixir, Total Process Aloe (Dr. Schneller), Aloe Vera Gelly der Firma NaturKraftWerke/Schweiz, Aloe Vera der Firma Elisabeth Lugbauer in Österreich, um nur einige zu nennen, die in diesem gesundheitsspendendem Sektor aktiv sind.

Verfälschungen der Aloe

Auf diesem Sektor muß jedoch sehr aufgepaßt werden. Wie in der Literatur vor fast 2000 Jahren schon von dem griechischen Arzt, Pedanios Dioskurides, Autor der fünfbändigen Arzneimittellehre und vom römischen Schriftsteller, Plinius dem Älteren, in seiner 37 Bände umfassenden Naturgeschichte (*Naturalis historia*) ausführlich beschrieben, gab es damals bereits viele Verfälschungen der Aloe. Deshalb soll man beim Einkauf des Aloe Ursaftes darauf bestehen, daß es sich um reinen Saft handelt, der nicht mit Wasser verdünnt geliefert wird und dessen Aloe-Bestandteil direkt aus dem reinen Gel des frischen Blattinnern der Aloe gewonnen und naturbelassen wurde. Saft oder Gel sollte nach Möglichkeit bald aus den abgeschnittenen Blättern extrahiert werden; es gibt jedoch einige Ausnahmen, bei denen die abgeschnittenen Blätter noch eine Woche bis zehn Tage im Dunkeln bei 3°C gelagert werden, um sie dadurch biostimulieren zu können, wodurch nach der Lehre von Prof. Wladimir Petrowitsch Filatow noch weitere zusätzliche Heilwirkungen aktiviert werden. In dieser Phase der Dunkelheit und der Kälte kämpft das Pflanzenblatt ums Überleben und aktiviert alle ihm zur Verfügung stehenden Heilkräfte. Bei der Zubereitung dürfen außerdem nur erprobte Konservierungsstoffe verwendet werden, die von den Gesundheitsbehörden freigegeben sind. Abgeschnittene Blätter sind normalerweise bei luftiger und kühler Lagerung bis einen Monat haltbar.

Nicht verwendet werden sollten für die Heilung Säfte, die aus vorher getrocknetem, d.h. eingedicktem und erhitzten oder gefriergetrocknetem Gel, hergestellt wurden unter nachträglichem Zusatz von Wasser. Obwohl auch dieser, zu trockenem Pulver eingekochte, bzw. gefriergetrocknete Gel, der dann wieder mit Wasser aufbereitet wird, im Verhältnis 1:200 - 1:350, noch eine große Anzahl von therapeutischen Wirkungen aufweist, ist immer ein naturbelassenes Gel-Getränk vorzuziehen, da in solchem Saft die aktiven Heilwirkungen um das mehrfache höher sind.

Denaturierte und kristallisierte Aloe

Die kristallisierte Aloe kam in den kalten Ländern durch Jahrhunderte in Verruf, dazu zählte auch Deutschland. Da in den Jahren von 1500 bis 1900 die Aloe fast nur in eingekochter kristallisierter Form (unter sehr primitiven und unhygienischen Bedingungen in Afrika hergestellt und nach Deutschland in Segelschiffen angelandet) geliefert wurde, waren diese Kristalle hauptsächlich bekannt als Abführ- und auch Abtreibungsmittel, als sogenanntes Drasticum und Emmenagogum.

Selbst diese Kristalle wurden erfolgreich zur Bekämpfung von bestimmten Krankheiten eingesetzt, und die Literatur der vergangenen 200 Jahre ist voll von erfolgreichen Heilungsberichten. In der heutigen Zeit sind diese Aloe-Kristalle völlig außer Gebrauch gekommen. Heute gibt es gefriergetrocknetes Pulver, welches in großen Mengen besonders in der kosmetischen Branche benutzt wird. Bis heute gibt es kein besseres Produkt für die Haut und Schönheitspflege als die Aloe und in tausenden verschiedenen Zubereitungen der kosmetischen Industrie finden wir sie bereits.

Heilkräfte aus frischem Aloe-Saft bzw. Aloe-Gel

Die 100% naturbelassenen Aloegetränke, die lediglich Stabilisatoren und Konservierungsmittel enthalten, haben Heilwirkungen erzeugt in verschiedenen, selbst schweren und schwersten Krankheitsbildern. Dank der modernen Verkehrswege durch das Flugzeug kommen heute endlich frischer Aloesaft und sogar frische Aloe-Blätter aus Übersee direkt nach Deutschland, Österreich und der Schweiz.

Zu den besonderen Heilwirkungen des frischen Aloe-Gels gehören: Verbrennungen der Haut durch Sonnnenstrahlen, Säuren, Radioaktivität und Roentgenstrahlen. Selbst bei Verbrennungen des dritten Grades war die Aloe am erfolgreichsten.

Bei Magenentzündungen, offenen Beinen, Schuppen, Schuppenflech-te, Akne, Ekzemen, Tuberkulose, Blutarmut, Zuckerkrankheit, Rhinitis, Bett-nässen, Hämorrhoiden, Fußpilz, Juckreiz, Ungezieferstichen, Schnitt- und Stichwunden, Augenverletzungen und Augenentzündungen war es die Aloe, die bemerkenswerte Ergebnisse brachte.

Befürchtungen mit Anthranoid

Nun liegt zwischen der Blatthaut und dem Gel eine kleine Schicht, die Anthranoidderivate enthält. Diese Schicht steht in Verdacht Darmkrebs zu erzeugen bzw. die Darmpolypenbildung zu erhöhen. Dies trifft sicherlich 100%ig bei einem erhitzten und kristallisierten Aloe Gel mit den Anthranoidderivaten zu, und berechtigterweise warnt das Bundesgesundheitsministerium davor. Das BfArM (Bundesinstitut für Arzneimittel und Medizinprodukte) hat für Anthranoidhaltige Abführmittel, die Drogen, Drogenzubereitungen oder isolierte Inhaltstoffe bestimmter Pflanzengattungen beinhalten, Indikations- und Anwendungs-Einschränkungen sowie therapiegerechte Packungen angeordnet. Der Wortlaut des Bescheides vom 21.6,1996 ist in einer Bekanntmachung im Bundesanzeiger Nr. 123 vom 5.7.1996, auf S. 7581 veröffentlicht worden.

Betroffen von diesen Maßnahmen sind Arzneimittel der Pflanzengattungen *Andira*, *Cassia* (Sennesblätter, Sennesfrüchte), *Rhamnus* (Faulbaumrinde), *Rheum* (Rhabarberwurzel) und *Aloe*. Diese dürfen nur noch zur kurzfristigen Anwendung bei Verstopfung (Obstipation) und nicht mehr in anderen Anwendungsgebieten wie z.B. zur Verdauungsförderung oder zur sogenannten Blutreinigung oder als Mittel zur Gewichtsabnahme eingesetzt werden. Eine Einnahme sollte nicht länger als über ein bis zwei Wochen erfolgen. Daraus abgeleitet dürfen die pharmazeutischen Unternehmer ihre Arzneimittel nur noch in entsprechenden Packungsgrößen anbieten. Weiterhin ist die Angabe sonstiger Gegenanzeigen angeordnet worden, so z.B. während Schwangerschaft und Stillzeit sowie bei Kindern unter zehn Jahren.

Diese Anordnung trat mit Wirkung vom 1.November 1996 in Kraft: Therapiegerechte Packungsgrößen und Packungsbeilagen nach den Vorschriften des Arzneimittelgesetzes mußten ab dem 1.Februar 1997 vom pharmazeutischen Unternehmer abgegeben werden. Diese Maßnahmen sind zur Risikominderung im Interesse eines vorbeugenden Verbraucherschutzes erforderlich geworden, die aktualisierten Packungsbeilagen informieren Arzt und Patient über den gegenwärtigen wissenschaftlichen Kenntnisstand.

Der Gebrauch von pflanzlichen Abführmitteln, die stimulierend auf die Darmträgkeit wirken, ist in der Bevölkerung der Bundesrepublik Deutschland weit verbreitet. Obwohl derartige Arzneimittel seit langem verwendet werden, sind bis heute verhältnismäßig wenige präzise Untersuchungen über die pharmakologischen Eigenschaften der verwendeten Pflanzenextrakte und deren Inhaltsstoffe bekannt. Der medizinische Nutzen dieser Arzneimittel und die mit der Anwendung verbundenen Gefahren waren auf der Basis der vorhandenen medizinisch-wissenschaftlichen Erkenntnisse zu bewerten.

Zu den möglichen Risiken dieser Arzneimittel, vor allem bei langfristigem Gebrauch, zählen eine zu starke Wirkung (Diarrhöe), Störungen der natürlichen Darmfunktion, die wiederum einen Dauergebrauch einleiten können, und Störungen des Wasser- und Salzhaushaltes des Organismusses, die zu schwerwiegenden Nebenwirkungen auf das Herz- und Kreislaufsystem führen können. Initiiert durch das frühere Bundesgesundheitsamt (BGA) wurden seit 1992 alle Aspekte geprüft, die für eine Bewertung des Nutzens und der möglichen Risiken dieser Arzneimittel erforderlich sind. Anlaß für diese Neubewertung waren seinerzeit toxikologische Untersuchungen mit dem Anthrachion Danthron, die Hinweise auf eine im Tierversuch krebserregende Wirkung lieferten. Untersuchungen zu erbgutverändernden Wirkungen einzelner Inhaltsstoffe aus den o.g. Pflanzengattungen sowie Beobachtungen in einer kleinen Studie, daß bei Patienten mit Darmtumoren sich Hinweise auf einen häufigeren und langfristigen Gebrauch dieser stimulierenden Abführmittel fanden, folgten. Angesichts dieser Information war eine Überprüfung geboten.

Dazu mußten alle relevanten Erkenntnisse zusammengetragen und ausgewertet werden. Dies galt für die qualitative und quantitative Bestimmung der in den Arzneimitteln enthaltenen Anthrachione ebenso wie für die Prüfung auf erbgutverändernde und krebserzeugende Wirkung dieser Stoffe und die Untersuchung der Verstoffwechselung nach der Einnahme. Weiterhin erfolgte die Auswertung der Verdachtsfälle von Nebenwirkungen und die Auswertung von epidemiologischen Untersuchungen über den Umfang des Gebrauches von Anthranoid-haltigen Abführmitteln und vor allem zur Häufigkeit von Tumorerkrankungen des Darmes beim Menschen im Zusammenhang mit der Anwendung dieser Arzneimittel.

Aus allen Untersuchungsergebnissen leitet das BfArM ab, daß bei langfristiger Anwendung dieser Arzneimittel das Risiko für die Auslösung einer schädlichen Wirkung den möglichen Nutzen eindeutig übersteigt. Bei kurzdauernder Anwendung und bei Beachtung aller Sicherheitshinweise ist jedoch keine Gefahr für die Auslösung unvertretbarer Nebenwirkungen, wie z.B. Tumoren, zu sehen.

Das BfArM wiederholt aus diesem Anlaß die bereits mehrfach in der Vergangenheit veröffentlichten Empfehlungen zum Gebrauch von Abführmitteln jeglicher Art. Verbraucher sollten unbedingt die Packungsbeilage lesen und die Anwendungsempfehlungen und Anwendungsdauer beachten, um gesundheitliche Schäden zu vermeiden. Grundsätzlich ist nämlich die Anwendung von Abführmitteln nur in wenigen Fällen medizinisch indiziert.

Der Vorbeugung oder Vermeidung einer Verstopfung seitens der Patienten muß Vorrang vor der Einnahme von stimulierenden Abführmitteln gegeben werden. Stimulierende Abführmittel sollten grundsätzlich nur dann eingenommen werden, wenn durch eine Ernährungsumstellung oder mit Quellstoffpräparaten, z.B. Leinsamen oder Flohsamen-Zubereitungen, keine Wirkung erzielt werden kann.
Sprechen Sie mit ihrem Arzt hierüber oder lassen Sie sich vom Apotheker beraten.
Soweit der Text des BfArM.

Erfahrungen mit frischem Aloe-Gel mit Blatthautinhalt

Bei der Verwendung frischer Aloe zusammen mit der Blatthaut in der Mischung mit Honig und Alkohol, konnten diese Befürchtungen bisher trotz jahrzehntelanger Anwendung in Brasilien nicht beobachtet werden. Obwohl bei dieser Mischung in einem Küchenmixgerät die gesamte Menge der anthranoidhaltigen Bestandteile des Aloe-Blattes in die Mischung geht, hebt scheinbar die direkte Mischung des frischen naturbelassenen Blattes mit reinem Honig und Alkohol, die negative Wirkung der anthranoidhaltigen Bestandteile scheinbar auf.

Pater Romano Zago OFM, der seit 1988 Erfahrungen mit der Aloe gewonnen hat, berichtet über Personen, die Jahr für Jahr mehrfach diese Mischung von Aloe/Honig/Alkohol nehmen und vollauf gesund und krebsfrei sind. Er selbst empfiehlt, jährlich eine Zehn-Tagekur mit dieser erprobten Mischung zu machen, da unsere "gut bürgerliche Ernährung" eines Tages zum Krebs führen kann und eine solche Kur diese Gefahr abwehren hilft. Pater Romano Zago OFM berichtet über Bevölkerungsgruppen in Venezuela und Mexiko, die schon seit Jahrhunderten in dieser Form Aloe zu sich nehmen und mit hervorragender Gesundheit strotzen. In diesen Ländern gehört Aloe bei bestimmten Volksgruppen zum Morgenfrühstück. Sollte Aloe in frischer Form Probleme verursachen, wären diese Volksgruppen bereits vor Jahrzehnten und Jahrhunderten ausgestorben.

Das gleiche Phänomen beim Vergleich von kristallisierter und denaturierter Aloe mit frischer naturbelassener Ware gilt sicherlich auch für die Abtreibung durch Aloe. Der Franziskanermönch Romano Zago warnte stets, während der Schwangerschaft Aloe einzunehmen, auch nicht entsprechend der brasilianischen Formel aus frischer Aloe mit Honig und Alkohol. Alte Schriften zitieren in Bezug auf die Abtreibung nur die Verwendung von Aloe-Kristallen (erhitzt und daher denaturiert), von blattfrischer Aloe liegen keine deratigen Meldungen vor. Er hat jedoch Kenntnis genommen, daß trotz seiner ständigen Warnungen in den letzten achtzehn Jahren unzählige schwangere Frauen die brasilianische Naturformel anwandten. Es wurde niemals eine Abtreibung durch dies natürliche Produkt bekannt. Er vermutet, daß die in der Literatur erwähnte Abtreibung nur mit denaturierter, kristallisierter Aloe möglich sein kann. Trotzdem empfiehl er aus religiösen Sicherheitsgründen den schwangeren Frauen, nicht die Aloe zu benutzen, bis eine offizielle wissenschaftliche Bestätigung der Unschädlichkeit für die Leibesfrucht bei der Einnahme der brasilianischen Erfolgsformulierung Aloe/Honig/Alkohol vorliegt.

Auch hat er nie negative Berichte gehört bei der Anwendung der von ihm propagierten Formel, selbst wenn Patienten die zehnfache der von ihm empfohlenden Menge benutzten und auch über größere Zeiträume als empfohlen, diese Mengen konsumierten. Er kennt Personen, die diese Aloe-Mischung schon jahrelang Tag für Tag einnehmen und sich bester Gesundheit erfreuen.

In seiner Erfolgsformel, die Teil des jahrhundertalten brasilianischen Volkswissens ist, wird immer die Blatthaut mitverwendet. Lediglich die Dornen an den Kanten der Blätter werden entfernt. Seine Formel ist jedoch ganz speziell zur Unterstützung der Krebsbehandlung und jetzt auch für die begleitende AIDS-Therapie, wobei besonders bei Krebs die Heilergebnisse überaus beeindruckend sind.

Zusammenfassend kann man folgendes berichten: Aloe-Gel als Getränk ist hervorragend geeignet für sehr viele Krankheiten und zur Gesunderhaltung. Aloe-Gel zusammen mit der Blatthaut, Honig und Alkohol ist speziell für Krebs und AIDS und soll in sehr vielen Fällen Krebs heilen (bis zu 70% lt. Pater Romano Zago OFM bei ordnungsgemäßer Einnahme), beugt dem Krebs vor durch Beseitigung der Krebsursachen. Wenn die

Krebsursache eine Vergiftung des Körpers ist, dann kann die Entgiftung vielleicht die Heilung bedeuten. Gleichzeitig wird AIDS unter Kontrolle gehalten, und jüngste Berichte aus Rio Grande do Sul und aus den USA schildern die ersten AIDS-Heilungen durch Aloe.

Die Frau von einem Angestellten meiner Firma leidet unter AIDS. Nachdem Pater Romano Zago OFM über die AIDS-Heilung mit Aloe berichtet hatte, bat ich meinen Angestellten um einen Versuch. Ich wollte es persönlich erleben. Wir vereinbarten regelmäßige Analysen des AIDS-Befundes seiner Frau vornehmen zu lassen. Ein Analysenwert mit einer Viruslast von 110.000 zeigte sich am 18.12.99, trotz bereits langfristiger Einnahme von AZT. Danach sollte seine Frau zusätzlich zu AZT das Gemisch Aloe/Honig/Alkohol 3 x täglich einen Eßlöffel voll vor den Mahlzeiten als Ernährungsergänzung zu sich nehmen. Am 28.1.2000 zeigte die Analyse überraschenderweise bereits einen Wert der Viruslast von nur noch 23.000. Der Arzt, der diese Patientin begleitet, war völlig überrascht. Nachdem die Patientin ihrem Arzt berichtete, daß sie nun neben AZT auch Aloe nach der Formel des Paters Romano Zago OFM nimmt, zeigte sich der Arzt sehr erfreut und ermunterte die Patientin diese zusätzliche natürlichen Gabe von Aloe fortzusetzen.

Deshalb sollten alle Firmen, die in Unkenntnis der klinischen Ergebnisse und Erfahrungen, die Blattschale als Abfall verdammen, ihre Antipropaganda einstellen und erstmal beweisen, daß die Blatthaut zu nichts gut ist. In der Blatthaut befinden sich nämlich zusätzlich wertvollste Heilöle, alle Aloe-Wirkstoffe in höchst konzentrierter Form sowie nur dort die heilungsfördernden Bitterstoffe, die das wäßrige Gel nicht aufweisen kann. Scheinbar neutralisiert oder entgiftet der echte Honig im Küchenmixer das Gel mit seinem Anteil an Anthranoid, so daß bis heute noch nie Problemfälle relatiert wurden und dadurch die Anwendung der integralen Aloeblätter mit Blatthaut (aber ohne Dornen) für besondere Heilzwecke bestätigt wurde. Die Dornen werden lediglich entfernt, um eine Verletzungsgefahr zu vermeiden, falls die Dornen im Mixgerät nicht vollkommen desintegriert werden.

Der wichtigste und größte Fernsehsender Brasiliens, „TV Globo", der in allen Bundesstaaten Brasiliens ausgestrahlt wird, brachte in seiner Sendung vom 5. April 2000 die offizielle Mitteilung, daß die *Aloe vera* L. nunmehr von der Gesundheitsbehörde Brasiliens komplett freigegeben wurde.

Brasilianische Aloe-Erfolgsformel gegen Krebs.

Die uralte brasilianische Formel, die Aloe enthält, und unzählige Krankheiten heilt, darunter Krebs und neuerdings auch vereinzelt bereits AIDS, ist derartigig einfach, daß viele Menschen diese Formulierung überhaupt nicht ernstnehmen wollen, ja sogar lächerlich machen. Generationen von Wissenschaftlern haben bereits Milliarden Dollar ausgegeben und trotzdem den vor 30 Jahren von US-Präsidenten Nixon erklärten Krieg gegen den Krebs bisher nur in einigen Schlachten auf Nebenkriegsschauplätzen gewonnen, nicht jedoch den Krieg gegen den Krebs in sich.

Vor 100 Jahren, als die Deutsche Krebsgesellschaft gegründet wurde, starben in Deutschland jährlich 43 000 Menschen an bösartigen Tumoren. Der Krebs stand auf Platz 6 der Todesursachenstatistik. Jetzt sterben bei ähnlich großer Bevölkerung 218 000 Menschen jährlich an Krebs (lt. DER SPIEGEL 12/2000). Bösartige Neubildungen stehen auf Platz 2 der Todesursachenstatistik. Der Präsident der Deutschen Krebsgesellschaft Dr. Lothar Weißbach sagte in einem Interview in DER SPIEGEL 12/2000, „...... daß spätestens in zehn Jahren Krebs in Deutschland die häufigste Todesursache sein wird - und darauf sind wir nicht vorbereitet.¨

Und nun kommt ein einfacher Franziskanerpater aus dem vielerorts deutschsprachigen Südbrasilien und erklärt, daß eine seit vielen Generationen in Brasilien bekannte und bereits in vielen brasilianischen Naturheilbüchern vor Jahrzehnten beschriebene und vielleicht durch Jahrhunderte mündlich weitergegebene einfache Formulierung einen Großteil der Krankheiten heilen kann, darunter auch so komplizierte Fälle wie Krebs und AIDS. Und diese brasilianische Urformel ist eine so einfache, fast nicht ernstzunehmende Formulierung, die zudem auch noch eine völlig unscheinbare bescheidene Heilpflanze verwendet, die die gesamte forschende Wissenschaft provozieren kann, die sich z.Z. mit der Genomforschung beim Krebs befaßt.

Diese einfache, von jedem nachzuvollziehende, Formulierung setzt sich wie folgt zusammen:

a. 300 g frische, gewaschene Blätter der *Aloe arborescens* Miller oder *Aloe vera* L. (bei denen vorher die Stacheln an den Blattkanten abgeschnitten wurden) werden mit dem Messer in kleine Stücke von ca. 1-2 cm zerteilt und in ein Küchenmixgerät gegeben.
b. Danach 500 g <u>echten</u> Bienenhonig zugegeben.
c. Dann 3-4 Eßlöffel Zuckerrohrschnaps oder Rum, Whisky oder ein anderes

hochprozentiges (bis 40%) alkoholisches Destillat (keine Liköre) zugesetzt.

Nun läßt man das Küchenmixgerät diese Mischung 5 Minuten lang zu einem Saft zerkleinern.

Bei der Zubereitung soll nach Möglichkeit kein direktes Sonnenlicht und auch kein direktes elektrisches Licht benutzt werden, da diese Lichteinwirkung Veränderungen in der Mischung bewirken könnte, bevor der Honig sich mit allen Komponenten der Aloe vereint und somit die wertvollen Bestandteile stabilisiert hat.

Diese Mischung bewahrt man im Dunkeln an einem kühlen Ort auf und sollte sie innerhalb von 30 Tagen konsumieren, da keine Konservierungsstoffe verwendet werden, wie z.B. bei der industriellen Fertigung dieses Produktes.

Bei Verwendung von sehr dicken und fleischigen *Aloe vera* - Blättern, die sehr viel Gel enthalten, sollte ein Teil des Gels am Blattansatz für andere Zwecke entnommen werden, um zu einem idealen Gel/Blatthaut-Verhältnis zu kommen, wie bei der Benutzung von Blättern der *Aloe arborescens*, die verhältnismäßig weniger Gel dafür aber mehr Blatthaut aufweist.

Es wird berichtet, daß einige Personen, die keinen Honig vertragen, diese Mischung ersatzweise auch mit Gemüsesaft zubereiten oder sogar mit Süßstoffen.

Einige Anwender legen großen Wert darauf, daß die Aloeblätter frühmorgens abgeschnitten werden und möglichst nach einigen Tagen ohne Regen.

Pater Romano Zago OFM, sowie auch alle anderen brasilianischen Naturheilbücher empfehlen eine jährliche Kur zur Vorbeugung gegen Krebs. Während dieser Kur werden 10 Tage lang, morgens, mittags und abends, jeweils 1 Eßlöffel dieser Aloe/Honig/Alkohol Mischung 15 Minuten vor den Mahlzeiten eingenommen. Einige machen diese Kur seit vielen Jahren sogar mehrmals pro Jahr.

Im Krankheitsfall Krebs oder AIDS werden ebenso diese 10-Tage-Kuren empfohlen, jedoch im Rhytmus von 10 Tagen Kur und 10 Tage Behandlungspause, usw. bis zur Heilung.

Aloe als Schmerzmittel

Heute erhielt ich wieder ein Schreiben, datiert vom 2. 2. 2000, dessen Inhalt ein typischer Beweis ist für die vielfältige Funktion der Aloe als Schmerzmittel. Es lautet wie folgt:

„Sehr geehrter Herr Peuser!
Heute mit meinen 80 Jahren schreibe ich Ihnen diesen Brief. Ich bin ein ehemaliger Offizier der Luftwaffe und war Jagdflieger. Bin im Oktober 1939 eingezogen worden. Als Jagdflieger wurde ich dreimal abgeschossen und dabei schwer verwundet. Danach war ich fluguntauglich und kam zu den Fallschirmspringern. Bis heute habe ich einen Granatsplitter von 5 cm in der Niere sowie mehrere Verletzungen im Unterleib. In meiner Heimatstadt Dresden habe ich meine ganze Familie beim Großangriff 1945 verloren und bin dann 1955 nach Brasilien ausgewandert. Um als Bauingenieur in Brasilien arbeiten zu dürfen, mußte ich mich naturalisieren lassen. Aus diesem Grund bekomme ich keine ärztliche Unterstützung aus Deutschland und nur eine kleine deutsche monatliche Rente von DM 1,50 (eine Mark und fünfzig Pfenninge) und eine brasilianische Rente von umgerechnet DM 625,00, so daß ich weder einen privaten Arzt, noch eine Krankenhausbehandlung bezahlen kann.
Seit 2 Jahren heile ich mich mit der Pflanze *Aloe vera,* um die täglichen Schmerzen meiner Kriegsverwundungen zu ertragen. Der Erfolg ist ein wahres Wunder, denn ich habe immer 7 bis 8 Wochen lang keine Schmerzen. Wenn die Schmerzen wieder auftreten, nehme ich aufs neue meine *Aloe vera* ein.
Gott sei Dank hatte ich vor zwei Jahren in der Deutschen Zeitung von São Paulo Ihren Bericht von dem Heilmittel und der Wunderpflanze *Aloe vera* gelesen und mich seit dieser Zeit behandelt und damit von meinen täglichen Schmerzen befreit. Sehr geehrter Herr Peuser, ich schreibe Ihnen nicht, um Propaganda zu machen, sondern um allen anderen, denen es genau so geht wie mir, eine Hilfe zu sein.
Mit freundlichen Grüßen Ihr Dipl. Ing. Günther G. Krause."

Einen gleichartigen typischen Bericht finden wir in BIO SPEZIAL 1/91 unter dem Titel „Die Alogen-Therapie (Injektionen mit biogen stimuliertem Aloe-Saft) kann die Rettung bringen". Der Vortragende Norbert Kuhn aus Waldbröl bei Bonn berichtete: „Krankheiten, die eigentlich Wochen und Monate zum Ausheilen benötigen, können in kurzer Zeit überwunden werden. Wunderbare Heilkräfte aus einem Aloe-Extrakt sind es, die Therapeuten neue Möglichkeiten in die Hand geben. Und mitunter gelingt es sogar, Schwerstkranken damit das Leben zu retten. ....Zu jener Zeit kam ein 56-jähriger leitender Angestellter zur Behandlung - weitgehend geschwächt, dabei unter starken Schmerzen leidend. Ein Nierentumor, trotz jahrelanger konventioneller Krebsbehandlung mit Bestrahlung und Chemotherapeutika, hatte aus diesem Manne in der eigentlichen Blütezeit seines Lebens ein Wrack gemacht. Das ärztliche Urteil: kaum noch lebensfähig. Die Blutuntersuchung bestätigte: nur noch 1800 Leukozyten - gegenüber 6000 bis 8000 eines normal-gesunden Menschen. In dieser Situation, in der für den Todkranken nichts mehr zu verlieren war, wandte Norbert Kuhn die Alogen-Therapie an. Sein Patient erhielt fünf Spritzen mit dem aufbereiteten *Aloe capensis*-Extrakt." (Für diese Behandlungsart sind auch die Kap-Aloe, die *Aloe arborescens* Miller, Socotra-, Natal- und Uganda-Aloe zugelassen, da sie alle Aloiside enthalten, die als Bestandteil des Wirkungskomplexes der biogenen Stimulatoren unerläßlich sind.) „Innerhalb von zehn Tagen geschah ein kleines Wunder. Das Blutbild zeigte nun 3800 bis 4000 Leukozyten. Norbert Kuhn erhielt so einen wichtigen Hinweis und Beweis für die besondere Wirkkraft der Alogen-Therapie: Das Immunsystem wird angeregt, aktiviert und gestärkt. Was das für einen leidenden Menschen bedeutet, erfuhr der tumorkranke Mann am eigen Leib: Zwar war die Zerstörungsarbeit des Krebses zu weit fortgeschritten, um noch eine Heilung zu erzielen, doch verbrachte der Patient dank der Alogen-Therapie die folgenden Monate schmerz- und weitgehend beschwerdefrei. Mehr noch: Er fühlte sich sogar soweit gestärkt, daß er wieder arbeiten konnte."

Ein anderer, wiederum erschütternder Fall demonstrierte Norbert Kuhn über die Alogen-Therapie nach Wolfgang Wirth: „Eine 37jährige Frau suchte ihn auf. Sie litt unter starken stichartigen Rückenschmerzen im rechten Schulterbereich. Jahrelange Behandlungen, Schmerzmittel, Psychopharmaka, Psychotherapie hatten keinen Erfolg, nicht einmal eine Linderung gebracht. Begleitet war das Leiden von nervöser Unruhe, Verdauungsbeschwerden und weiteren Störungen. Der Heilpraktiker kam einem schweren psychischen Trauma auf die Spur. Vier Jahre zuvor war die zehnjährige Tochter der Patientin ermordet worden, durch Stiche in den Rücken. Der grausame Anblick - die Frau war von den Polizeibeamten zur Identifizierung ihrer Tochter zum Tatort gebracht worden - hatte sich wie die tödlichen Stiche tief in ihre Seele gebohrt.

Norbert Kuhn behandelte auch diesen Fall mit Alogen-Injektionen. Schon vier Tage nach der ersten Anwendung berichtete die Frau über eine deutliche Linderung ihrer Schmerzen. Nach fünf Behandlungen waren die Schmerzen vollständig verschwunden. Das Allgemeinbefinden konnte jetzt als gut beurteilt werden. In der Folgezeit berichtete die Frau dem Heilpraktiker von einem weiteren, überraschenden Effekt. Von Jugend an hatte sie unter Kurzsichtigkeit gelitten und war Brillenträgerin. Seit der Injektionsbehandlung benötigt sie tagsüber die Brille nicht mehr."

Ein anderer Fall, bereits in einem vorangegangenem Bericht ausführlich geschildert, war der eines Familienangehörigen von mir. Robert war nach sieben Jahren Behandlung in der Endphase des Prostatakrebses, die Knochen wurden bereits angegriffen, und er wagte sich vor Schmerzen nicht mehr im Bett zu bewegen, so daß er sich wundlag. Nur mit Morphium konnten seine furchtbaren Schmerzen gemildert werden. Als der Arzt ihm nur noch wenige Tage zu leben gab, erhielt er täglich drei mal je einen Eßlöffel des Gemisches aus Aloe/Honig/Alkohol und war sofort vollkommen schmerzfrei, so daß er kein Morphium mehr benötigte. Der Pfleger konnte sogar direkt neben den Wunden des Wundliegens drücken, ohne daß Robert einen Schmerz spürte. Vorher war der leichteste Kontakt an diesen Stellen mit riesigen Schmerzen verbunden. Robert erholte sich wieder sehr gut, sein Stuhlgang verlief normal, er konnte wieder normal essen und nahm aktiv am Familienleben teil.

1-1,8 Millionen Deutsche leiden an Fibromyalgie

Rund 80% der Menschen leiden hin und wieder an Schmerzen im Bereich der Muskeln, Gelenke oder Knochen. Leider gibt es aber auch Erkrankungen des rheumatischen Formenkreises, die chronisch und sehr schmerzhaft verlaufen können. Eine dieser chronischen Formen ist die Fibromyalgie, auch als Generalisierte Tendomyapathie bezeichnet.

Obwohl so viele Menschen betroffen sind, ist das Krankheitsbild noch nicht sehr bekannt. Auch ist die Diagnose nicht ganz so leicht wie bei anderen Erkrankungen. Hatten früher viele Ärzte den Eindruck, bei den Fibromyalgie-Patienten handele es sich nur um "nörgelige Psychos", wird dies durch neue Erkenntnisse klar widerlegt. Bis heute gibt es noch keine exakten Diagnosemöglichkeiten, die durch Laboruntersuchungen, Röntgenbilder o.ä. unterstützt sind. Um die Fibromyalgie zu erkennen, bedarf es einer möglichst genauen Befragung des Patienten durch den Arzt, der außerdem noch über einige Erfahrungen auf diesem Gebiet verfügen sollte. Die Hochschulmedizin hat achtzehn Schmerzpunkte am menschlichen Körper festgelegt. Wenn bei mindestens elf dieser Punkte bei bestimmter Druckausübung Schmerzen verspürt werden, ist die Diagnose: Fibromyalgie.

Die Hochschulmedizin rätselt bisher noch über die exakten Ursachen der Schmerzen und verfügt auch über keine genauen Therapievorschläge. Essentiell ist es, Betroffene vor falschen Therapien zu bewahren.

Fibromyalgie-Patienten werden beispielsweise wesentlich häufiger als Gesunde oder Patienten mit chronisch entzündlichen Erkrankungen gynäkologisch operiert - klar, wenn's überall weh tut, kann auch der Bauch schmerzen. Auch bei bekannter Diagnose wird häufig überflüssig operiert: besonders Handgelenke (Karpaltunnel-Syndrom), Ellbogen, Knie und Bandscheiben. Auch medikamentös läuft einiges schief. Über 40% der Betroffenen schlucken Antirheumatika (die wirken nicht, da schließlich keine Entzündung vorliegt). Nicht ratsam sind auch einfache sowie starke Schmerzmittel. Die einzig wirksame hochschulmedizinische medikamentöse Therapie erfolgt mit Antidepressiva.

Eine Anzahl meiner Leser, die an Fibromyalgie litten, berichteten mir von überraschenden vollkommenen Heilungen von diesem Übel, nachdem sie die Aloe anwandten nach der Formel von Pater Romano Zago OFM, genau wie in diesem Buch beschrieben. Diese Heilungsberichte verstärken zusätzlich meine Hypothese von der Wirkung der Aloe.

Im Falle der Fibromyalgie muß man sich die Ursachen und die Heilung wie folgt erklären. Bei den Fibromyalgie-Patienten haben sich die 150.000 km Kapillaren zusammengezogen. Beim Zusammenziehen verringern sich auch die Öffnungen der Kapillaren, so daß der Stoffwechselmüll nicht mehr durch diese Kapillarenöffnungen abtransportiert werden kann. So lagert sich der Stoffwechselmüll und die sich formenden Mikrokristalle zwischen den Zellen an und beeinträchtigen besonders bei den Muskeln deren Elastizität, da die Zwischenräume der Zellen gefüllt sind und sich dadurch Steifigkeit bzw. Schmerzen bei jeder Bewegung zu spüren sind. Ähnliches kann man auch vergleichsweise beim Stahl beobachten. Die Stahlstruktur besteht aus Kristallen (ähnlich gruppiert wie Körperzellen). Zwischen den Kristallen befinden sich leere Räume, so daß diese Kristalle sich flexibel jeder Bewegung (z.B. eine Stahlfeder) anpassen können. Wenn z.B. das kleinste Atom, der Wasserstoff, beim Beizen des Stahls in diese leeren Räume zwischen den Kristallen eindringt und diese füllt, spricht man von einer Wasserstoffversprödung. Dann bricht sogar der Federstahl beim Biegen spröde wie Glas. Dieser Vergleich demonstriert gut die Fibromyalgie-Symptome.

Wenn nun der Fibromyalgie-Patient von der Aloe Gebrauch macht, erweitern sich seine Kapillaren wieder zum normalen und gesunden Durchmesser. Die Kapillarenlöcher werden durch diese Erweiterung ebenfalls vergrößert, und der angestaute Stoffwechselmüll kann dann dadurch wieder frei abfließen. Die Zellzwischenräume werden geleert, wodurch die Muskelzellen wieder ihre Flexibilitat zurückgewinnen und schmerzfrei bei den Bewegungen werden. Den Berichten zufolge könnten vermutlich alle Fibromyalgie-Patienten, deren Krankheitsursache eine Kapillarenquerschnittsverminderung ist, und die auf Aloe ansprechen, ganz hervorragend mit der Aloe geheilt werden.

Aloe gegen Juckreiz und für die Hautpflege

Eines der großen Übel, die das Wohlbefinden des Menschen stören, ist der Juckreiz. Das kann von Insektenstichen und -bissen kommen, vom *Trichophyton rubrum* (Fußpilz), unter dem 16 Millionen Paar Füße in Deutschland leiden, von Schuppenflechte (Psoriasis), Seborrheia der Kopfhaut, Akne, bestimmten Allergien und Sonnenbrand. Wer sich davon befreien kann, fühlt sich danach wie neugeboren. Hier leistet die *Aloe vera* die wahrscheinlich besten Dienste und beweist ein weiteres Mal, daß sie die Kaiserin der Heilpflanzen ist.

Kürzlich konnten meine Frau und ich wieder einmal persönliche Erfahrungen sammeln. Meine Frau erlitt bei einem Halt im Stau auf der Autobahn, in der noch unberührten Natur im Gebirge vor Santos, einen Stich von einer Kriebelmücke (*Simulium pertinax*, Bras.:Borrachudo), ein stecknadelgroßes Insekt, welches für Wochen und Monate einen Juckreiz hinterläßt. Die sofort beginnende juckende Mikrowunde wurde von meiner Frau Mechtild mit *Aloe vera* benetzt, und in der gleichen Sekunde hörte der Juckreiz auf und ist bis heute nicht wieder erschienen.

Ich selbst hatte unter der rechten Fußsohle einen kräftig roten ca. 3 mm großen Punkt und unter der linken Fußsohle fünf Stück davon. Diese juckten schon seit Monaten. Ich hatte gleiches schon einmal gehabt vor ca. fünf Jahren, und der Juckreiz konnte damals mit ärztlicher Behandlung durch Fußbäder mit Kaliumpermanganat und verschiedenen Salben und Pudern innerhalb von drei Wochen beseitigt werden. Nun wollte ich diesmal einen Versuch mit *Aloe vera* machen. Ich schnitt ein Stück *Aloe vera* -Blatt ab und bestrich mit dem Blattinneren diese juckenden Stellen unter der Fußsohle. Fast unglaublich, in der gleichen Sekunde war der Juckreiz weg, obwohl diese juckenden Punkte sehr tief unter der Haut lagen. Ich habe diese Punkte in den folgenden Tagen noch verschiedene Male mit dem Blattinneren der *Aloe vera* bestrichen und sogar an einigen Tagen nicht, da es nicht mehr juckte und ich mich nicht mehr daran erinnerte. Vierzehn Tage sind inzwischen vergangen. Die rechte Fußsohle zeigt nichts mehr von dem tiefsitzenden Punkt, und auf der linken Fußsohle ist nur noch ein schwacher hellbräunlicher Schimmer zu sehen, wo vorher die markanten roten Punkte waren. Es war eine wahre Wohltat, von diesem Juckreiz befreit zu werden, und ich fühlte mich danach wirklich wie neu geboren.

Prof. Dr. med. Marthinus C. Botha, Emeritus am Groote-Schur-Hospital in Kapstadt in Südafrika schreibt:„Noch gibt es nicht viele streng wissenschaftliche Studien zu den Heilwirkungen der *Aloe vera*. Doch ist in der

Zeitschrift 'Tropical Medicine and International Health' 1996 eine größere, doppelblinde, placebokontrollierte Studie publiziert worden, in der mehrere Autoren aus Schweden, den USA und Pakistan den therapeutischen Effekt von *Aloe vera* in einer hydrophilen Creme bei Psoriasis-Kranken untersuchten und auch nachwiesen. Im gleichen Jahr erschien eine tierexperimentelle Arbeit im "Journal of alternative and complementary Medicine", in der auf den positiven Effekt von *Aloe vera* -Extrakten auf die Wundheilung hingewiesen wurde.

Japanische Forscher bemühten sich in mehreren grundlegenden Arbeiten um die Analyse der Inhaltstoffe der *Aloe vera* -Pflanze. Zu den mehr als 160 (inzwischen über 300! Anm. des Aut.) bekannten Inhaltsstoffen der *Aloe vera* gehören das Mucopolysaccharid Acemannan, das in allen Zellmembranen des Menschen vorkommt, Anthraquinone, lektinartige Substanzen, Peptide mit wachstumsfaktorähnlichen Wirkungen, Saponine, Antimutagene, Glykane und zahlreiche Enzyme, Vitamine und Mineralien. Auch hier besteht noch ein großer Forschungsbedarf bezüglich der Struktur vieler Inhaltstoffe und deren Beitrag an den kaum bezweifelbaren Wirkungen von *Aloe vera* -Extrakten.

Im Gegensatz zur *Aloe vera* als Forschungsgegenstand hat die *Aloe vera* als "Schönheitsmittel" in Form von Gels, Cremes und Lotionen schon lange Eingang in die kosmetische Hautpflege gefunden. Hier hat die *Aloe vera* sogar eine sehr lange Geschichte. Die ägyptischen Königinnen Nofretete und Cleopatra haben, so lautet zumindest die Überlieferung, das gallertartige Innere der Blätter täglich direkt auf den gereinigten Körper gestrichen und zusammen mit Ölen als feuchtigkeitspendende Emulsion verwendet. Heute gibt es Kosmetikfirmen, die *Aloe vera* -Extrakte und *Aloe vera* -Gels in kompletten Kosmetikserien vertreiben. Man weiß auch inzwischen, daß frisches *Aloe vera* -Gel bis zur Keimschicht der Haut vordringt."

Bob Hayward schreibt in seinem Bericht „The 'Wonder Drug' Challenge", daß der auf die Haut aufgetragene *Aloe vera* -Gel die Kapillaren um 35% erweitert, die Blutversorgung der Hautschäden verbessert und dadurch die Heilung enorm beschleunigt. Eine Forschung von Dr. Faith Strickland berichtet, daß die äußerliche Anwendung von *Aloe vera* -Gel nicht nur den Sonnenbrand heilt, sondern auch das vom Sonnenbrand zerstörte Immunsystem der Haut restauriert.

1981 startete die Universität von Chicago eine Versuchsreihe mit Patienten mit Frostbeulen dritten Grades. Alle 44 Patienten, bis auf eine Ausnahme, wurden rasch geheilt durch Auftragen von *Aloe vera* -Gel alle sechs Stunden und Aspirin-Gabe alle vier Stunden. Es verblieben keine Spuren der Frostbeulen auf der Haut. Dr. Martin Robson zeigte sich sehr begeistert von den Ergebnissen und wollte diese Versuchsreihen sofort weiter ausbauen, fand aber wie er sagte, unglücklicherweise (unglücklicherweise ?) keine Patienten mehr mit Frostbeulen, da die folgenden Winter zu milde waren.

1990, machte J.E. Fulton, Jr. vom Akne Research Institute Vergleichsversuche bei frischen Post-Dermabrasions-Wunden. Die eine Hälfte jeder Wunde wurde nur mit dem üblichem Polyäthylenoxid-Gel behandelt und die andere Hälfte mit einer Mischung aus Polyäthylenoxid-Gel und *Aloe vera* -Gel. Die Wundheilung auf der Seite der *Aloe vera* -Mischung, war 72 Stunden schneller erfolgt.

Aloe als Hautschutz bei der Strahlentherapie

Steven R. Schechter, N.D., berichtet in einem Forschungsbericht über die Heilung der verletzten Haut bei 260 Patienten, die der Strahlentherapie unterzogen wurden. Alle, die anschließend die Haut mit *Aloe vera* -Gel behandelt bekamen, erbrachten eine weit bessere Heilung, als diejenigen, bei denen die traditionellen synthetischen Präparate angewandt wurden. *Aloe vera* beschleunigte die Wiederherstellung der zerstörten Zellen und unterband andere dermathologische Probleme.

H.R. McDaniel, M.D., Pathologist und Forscher am Dallas-Fort Worth Medical Center schreibt: „Wir sind gewöhnt, in diesem Land (USA) die jeweiligen Medikamente nur für einen spezifischen Zweck zu gebrauchen. Auf diese Weise nehmen wir Aspirin oder eine der geklonten Nachahmungen, für Kopfschmerzen, aber nicht für Herzklopfen oder Verstopfungen. Im Gegensatz dazu hat die *Aloe vera* ein überbreites Spektrum von Heilsubstanzen, die ungewöhnlich auf derartig viele verschiedene Krankheitsbilder zugleich einwirken."

Aloe in der Wundbehandlung

Wir denken bei *Aloe vera* zuerst an ihre hervorragende Heilkraft bei Wunden. Aber dies ist nicht ihr Hauptzweck. *Aloe vera* wirkt auch als Betäubungsmittel, so daß zuerst einmal der Schmerz gemildert werden kann. Dann tötet *Aloe vera* die Bakterien an der wunden Stelle und dringt gleich tief in die Haut ein und stimuliert die Blutzirkulation in der verletzten Umgebung, vermindert dabei Entzündungsgefahr, regt die Bildung neuer Gewebe an, löst die toten Gewebepartikelchen auf und absorbiert sie, so daß die Wunde ungehindert und schnellsten heilen kann (ich weiß, daß dies fast unvorstellbar ist). Und das ist nur eine der Eigenschaften, über die die *Aloe vera* verfügt.

Während wir diese verschiedenen Heilkräfte dieser Pflanze auflisten und langsam beginnen zu verstehen, was sie alles bewerkstelligen kann, sollten wir uns auch in Erinnerung rufen, daß die *Aloe vera* bei einem Krankheitsfall sehr große Wirkungskräfte einbringen kann durch ihre breitgefächerten Fähigkeiten. Sie ist im Gegensatz zu Medikamenten, die jeweils ein isoliertes Symptom solo behandeln sollen, ein wahres Orchester.

Zusammenfassend kann gesagt werden, daß die *Aloe vera* gut für die Vernarbung ist, für die Geweberegenerierung und gegen die Geschwürbildung. *Aloe vera* beugt Hautischämie vor, heilt Dermatitis verursacht durch Brandwunden aller Art (Sonnenbrand, chemische Brandwunden, Brandwunden durch Bestrahlung, Extremkälte, Elektrizität usw) und Nekrose. *Aloe vera* beschleunigt auch die Heilprozesse, indem sie die Tätigkeit der Bakterien verringert. Sie hat auch eine Anti-Ageing-Wirkung, denn durch die Erhöhung der Kollagen- und Elastinfasersynthese, stellt die *Aloe vera* das Regenerierungs-Degenerierungs-Gleichgewicht der Haut wieder her. *Aloe vera* verringert die Schmerzen und den Juckreiz und hemmt die Melaninbildung, so daß sie die Erscheinung von Hautflecken dank ihres Tyrosinasengehaltes vermeidet. Zugleich beschleunigt sie die Regenerierung des Zellgewebes und dies alles, weil frisches *Aloe vera* -Gel schnell bis zur Keimschicht der Haut vordringt und so die fast unglaublich erscheinenden Heilwirkungen ausüben kann.

Ein besseres und kompletteres Hautpflege- und Heilmittel findet man nirgends auf dieser Erde als im *Aloe vera* -Gel, das uns die Kaiserin der Heilpflanzen, die *Aloe vera*, natürlich spendet.

Aloe vera hat stets bewiesen, daß sie sehr effektiv in der Heilung von Sonnenbrand, der chemischen- und radioaktiven sowie Roentgenstrahlen-Verbrennungen ist und ebenso bei Hautverletzungen durch scharfen Wind, Entzündungen der Haut und Schnittverletzungen beim Rasieren typische Einsatzgebiete hat. Dazu gehören auch noch Abschürfungen, das Wundliegen, Blasen auf der Hautoberfläche, auch die durch Fieber verursachten, Quetschungen, Schnittwunden, ausgetrocknete Haut, Ekzeme, Hitzeausschlag, Herpes, Insektenstiche, kleine Narben, Entzündungen durch giftiges Efeu und Eiche, Brennesseln und Wunden insgesammt.

Aloe vera ist auch in die Literatur eingegangen als Antipruritikum. Ein vornehmes Wort, welches bedeutet: „Hört auf zu jucken und man braucht nicht mehr zu kratzen". Die Forscher vermuten, daß die *Aloe vera* das Jucken kontrolliert, indem sie die histaminen Reaktionen bei Insektenstichen und -bissen, sowie die körperliche Reaktion gegen giftiges Efeu, Eiche und Brennesseln inibiert.

1994 führte Kathleen Shupe-Ricksecker, eine Assistentin von einem Professor für Biologie an der Universität von Dallas, verschiedene Serien von in-vitro-Versuchen durch, um die Wirkungsweise von *Aloe vera* gegen die vier wichtigsten Krankheitsbakterien festzustellen.

Streptococcus pyogenes - eine parasitäre Bakterie, die viele ernste Krankheiten verursacht.
Staphylococcus aureus - eine runde Bakterie, die Eiter erzeugt bei Verbrennungen, Abszessen usw.
Pseudomonas aeruginosa - aus der Familie von short rod-shaped pathogenic Bakterien.
Escherichia coli - eine sehr kräftige Bakterie, die sich hauptsächlich am Darmausgang von allen Säugetieren befindet.

Frau Dr. Shupe beobachtete, daß alle diese Mikroorganismen innerhalb von 24 Stunden abgetötet werden konnten mit hohem Einsatz von *Aloe vera*. 1970 entdeckten Simms und Zimmermann, daß die *Aloe vera* hervorragend gegen Fußpilze wirkt, die für die sogenannten "Athleten-Füße" verantwortlich sind und für die sogenannten Ringwürmer in den Fußnägeln. Im gleichen Jahr erzielten sie auch hervorragende Ergebnisse mit der *Aloe vera* bei der Behandlung von *Herpes simplex* und *Herpes zoster*. In weiteren späteren Versuchen bewiesen sie die weitgestreute Abwehrkraft der *Aloe vera* unter anderem auch gegen Salmonellen, *Candida albicans*, Measles, AIDS-Virus sowie *Trichomonas vaginalis,* die eine der gefürchtetsten vaginalen Infektionen verursacht.

Aloe heilt Fußpilz und kann diese Seuche eindämmen

Der oben erwähnte Fußpilz scheint in eine Seuche überzugehen. In der Zeitschrift DER SPIEGEL, Ausgabe 1/2000 S.142-144 lesen wir unter der Überschrift "Das verpilzte Volk" des Autors Marco Evers: „Unter den Deutschen breitet sich eine aggressive Form von Fußpilz aus. Bei jedem Fünften jucken und bluten bisweilen die Sohlen. Kaum einer weiß, wie man sich schützen kann. Viele Ärzte tun sich noch immer schwer mit der Behandlung des Leidens". Weiter schreibt DER SPIEGEL: „Wer fest entschlossen ist, sein Leben ohne Fußpilz zu fristen, der muß sich Folgendes einbläuen: Zu meiden sind Sprungbretter, Saunen und Moscheen. Gefahr droht von Soldaten, Bergleuten und Skifahrern. Und das Wichtigste ist: Finger und Füße weg von Fußdesinfektionsanlagen.

Generationen von Deutschen haben diese einfachen Regeln mißachtet. Die Folge: Das Volk ist verpilzt. Jeder fünfte Bürger muß sich seine Füße mit '*Trichophyton rubrum*' teilen, ein fieses Kleinstlebewesen, das so zählebig und hartnäckig ist wie ein Kampfhund. Allein in Deutschland sind etwa 16 Millionen Paar Füße zwischen den Zehen oder gar auf ganzer Sohle gerötet. Sie stinken, jucken, schuppen, bilden Bläschen und bluten bisweilen. Bei zehn Millionen Pilz-Trägern hat der hochinfektiöse Mikroorganismus mehr angerichtet als nur ein peinliches Hygieneproblem: Er ist unter die Fußnägel gekrochen, hat sie verfärbt und verkrümmt - so sehr, daß manche Nagelpilz-Opfer nicht mehr in ihre Schuhe passen und kaum noch ohne Schmerz laufen können. Der Fußpilz verbreitet sich rasant in Deutschland. Das gelingt ihm, weil trotz verbreiteter Fußpilz-Furcht kaum ein Mensch wirklich weiß, wie er sich zu schützen vermag. 'In Sachen Fußpilz', sagt der Mediziner und Fußpilz-Forscher Hans-Jürgen Tietz von der Berliner Charité, 'herrscht Bildungsnotstand'.

Seit Jahrzehnten glauben die meisten Deutschen an Fußdesinfektionsanlagen. Ob im Schwimmbad oder in der Sauna: Ein Paar Spritzer aus einem kühlen Chemiecocktail sollen den Pilz in Sekundenschnelle vernichten. Frohgemut laufen infizierte und nicht infizierte Badegäste barfuß zur Desinfektionsanlage - ein Verhängnis, wie sich gezeigt hat. Diese Anlagen sind in Wahrheit ein Produkt gut gemeinten Irrsinns. Fußdesinfektionssprays haben wahrscheinlich noch niemals auch nur einen Menschen vor Fußpilz bewahrt. 'Es gibt nicht einen einzigen Beleg für ihre Wirksamkeit', erklärt der Freiburger Hygieniker Franz Daschner.

Dafür haben diese Anlagen sehr viel getan für die Verbreitung der Erreger. Ihre Benutzer wähnen sich sicher, obwohl 'die Desinfektionsanlage eine der gefährlichsten Orte überhaupt ist', wie der Mediziner Tietz mahnt. Pro Schritt verlieren Verpilzte ca. 50 Hautschuppen, von denen jede einzelne infektiös ist. Fußdesinfektionsmittel können ihnen wenig anhaben. Um ihre Wirkung zu entfalten, benötigen die Chemikalien eine Einwirkzeit von mindestens fünf Minuten. Die Badegäste halten ihre Füße aber noch nicht einmal fünf Sekunden unter das Spray.

Gegen den Feind zu ihren Füßen führte die Bundeswehr erbittert Krieg. Sie errang einige Siege, etwa mit der Aufhebung der früheren Stiefel-Tauschpflicht. Als jeder Rekrut bei Aufnahme in die Armee fabrikneues

Schuhwerk bekam, ging auch *'Tinea pedis'* massiv zurück. Wie japanische Forscher berichten, steigt der Schweregrad der Erkrankung mit dem Dienstgrad und den Dienstjahren: Den Rekruten wächst der Pilz nur zwischen den Zehen, den Generälen zieht er schon die Fußnägel hoch.

Auch alle Bergleute haben Fußpilz. Er ist die zwangsläufige Folge des jahrelangen Arbeitens in schwitzigen Stiefeln. Opfer finden Fuß- und Nagelpilze vor allem unter Sportlern. Berufsskifahrer stecken stundenlang in undurchlüfteten feuchten Plastikschuhen. Marathonläufer weichen ihre Fußsohlen förmlich auf im eigenen Schweiß und bereiten dem Pilz so ein gemütliches weiches Bett. Besonders betroffen sind auch Fußballspieler. Sie ziehen sich oft kleine Wunden am Fuß zu, durch die der Pilz dann von der Sohle bis unter den Nagel kriecht. Pilze haben sogar Einfluß darauf, wer Champion wird: Mit dicken, verpilzten Fußnägeln können Spieler weder gut laufen noch siegen. Der Kampf gegen den Pilz ist daher ebenso wichtig wie das Training selbst.

Gläubige Muslime zum Beispiel können dem Pilz kaum entgehen. Vor dem Betreten der Moschee waschen sie sich mit den übrigen Gläubigen die Füße. Barfuß laufen sie dann in das Gotteshaus und hocken sich auf einen viel benutzten Gebetsteppich. Seine Fasern strotzen im Laufe der Zeit vor infektiösen Hautschuppen und Pilzsporen. Einer neueren südafrikanischen Studie zufolge sind 85 Prozent aller Moschee-Besucher in Durban infiziert.

Manche Ärzte tun sich zudem schwer in der Diagnose des eigentlichen alltäglichen Fußpilzes, weil sie zu sehr ihrem routinierten Ärzteblick vertrauen, sich aber scheuen, infizierte Haut unter dem Mikroskop zu betrachten. So hat sich ein 45-jähriger Berliner 15 Jahre lang gegen die Schuppenflechte behandeln lassen, die große Teile seiner Haut befallen hatte. Alle Therapien schlugen fehl. Das war nicht weiter verblüffend. Der Mann hat niemals Schuppenflechte gehabt. Er litt an *'Tinea corporis generalisata'*- Fußpilz am ganzen Leibe." (Soweit DER SPIEGEL-Berichterstatter Marco Evers).

Beim Fußpilz ist die *Aloe vera* eine wahre Wohltat. Man kann mit blattfrischem Gel direkt seine Füße behandeln oder aber auch die hochwertigen *Aloe vera* -Gels (mit überwiegendem Anteil von *Aloe vera* aus dem Blattinnerem) benutzen wie z.B. das Veraloe Gelatum (Cassiopéia) in Brasilien oder das Aloe Vera Gelly (Forever Living Products), Aloe Vera Gel puro 100% (M.aloe'S GbR), Aloelixir Gel (Aloelixir), Revitalisierungs-Gel (Pharmos und Veravita), Aloe Pura, Aloe Gel (99%) (Euro-Konzept), Aloe Vera Pflegegel (Santaverde), Aloe vera-Gel (Spinnrad) in Deutschland.

Revitalisierungs-Gel (Elisabeth Lugbauer/Österreich), Aloe Vera Gelly 99% (Naturkraftwerke/Schweiz). Diese Produkte sind ähnlich dem Blattinhalt der Aloe, jedoch noch praktischer verpackt als in der Blatthaut, in einer Tube mit Verschluß.

Aloe in homöopathischer Kommandogeber-Funktion

Viele Menschen verstehen die Wirksamkeit der homöopathischen Produkte nicht. Oft sind nur Spuren der Wirkstoffe vorhanden. Aber viele dieser Elemente in "homöopathischen" Mengen sind Kommandogeber, die im Körper Kommandofunktionen ausüben. Es gibt viele Dinge zwischen Himmel und Erde, die uns der Logik nach kaum verständlich sind. So schreibt z.B. Dr. Hans Nieper in seinem Buch "Revolution in Medizin und Gesundheit" zum Thema Homöopathie: „Schüttet man vor Hawaii oder vor Ostaustralien einige Becher Blut in den Ozean, so schießen die Haifische aus meilenweiter Distanz darauf zu. Oder: Sondert ein Waldschädling, beispielweise die Nonne, einen geschlechtsspezifischen Geruchsstoff ab, so fliegen die Geschlechtspartner dorthin, gleicherweise über eine Distanz von einem Kilometer.

Es ist ziemlich unwahrscheinlich, daß der Haifisch und die Nonne innerhalb von Sekundenschnelle chemisch-stofflichen Kontakt mit dem Blut oder dem Geruchsstoff haben. Und wenn dies entgegen aller Wahrscheinlichkeit der Fall gewesen wäre: Woher wüßten sie die Richtung, in welche sie streben sollten?

Die Medien im Raum, am ehesten vielleicht die Wasser-Dipole, müssen also ein Signal vermitteln, welches zwar durch einen definierten Stoff erzeugt wird, im weiteren Verlauf jedoch unabhängig davon wirkt.
Solange orthodoxe Mediziner, welche mit der Homöopathie im Clinch liegen, diese Phänomene nicht anerkennen, werden alle ihre Bemühungen, die Homöopathie zu verstehen, leider den Stempel eines hoffnungslosen naturwissenschaftlichen Dilettantismusses tragen."

Aloe in der Schönheitspflege

Die Verjüngung der Haut ist ein Teil des Traumes für „ewige Jugend". Leider gibt es die nicht, die ewige Jugend. Aber was es gibt ist die *Aloe vera*. Es gibt auf dieser Erde bisher kein Produkt, welches so erfolgreich zur Verjüngung der Haut beiträgt, wie sie. Wie wir bereits wissen, dringt der Gel der *Aloe vera* bis zur Hautwurzel durch und bewirkt eine Erweiterung der Kapillaren um 35%. Somit wird die Haut besser durchblutet und vermehrt mit Nährstoffen versorgt, wobei gleichzeitig auch der Stoffwechselmüll und die Giftstoffe leichter entsorgt werden können.

Diese großartige Möglichkeit das Gewebe zu durchdringen und die wichtigen Wirkstoffe und Heilmittel an die richtigen Stellen zu transportieren, in Verbindung mit der einmaligen Eigenschaft das Wachsen neuer Zellen um das achtfache zu beschleunigen, bescheinigt der *Aloe vera* ein wahres Wundermittel für die Verjüngung der Haut zu sein. Wiederum beweist die Kaiserin der Heilpflanzen, daß sie über allen anderen Heilpflanzen steht.

In einer Studie, die von Bill Coats alleine gesponsert wurde, bewertete Dr. Peter Pugliese, ein Dermatologe aus Pennsylvania, ein stabilisiertes *Aloe vera* -Gel mit einem Zusatz von 10% Glykolsäure exfoliant (alphahydroxy) bei einer Versuchsreihe an fünf freiwilligen Frauen zwischen 50 und 55 Jahren. Hierbei kam er zu folgenden Ergebnissen:

1. Die Haut wurde heller.
2. Die allgemeine Hauttönung zeigte eine Verbesserung innerhalb von vier Wochen. Die Hautfarbe wurde gleichmäßiger. Stellen, an denen Entfärbungen bestanden, verschwanden langsam oder wurden schwächer sichtbar.
3. Die Haut wurde bemerkenswert weicher, was schon nach einer Woche zu spüren war.
4, Die Haut schien für längere Zeit feuchter zu sein.
5. Die Elastizität der Haut verbesserte sich um 20%.
6. Um 28% verbesserten sich die trockenen Hautlinien.
7. Die Ölschichtbildung auf der Haut nahm ab.

Gute Erfahrungen werden mit Aloe-Fußbädern gemacht haben. Besonders die Fußsohle ist oft verhornt, und es fehlt die richtige Blutversorgung bis in die äußersten Hautschichten. Dadurch verhornen diese Hautschichten und sterben sogar teilweise ab, wodurch es oft zu Juckreiz kommt, der sogar zu unangenehmen schlaflosen Nächten führen kann.

In diesen Fällen nimmt man ein Blatt einer *Aloe vera* L. oder *Aloe arborescens* Miller, schneidet die Dornen an den Blattkanten ab, zerteilt dieses Blatt dann in Stücke und gibt diese in ein Küchenmixgerät, zusammen mit Wasser (doppelte bis zehnfache Wassermenge). Einige Anwender ziehen das Fußbad aus dem Aloeblatt ohne Blatthaut vor. Die dabei gewonnene Flüssigkeit ist hell und klar und enthält dann keine festen, eventuell störenden Partikelchen der Blatthaut, was einige Anwender angenehmer empfinden. Man kann auch das fertige Vitalgetränk der Aloe benutzen, welches die zahlreichen Aloe-Firmen zum Trinken anbieten. Jedoch sollte nur der Aloesaft genommen werden, der lediglich aus frischem Aloe-Gel gewonnen wurde.

Regelmäßige Aloe-Fußbäder sind wie ein Jungbrunnen, der Juckreiz verschwindet und die Haut wird wie neu. Viel erzählt wird auch die Geschichte eine texanischen Millionärs, der regelmäßig in purem Aloesaft badete und sein körperliches Wohlbefinden darauf zurückführte.

Aloe, eine Wohltat bei Schuppenflechte

Eine Familienangehörige von mir litt seit Mitte der 50er Jahre an der Schuppenflechte (Psoriasis), und ich konnte mit eigenen Augen durch Jahrzehnte hindurch miterleben, mit wievielen Behandlungsformen die Ärzte versuchten, dieses Leiden zu stoppen. Alle der Hochschulmedizin bekannten Verfahren wurden sicherlich innerhalb der letzten 45 Jahre angewandt, die meisten davon ohne Erfolg, einige mit geringen Ergebnissen, andere fast eine Heilung, so z.B. auch durch eine Krankenhausinternierung. Aber es gab nie eine komplette Gesundung. Die Krankheit kam auch bei diesen fast erfolgreichen Therapien nach kurzer Zeit mit voller Kraft zurück. Nachdem ich in der Aloe-Literatur derartig viele Heilungsberichte finden konnte, wurde zuletzt in meiner Familie auch einmal ein Versuch mit dem Vitalgetränk der Aloe gemacht. Wunschgemäß sandte ich von Brasilien aus einige Flaschen der Aloe-Zubereitung nach der Formel von Pater Romano Zago OFM sowie einige Tuben Aloe-Gel nach Deutschland. Der Saft wurde im 10 Tages-Rhytmus genommen mit 10 Tagespause, morgens, mittags und abends, jeweils 1 Eßlöffel voll 15 Minuten vor den Mahlzeiten. Der Aloe-Gel wurde auf die entsprechenden Hautflächen täglich 1 x aufgebracht.

Die Heilung begann sehr langsam, aber stetig und nach 9 Monaten wurde zum ersten Male das komplette Verschwinden der Schuppenflechte festgestellt. Die Aloe-Kur hatte in diesem Falle nicht nur die Hautschäden beseitigt, sondern sicherlich auch deren Ursache.

Man darf als Ursache der Psoriasis eine Verminderung des Durchmessers der Kapillaren annehmen, so daß die betroffenen Hautstellen ungenügend durch die Kapillaren mit Sauerstoff und den Nährstoffen versorgt werden. Die Aloe bewirkt die Erweiterung der Kapillaren auf den normalen und gesunden Durchmesser, so daß dadurch wieder die Versorgung der betroffenen Hautpartien sichergestellt ist.

Als Nebenwirkung bei dieser Aloe-Kur trat noch etwas Interessantes auf. Die Person hatte stets nur dünnes und schwaches Haar. Inzwischen hat sie kräftiges und volles Haar bekommen und ist ganz glücklich darüber. Dieser Umstand beweist zusätzlich, daß Kapillaren, die wieder ihren normalen und gesunden Durchmesser zurückgewinnen, auch die Haare besser mit Nährstoffen versorgen, wodurch sie sichtbar gekräftigt werden.

Aloe mildert die Nebenwirkungen der Strahlentherapie

In Brasilien gab es 1999 261.900 neue Krebsfälle, 23% mehr als vor 20 Jahren, und 104.200 Patienten starben daran (Brasilien hat derzeitig doppelt soviel Einwohner wie Deutschland, jedoch sind 50% der Bevölkerung unter 21 Jahre alt). Der Krebs steht an dritter Stelle der Todesursachen mit 11,38%. In Deutschland erkranken pro Jahr rund 300.000 Menschen an Krebs, und etwa jeder Fünfte stirbt an einer Tumorerkrankung. Für die Behandlung von Krebserkrankungen gibt es vier grundsätzliche Therapieverfahren der Hochschulmedizin. Zu den lokalen Verfahren gehören die chirurgische Tumorresektion (Operation) und die Strahlentherapie. Bei beiden Therapiemöglichleiten bilden der Tumor und die umliegenden Lymphknoten das Hauptangriffsgebiet für die Therapie. Bei der zytostatischen Chemotherapie und der Hormontherapie wird durch Aufnahme eines Medikamentes die Tumorzellenvermehrung in allen Organen des Körpers gehemmt, allerdings auch der gesamte Körper von diesen Substanzen durchflutet, ohne Unterscheidung von Tumorzellen oder Normalgewebe.

Anwendung der Strahlentherapie

Die moderne Strahlentherapie bzw. Radioonkologie ist eine tragende Säule der Krebstherapie. Etwa 45 % aller Krebserkrankungen können heute, lt. Prof. Dr. Michael Molls (vom Klinikum rechts der Isar in München), geheilt werden. Von den geheilten Personen (Personen, die je nach Tumorerkrankung fünf oder zehn Jahre nach der Therapie keinen Tumorrückfall entwickelt haben) haben 70 % im Rahmen der primären, auf Heilung abzielenden Behandlung eine Strahlentherapie entweder als alleinige Behandlungsform oder in Kombination mit einem operativen Eingriff oder einer Chemotherapie erhalten. Die alleinige Chemotherapie spielt in der kurativen Tumortherapie eine wesentlich geringere Rolle als die Strahlentherapie.

Eine Strahlentherapie ist vergleichbar mit einem chirurgischen Eingriff. Der Strahl des Strahlentherapeuten findet seine Entsprechung im "Stahl" des Chirurgen. Die Strahlentherapie stellt, ebenso wie die Chirurgie, eine lokale Therapiemaßnahme dar, welche sich hinsichtlich der Wirkung und möglicher Nebenwirkung auf die behandelte Körperregion beschränkt und sich damit von einer systemischen Therapie (z.B. medikamentöse Therapie) unterscheidet. In der Tumortherapie wird unabhängig vom Therapieprinzip (Strahlentherapie, Chirurgie, Chemotherapie) grundsätzlich zwischen einem kurativen (auf Heilung ausgerichteten) und einem palliativen (auf

Beschwerdelinderung ausgerichteten) Therapieansatz unterschieden, wenn eine Heilung nicht mehr möglich ist.

Prof. Dr. Rolf-P. Müller schreibt für die Arbeitsgemeinschaft Radiologische Onkologie (ARO) in Bezug auf die Radioonkologie: etwa 55% aller Patienten kommen mit einer noch örtlich begrenzten Tumorerkrankung zur Therapie, hiervon können ca. zwei Drittel durch die lokalen Therapiemaßnahmen (Chirurgie und Strahlentherapie) geheilt werden. Die restlichen 45% kommen mit einer fortgeschrittenen, metastasierenden Erkrankung zur Behandlung. Von diesen Patienten erhalten etwa 70% in ihrem weiteren Krankheitsverlauf eine Strahlenbehandlung. Diese dient dann im wesentlichen der Bekämpfung von Schmerzen und anderen Symptomen, eine Ausheilung der Erkrankung ist in diesen fortgeschrittenen Krankheitsstadien nur in wenigen Fällen möglich.

Der Angriffsort der Bestrahlung ist die im Zellkern jeder Zelle befindliche DNA (Desoxyribonukleinsäure). Diese ist Träger der Erbinformation, die bei jeder Zellteilung an die Tochterzellen weitergegeben wird. Eine Bestrahlung führt zu einer Vielzahl an DNA-Schäden, die zum großen Teil von zelleigenen Enzymen repariert werden. Einige Schäden können aber nicht repariert werden, bzw. werden falsch repariert. Die Zelle führt dann noch 1-3 Teilungen durch, bevor sie ihre Teilungsfähigkeit irreversibel verliert. In weiteren Schritten werden die geschädigten Zellen aufgelöst und die dabei entstehenden Fragmente vom Immunsystem des Körpers abgebaut.

Die Wirkung einer Bestrahlung auf Krebsgewebe und auf normales gesundes Körpergewebe ist im Prinzip gleich. Auch im Reparaturvermögen von Tumor- und Normalzellen lassen sich keine Unterschiede nachweisen. Die im Vergleich zum gesunden Gewebe oft schlechtere Versorgung der Tumorzellen mit Nährstoffen und vor allem mit Sauerstoff hat aber zur Folge, daß in den dadurch entstehenden hypoxischen Tumorzellen einerseits die Reparatur von DNA-Schäden weniger effizient verläuft, aber andererseits wegen fehlender Sauerstoffsensibilisierung auch weniger Tumorzellen abgetötet werden. Eine therapeutische Wirkung kann durch Bestrahlung nur dann erzielt werden, wenn die Strahlendosis im Tumor deutlich höher als im Normalgewebe ist.

Bei der sog. fraktionierten Strahlentherapie wird nicht die gesamte zur Tumorvernichtung erforderliche Strahlendosis auf einmal appliziert, vielmehr erfolgt die Strahlenbehandlung in Form von vielen kleinen Portionen, den sog. Fraktionen. Die Dosisangabe erfolgt hierbei in Gy (Gray) (1Gy entspricht 100 rad). Üblichweise wird einmal täglich mit 1,8 - 2,0 Gy bestrahlt, an fünf Werktagen pro Woche. Die zur Bekämpfung einer Tumorerkrankung notwendige Gesamtdosis von 60-70 Gy führt somit in der Regel zu einer Gesamtbehandlung von 4-7 Wochen.

Nebenwirkungen der Strahlentherapie

Das optimale Schema dieser sog. fraktionierten perkutanen Strahlentherapie ergibt sich aus dem Verhältnis einer möglichst hohen Tumorvernichtungswahrscheinlichkeit im Vergleich zu den zu erwartenden Nebenwirkungen der Strahlentherapie. Diese können in Form von akuten Nebenwirkungen während der Strahlenbehandlung auftreten und sind dann meist reversibel. Monate bis Jahre nach der Strahlenbehandlung können chronische Strahlenfolgen auftreten, die in der Regel nur symptomatisch zu behandeln sind. Allgemein gilt, daß in jedem Körpergewebe sowohl akute als auch chronische Strahlennebenwirkungen auftreten können, wobei je nach Gewebe die eine oder andere Reaktion überwiegt.

Das Auftreten dieser Nebenwirkungen wird jedoch ganz erheblich durch die Gesamtstrahlenmenge und die Ausdehnung des Strahlenfeldes bestimmt, da grundsätzlich nur in den direkt bestrahlten Organen und Körperregionen Nebenwirkungen auftreten. Eine Ausnahme hiervon bildet eine sich am Anfang einer Strahlenbehandlung ggf. ausbildende Müdigkeit und Übelkeit, die wahrscheinlich durch die Überschwemmung des Körpers mit Zellabbauprodukten aus dem Tumor bewirkt wird.

Akute Strahlennebenwirkungen bestehen in der Regel zunächst in einer Hyperämie (vermehrten Durchblutung) und einem Ödem (Schwellung) in dem betroffenen Organ bzw. der Körperregion. Da während der Strahlenbehandlung auch die Zellteilung in Normalgeweben behindert wird, kommt es durch den reduzierten Nachschub zu einem Mangel an funktionstüchtigen Zellen eines Organs. Dieses wird daraufhin in seiner Funktion, je nach individueller Strahlenempfindlichkeit und verabreichter Strahlenmenge, mehr oder weniger stark eingeschränkt. Typische akute Nebenwirkungen sind die feuchte Epitheliolyse (Ablösung) des Epithels der Haut, die akute Schleimhautentzündung (Mukositis), der meist temporäre Funktionsverlust von Speichel- und Schweißdrüsen, der Durchfall (Diarrhoe) durch Zellverlust in Dünn- und Dickdarm, Störungen der Blutbildung im Knochenmark mit Mangel an weißen Blutkörperchen (Leukopenie), akute Harnblasenentzündungen (Cystitis) sowie eine Hirnschwellung (Hirnödem).

Die späten, chronischen Nebenwirkungen treten mit einer Häufigkeit von 5 -11 % in den jeweils bestrahlten Organen auf. Hier kommt es relativ einheitlich zu einer Bindegewebsvermehrung (Fibrose), zu einem dauerhaften Verlust von funktionsfähigen Organzellen (Atrophie), zu einer Verödung der versorgenden kapillären Blutgefäße mit Erweiterung der vorangehenden kleinen Arterien und Venen (Teleangiektasien) sowie zu damit verbundenen Funktionseinbußen des Organs. Typische chronische Nebenwirkungen sind in wenigen Fällen die Strahlenfibrose der Lunge, der strahleninduzierte Darmverschluß (Ileus) sowie Verhärtungen des Unterhautfettgewebes, des Bindegewebes und der Muskulatur.

Prof. Dr. Michael Molls, Spezialist für die Neutronentherapie am Forschungsreaktor in Garching berichtet, daß jede wirksame Therapie auch das Risiko von Nebenwirkungen birgt. Dies trifft auch für die Behandlung mit Neutronen zu. Nebenwirkungen hängen unter anderem auch mit der individuellen Biologie des Patienten zusammen. Im Falle der Neutronentherapie bei rezidivierten Mammakarzinomen bestanden die häufigsten Nebenwirkungen in Reizungen der bestrahlten Haut (Dermatitis (II) und feuchte Epitheliolyse), welche sich wie bei einem Sonnenbrand entzünden kann. Diese Effekte entwickeln sich relativ akut unter der Strahlenbehandlung und klingen nach Beendigung der Bestrahlung allmählich wieder ab. Ferner wurde eine Hyperpigmentierung beobachtet, in einigen wenigen Fällen Tumornekrose und Fibrose (II).

Die Hauptschwierigkeit des Strahlentherapeuten liegt in der Vermeidung von späteren irreversieblen Nebenwirkungen bei gleichzeitiger maximaler Tumorvernichtung. Das Ausmaß der späten Nebenwirkungen wird insbesondere von der Höhe der Gesamtdosis, sowie von der Höhe der täglichen Einzeldosis bestimmt. Als Faustregel gilt, je höher die Gesamtdosis und je höher die tägliche Einzeldosis, um so stärker ist eine mögliche späte Nebenwirkung ausgeprägt.

Milderung der Nebenwirkungen durch die Aloe

Bei der Milderung und bei der Beseitigung der unangenehmen Nebenwirkungen der Strahlenbehandlung leistet die Aloe unschätzbare Dienste. In seinem reichen Erfahrungsschatz hat Pater Romano Zago OFM zahlreiche Berichte sammeln können von Patienten, die zusätzlich zur Strahlentherapie die Heilwirkungen der Aloe nutzten. Alle berichteten übereinstimmend über eine starke Reduktion der Nebenwirkungen. Erst gestern erhielt ich wieder einen Anruf von einem Herrn aus São Paulo, dessen Bruder sich vor zwei Jahren in den USA einer Strahlentherapie unterzog und damals unter stärksten Nebenwirkungen litt. Auf Grund meines Berichtes in der "Brasil-Post" vor zwei Jahren flog der Anrufer nach den USA und nahm Aloeblätter aus Brasilien mit, bereitete dort die Mischung entsprechend der brasilianischen Formel Aloe/Honig/Alkohol, und innerhalb von einer Woche fühlte sich sein Bruder wieder wohl, dank der starken Milderung der Nebenwirkungen durch die Aloe. Sein Bruder bat dieser Tage um eine neue Lieferung dieser Blätter.

Wer dieses Buch aufmerksam liest, wird immer wieder Hinweise aut die überragende Wirkungsweise der Aloe finden. Gerade diese in den vorangegangenen Kapiteln beschriebenen Eigenschaften sind hervoragend geeignet für die Milderung bzw. Beseitigung der typischen Nebenwirkungen der Strahlentherapie. Es beginnt mit dem Schutz der Haut. Vor und nach jeder Bestrahlung sollte die Haut großzügig mit Aloe-Gel behandelt werden. Dadurch läßt sich die Reizung der bestrahlten Haut, wie die feuchte Epitheliolyse (Ablösung) des Epithels, vermeiden bzw. stark vermindern, und die Schweißdrüsen werden weniger zerstört. Diese Beobachtungen machten bereits die Ärzte (Vater und Sohn) Collins in den 30er Jahren bei Verbrennungen durch Roentgenstrahlen, und die Atombehörden der USA sammelten diesbezüglich ebenfalls wertvolle Erfahrungen in den 50er Jahren bei radioaktiven Hautverbrennungen.

Wie wir ebenfalls wissen bewirkt die Aloe eine Erweiterung der Kapillaren um 35%. Dadurch verbessert sich der Abtransport der Zellabbauprodukte des Tumors, wodurch die Möglichkeit besteht Müdigkeit und Übelkeit zu vermindern. Durch die Strahlenbehandlung werden zwar die vorangehenden kleinen Arterien und Venen erweitert, die äußerst wichtigen Kapillare jedoch im Gegensatz dazu verödet, so daß die Versorgung und Entsorgung durch die Kapillaren vermindert wird bzw. total ausfallen kann. Bei der Strahlenbehandlung von Kopf-Hals-Tumoren veröden unter anderen auch die Kapillaren, die die Zähne mit Wasser, Vitaminen und Mineralstoffen versorgen. Durch den Ausfall dieser Versorgung können Zähne absterben und in kleine Stückchen wie Sand zerfallen. Hier könnte eine im Mundraum erfolgende zusätzliche Behandlung mit Aloe-Saft helfen, die jeweils über 2 Stunden pro Tag im Mundraum zum Umspülen des Zahnfleisches eingesetzt werden sollte, um die Kapillaren für die Ernährung der Zähne wieder öffnen zu können. Hierdurch besteht vielleicht auch die Möglichkeit den Speichelfluß wieder zu aktivieren. Die innerliche Gabe des Aloe/Honig/-Alkohol-Gemisches während der Strahlungsbehandlung stärkt die Abwehrkräfte des Körpers, sorgt für Wohlbefinden und erleichtert auch in vielen Fällen den Stuhlgang. Auf Grund aller dieser Beobachtungen sollte eine Strahlentherapie stets mit Aloe (innerlich und äußerlich angewendet) begleitet werden, zum Wohle des Patienten.

Aloe mildert die Nebenwirkungen der Chemotherapie

Wer Krebs hat und "nur" eine Chemotherapie durchlaufen muß, hat aus der Sicht der Ärzte noch Glück gehabt. Doch schaut man sich dies "Glück" einmal genauer an, dann merkt man rasch, daß die Folgen der sogenannten Zytostatika-Therapie ausgesprochen übel sind. Für viele Patienten und auch ihre Ärzte ist die Durchführung einer Chemotherapie in ihrer Vorstellung automatisch mit einem entsprechenden stationären Aufenthalt verbunden. Daß eine solche Therapie aber aus sich heraus in den meisten Fällen (80-90%) noch keine stationäre Durchführung erfordert, ist zwar eine gut abgesicherte, aber dennoch nicht ausreichend weit verbreitete Erkenntnis. Nur wenige Therapieformen sind von ihrer Durchführung so komplex, daß sie nur unter stationären Bedingungen erfolgreich angewendet werden können. Und auch nur wenige sind so nebenwirkungsreich, daß Therapie und Nachbeobachtung im Krankenhaus nötig sind. Eine stationäre Aufnahme ist also nur bei besonderen Krankheitsbildern notwendig. Damit eine Therapie erfolgreich durchgeführt werden kann, müssen die Nebenwirkungen, die die Patienten am stärksten beeinträchtigen oder gefährden, zuverlässig vorsorglich behandelt werden. Ein zentraler Punkt, an dem die Verträglichkeit und Akzeptanz eines chemotherapeutischen Vorgehens gemessen wird, ist unter vielen anderen Nebenwirkungen das therapiebedingte Erbrechen. Gerade in einer Situation, in dem die Patienten Kraft und Lebensmut brauchen, fühlen sie sich schwach und ausgelaugt, klagen über Müdigkeit und darüber, daß ihre Psyche auf dem Tiefpunkt ist.

Jeder potentielle Chemotherapiepatient fürchtet neben dem Haarausfall die möglicherweise auftretende Übelkeit oder sogar Erbrechen. Dazu sollte man die Begriffe und Definitionen kennen, denn nicht jede Übelkeit ist gleich einzuordnen, sondern erfordert ein unterschiedliches Vorgehen durch den Arzt. Wichtig ist der Zeitpunkt des Auftretens der Beschwerden, denn es wird akute, verzögerte oder vorweggenommene (antizipatorische) Übelkeit unterschieden.

a) Akute Übelkeit/Erbrechen (acute nausea/emesis ANE): Auftreten ab ca. der 1. Stunde nach Beginn der Zytostatikainfusion, jedoch Beginn der Beschwerden innerhalb der ersten 24 Stunden.
b) Verzögerte Übelkeit/Erbrechen (delay nausea/emesis DNE): Auftreten erst ab dem 2. Tag nach Beginn der Chemotherapie. Typischerweise nicht länger als bis zum 5. Tag anhaltend.
c) Antizipatorisches Erbrechen: Schon bei dem Gedanken an die

Therapie oder beim Betreten der Therapiestation setzen Brechreiz und Erbrechen ein, oftmals verstärkt durch Gerüche.

Diese formale Trennung kann in der Praxis nicht immer aufrecht erhalten werden, denn fließende Übergänge sind möglich. So kann antizipatorisches Erbrechen den Weg zur akuten Nausea bereiten und nahtlos dorthin übergehen. Bestimmte Medikamente in der Tumorbehandlung zeichnen sich weiterhin durch eine sowohl kurzfristig nach Gabe eintretende und länger anhaltende Übelkeitsauslösung aus, so daß akutes und verzögertes Erbrechen nicht voneinander getrennt werden könen. Der Brechreflex ist ein angeborener Schutzreflex, der vor der Aufnahme verdorbener oder giftiger Nahrung schützt. So kann durch lokal reizende Stoffe im Magen-Darm-Trakt Erbrechen ausgelöst werden. Neben diesem peripheren Erbrechen existiert aber auch ein zentral ausgelöstes, das sicher vielen vom Rummelplatz bekannt ist. Durch starke Reize auf den Lagesinn, verbunden mit widersprüchlichen Informationen vom Auge, wird ein nicht minder starker Brechreiz ausgelöst. Durch intensive Forschung konnte ein wesentlicher Mechanismus in der Entstehung des Erbrechens geklärt werden. Der Botenstoff Serotin, der aus bestimmten (sog. Enterochromaffinen) Zellen des Magen-Darm-Traktes freigesetzt wird, besetzt entsprechende Rezeptoren am Vagus (ein wichtiger Nervenkomplex des vegetativen Nervensystems), die zum Brechzentrum im Gehirn führen und somit das Startsignal für ein Erbrechen geben. Daneben können bestimmte Regionen im Gehirn direkt durch Chemotherapeutika gereizt werden und (ebenfalls über Serotin als Träger) Erbrechen auslösen. Dieser Serotinweg aber ist nur für das akute Erbrechen eine gültige Erklärung.

Medikamente und Nebenwirkungen

Nicht nur Erbrechen finden wir als Nebenwirkungen, sondern noch eine ganze Bandbreite anderer Übel entsprechend den angewandten Medikamenten der Chemotherapie, die wie folgt aufgelistet werden:

Cisplatin (=Platinex): Verminderung der weißen Blutkörperchen, heftiges Erbrechen und Übelkeit, Beeinträchtigung der Hörfähigkeit und der Nierenfunktionen.

Cyclophosphamid (z.B. Endoxan): Verminderung von Leukozyten, Übelkeit und heftiges Erbrechen, Kribbeln im Mund während des Spritzens, seltener Entzündungen der Mundschleimhäute. Haarausfall, mögliche Entzündung der Blasenschleimhaut.

Doxorubizin (=Adriblastin): Bewirkt Verminderung der Leukozyten. Haarausfall, Übelkeit (im Verhältnis zu anderen Medikamenten nur mäßig), Entzündungen und Geschwüre der Mundschleimhaut, ungefährliche

Rotfärbung des Urins. Nach häufiger Anwendung Schädigung des Herzmuskels möglich, daher muß durch EKG kontrolliert werden.
MTX Methotrexat: Eine Nebenwirkung von MTX betrifft die Schleimhäute, als Entzündungen besonders des Mundes, aber auch der Speiseröhre und des Darmes. Notwendig ist eine sorgfältige Mundpflege. Verursacht kein oder nur selten Erbrechen. Verminderung der Leukozyten.
VCR-Vincristin: Nur selten Übelkeit. Haarausfall. Beeinträchigung der peripheren Nerven, d. h. alle Nerven außer Gehirn und Rückenmarksnerven, meistens denen der Beine. Das kann sich als Schwäche oder als Taubheitsgefühl zeigen. Diese Symptome gehen meist einige Monate nach der Behandlung wieder zurück. Bauchschmerzen, Knochenschmerzen und häufig Verstopfungen können sich einstellen.

Ferner leiden viele Patienten unter den lästigen Hefepilzen, die als Nebenwirkungen der Chemotherapie häufig auftreten.

Milderung der Nebenwirkungen durch Aloe

Zur Milderung der zahlreichen Nebenwirkungen bietet sich im Falle einer Chemotherapie die Aloe an. Durch die Mischung Aloe/Honig/Alkohol wurden beeindruckende Erfolge erzielt. Die Patienten, die zeitgleich zur Chemotherapie von der Aloe/Honig/Alkohol-Mischung Gebrauch machten berichten mehrheitlich, daß die angekündigten Nebenwirkungen sehr milde ausfielen und sie sich in ihrem Wohlbefinden kaum beeinträchtigt gefühlt haben. Bisher fehlen noch Informationen ob sich auch der Haarausfall vermeiden läßt. Hierzu müßte die Kopfhaut im Haarbereich großzügig mit Aloe-Gel vor und während der Chemotherapie eingefeuchtet werden. Da die Aloe sehr schnell und tief in die Haut bis zur Hautwurzel eindringt und dabei die Kapillaren um 35% erweitert, könnte eventuell durch diese Eigenschaft der Aloe eine Milderung beim Haarausfall möglich sein. Man sollte in diesem Fall die Aloe eintrocknen lassen und dann am nächsten Morgen die Haare kalt ausspülen und dann die Kopfhaut des Haarbereiches wieder mit frischem Aloe behandeln. Dies müßte jedoch erst noch in der Praxis bestätigt werden, ob sich der Haarausfall dadurch vermeiden läßt. Die Patienten, die die Aloe zeitgleich mit der Chemotherapie lediglich oral einnahmen (3 x täglich einen Eßlöffel voll vor den Mahlzeiten), also keine äußerliche Aloe-Anwendung vornahmen, berichten über den üblichen Haarausfall bei gleichzeitiger Milderung der anderen zahlreichen Nebenwirkungen, besonders beim Erbrechen. Sie fühlen sich nicht mehr schwach und müde und verspürten wieder vermehrt Lebensmut.

Nebenwirkungen der Aloe

Bei der Durchsicht der Weltliteratur findet man eine Auflistung von Nebenwirkungen und besonderen Hinweisen, die sich meistens nur auf denaturierte Aloe (gekocht, eingedickt und kristallisiert) beziehen. Diese treffen auf frische naturbelassene Aloe vermutlich nur in seltenen Ausnahmefällen zu. Da bereits mit frischer Ware millionenfach praktische, weltweite Anwendung praktiziert wird, aber noch viel zuwenig wissenschaftliche Forschung dazu erfolgte, sollte man folgende Zeilen trotzdem aufmerksam lesen, die von der Forschungsstelle für Gesundheitserziehung der Universität Köln zusammengestellt wurden:

Wirkung: Die Droge wirkt antiadsorptiv und aufgrund einer Volumenzunahme des Darminhalts und einer dadurch herbeigeführten Anregung der Darmperistaltik hydragog (stark abführend). Dem aus dem Mesophyll der Blätter von *Aloe vera* gewonnenen Aloe-vera-Gel werden antiphlogistische (entzündungshemmende), wundheilende und feuchtigkeitshaltende (Haut) Wirkungen zugesprochen.

Nebenwirkungen: In Einzelfällen krampfartige Magen-Darm-Beschwerden. In diesen Fällen ist eine Dosisreduktion erforderlich. Bei Dauergebrauch (Mißbrauch): Elektrolytverluste, insbesondere Kaliumverluste, Albuminurie (Ausscheidung von Eiweiß im Harn) und Hämaturie (Ausscheidung nicht zerfallener roter Blutkörperchen im Harn); Pigmenteinlagerungen in die Darmschleimhaut (Pseudomelanosis coli), die jedoch harmlos ist und sich nach Absetzen der Droge in der Regel zurückbildet. Der Kaliumverlust kann zu Störungen der Herzfunktion und zu Muskelschwäche führen, insbesondere bei gleichzeitiger Einnahme von Herzglykosien, Diuretika (harntreibende Mittel) und Nebennierenrindensteroiden.

Anwendung: Bei Obstipation (Stuhlverstopfung) erfolgt eine Dosierung von Aloepulver in Form wäßriger, wäßrigethanolischer Trocken-, Dick- oder Fluidextrakte sowie methanolischer Trockenextrakte zum Einnehmen. Soweit nicht anders verordnet: 20-30 mg Hydroxyanthracenderivate/Tag, berechnet als wasserfreies Aloin. Die individuell richtige Dosierung ist die geringste, die erforderlich ist, um einen weichgeformten Stuhl zu erhalten.

Hinweis: Die Darreichungsform sollte auch eine geringere als die o.g. Tagesdosis erlauben.

Überdosierung: Elektrolyt- und flüssigkeitsbilanzierende Maßnahmen.

Besondere Hinweise

a) Im Laufe der Behandlung kann eine harmlose Rotfärbung des Harns auftreten.

b) Die Darreichungsform sollte auch eine geringere als die übliche Tagesdosis von 20-30 mg Hydroxyanthracenderivate, berechnet als wasserfreies Aloin, erlauben.

c) Gegenanzeigen: Darmverschluß, akut-entzündliche Erkrankungen des Darmes, z.B. Morbus Crohn, Colitis Ulcerosa (schwerwiegende Dickdarmentzündung), Appendizitis (ugs. Blinddarmentzündung), abdominale (im Unterleib gelegene) Schmerzen unbekannter Ursache. Kinder unter 12 Jahren. Aufgrund noch unzureichender toxikologischer Untersuchungen nicht anzuwenden in Schwangerschaft und Stillzeit.

d) Stimulierende Abführmittel dürfen ohne ärztlichen Rat nicht über längere Zeiträume (mehr als 1 bis 2 Wochen) eingenommen werden.

e) Eine über die kurzdauernde Anwendung hinausgehende Einnahme stimulierender Abführmittel kann zu einer Verstärkung der Darmträgheit führen. Das Präparat sollte nur dann eingesetzt werden, wenn durch eine Ernährungsumstellung oder Quellstoffpräparate kein therapeutischer Effekt zu erzielen ist.

f) Wechselwirkungen: Bei Dauergebrauch (Mißbrauch) ist durch Kaliummangel eine Verstärkung der Herzglykosidwirkung sowie Beeinflussung der Wirkung von Antiarrhythmika (Arzneimittel, das den Herzrythmus normalisiert) möglich. Kaliumverluste können durch Kombination mit Thiaziddiuretika, Nebennierenrindensteroiden und Süßholzwurzel verstärkt werden.

g) Weit weniger als 1% der Patienten ist allergisch gegen Aloe. Zur Überprüfung dieser Allergie schneidet man ein kleines, fingernagelgroßes Stück Aloe-Blatt ab und hält es mit der feuchten Seite zwei Minuten auf die Kopfhaut hinter dem Ohr. Kommt es zu einer Rötung ist dieser Mensch allergisch gegen Aloe, und es darf unter keinen Umständen Aloe angewandt werden, da schwere Körperschäden entstehen können. Sollte kein Aloe-Blatt zur Verfügung stehen, kann auch mit einigen Tropfen eines Aloe-Produktes (z.B. Aloe-Gel) dieser Test nachvollzogen werden.

h) Bei der Verwendung der Aloe/Honig/Alkohol-Mischung, wie in diesem Buche beschrieben, kann es lt. Pater Romano Zago OFM in einigen wenigen Fällen zu folgenden Reaktionen kommen: Dunkler, roter bis schwarzer Urin, weicher Stuhl, eventuell leichter Durchfall, leichter Ausschlag, leichtes Fieber und/oder Furunkel. Diese Symptome verschwinden jedoch normalerweise nach zwei bis drei Tagen nach

Beginn der Kur vollkommen und sollen ein sichtbares Zeichen sein, daß sich der Körper von den krebserzeugenden Giftstoffen befreit. Wenn die Symptome jedoch nach drei Tagen nicht verschwinden, wieder den Arzt konsultieren.

Wichtiger Hinweis für Zuckerkranke

Zuckerkranke, die Aloe-Produkte trinken oder essen, müssen auf einen Umstand hingewiesen werden, der sehr wichtig ist. Aloe senkt den Blutzuckergehalt, so daß plötzlich andere Werte für die täglichen Insulingaben notwendig werden. Deshalb sollte jeder Zuckerkranke während der Nahrungsergänzung durch Aloe, ein besonderes Augenmerk auf die Blutzuckerwerte geben.

Seit den 80er Jahren ist bekannt, daß naturbelassener Aloe-Extrakt den Blutzuckerwert bei Diabetes senken kann. Eine Forschergruppe an der Mahidol-Universität in Thailand, die in der Zeitschrift "Phytomedicine" eine einfachblinde, plazebokontrollierte Studie an 72 Typ-II-Diabetikern veröffentlichte, stellte eine Blutzuckersenkung unter Aloe innerhalb von zwei Wochen fest, die sogar die Wirkung von Glibenclamid übertraf, und einen Triglycerid-Abfall innerhalb von vier Wochen. Unverändert blieben beispielweise die Cholesterin- und Harnsäurewerte.

Zuckerkranke, die die brasilianische Formel Aloe/Honig/Alkohol anwenden wollen, und der Meinung sind, daß dieser Honig- Anteil von ca. 3 x ½ Eßlöffel pro Tag unverträglich ist mit ihrer Krankheit, können auch Zubereitungen machen aus Aloe/Gemüsesaft/Alkohol, bzw. Aloe/ Fruchtsaft/Alkohol. In anderen Berichten wurde sogar der Honig durch Süßstoff ersetzt.

Entsprechend den Berichten von Franziskanerpater Romano Zago, werden ähnliche Ergebnisse bei der Krebsheilung auch mit dieser für Zuckerkranke abgewandelten Formel erreicht. Wichtig ist, daß die Blatthaut immer Teil der Formel ist. Sprechen Sie mit Ihrem Arzt, damit er Sie in diesen Fällen fachkundich begleitet und die Insulingaben auf die veränderten Zuckerwerte abstimmt.

Aloe-Saft für Kinder

Vor Monaten berichtete mir ein Arbeiter, der mit Aloe bei der Behandlung einer schweren Schwefelsäureverletzung in seinem Gesicht, und wobei keine Spuren zurückgeblieben waren, sehr gute Erfahrungen gesammelt hatte, folgendes: Sein Sohn war häufig krank, litt ständig unter Erkältungen, er mußte ihn oft zur Erste-Hilfe-Station bringen, um Inhalationen vorzunehmen. Durch die erlebte Heilung seiner Verätzung durch die Aloe kam ihm die Idee, seinem Sohn die Aloe als Vitalgetränk bzw. Ernährungsergänzung zu geben. Er entnahm dazu den saftigen Blättern der *Aloe vera* L., den glibberigen Gel, und machte daraus, mit etwas Honig gemischt, im Küchenmixgerät ein wohlschmeckendes Getränk. Bei Anflug von Grippe oder Erkältung gab er seinem Sohn davon jeweils einen Eßlöffel voll, morgens, mittags und abends, und der Sohn blieb gesund. Jetzt, wenn sein Sohn nur merkt, daß eine Erkältung im Anzug ist, verlangt er schon von sich aus dieses Vitalgetränk.

Der Arbeiter berichtete mir, daß er in seiner Siedlung die Informationen über die Erfolge der Aloe verbreitet hat und alle Eltern dort zufrieden und dankbar die gleichen Beobachtungen machten.

Diese Information wurde auch in der deutschsprachigen brasilianischen Zeitung "Brasil-Post" veröffentlicht. Inzwischen erfahre ich von sehr vielen Seiten, wie erfolgreich sich dieses wohlschmeckende Vitalgetränk für die Kinder zur Gesunderhaltung durchgesetzt hat.

Die Mischung wird verschieden zubereitet, mal mit mehr, mal mit weniger Honig. Die meisten Eltern wandten jedoch die Mischung Aloe:Honig 1:1 an. Dort wo keine Aloe wächst, jedoch der reine Aloesaft aus dem Gel der Blätter angeboten wird, kann man diese Aloe-Honig-Mischung auch damit herstellen um zu gleichen Ergebnissen kommen.

Vor der Anwendung des Aloesaftes bei Kindern muß auch stets zuerst der Allergietest gemacht werden. Man gibt einen Tropfen dieses Saftes auf die Kopfhaut hinter dem Ohr. Sollte sich diese Stelle innerhalb von 2 Minuten rötlich färben, darf dieses Kind von dem Vitalgetränk der Aloe kein Gebrauch machen.

Diese sichtbaren Erfolge bei der Vorbeuge und Behandlung der typischen Kinder-Erkältungskrankheiten mit dem Aloe : Honig-Gemisch, stehen im Gegensatz zu den Gegenanzeigen, dass Kinder unter 12 Jahren nicht von der Aloe Gebrauch machen sollten. Scheinbar beziehen sich jedoch diese Gegenanzeigen auf die Anwendung kristallisierter bzw. denaturisierter Aloe. Die frische und naturbelassene Aloe wird jedoch wie ein Gemüse betrachtet und ist in weiten Gegenden Lateinamerikas und im Pazifik in vielen Familien seit Jahrhunderten im Gebrauch.

Aloe vera L. im erfolgreichen Einsatz in weiteren Krankheitsbildern.

Das in Jahrtausenden angesammelte Wissen um die besonderen Heilkräfte der *Aloe vera* wurde in den letzten Jahrzehnten bereits häufig wissenschaftlich untersucht und konnte bestätigt werden. Hierzu liegt eine umfangreiche internationale Splitter-Literatur vor, die in diesem Buch zusammengefaßt kurz ausgewertet werden soll, um die Wirkungsweise der Aloe besser verstehen und auslegen zu können. Bei den folgenden Krankheitsbildern zeigte die *Aloe vera* ihre spezifischen und von vielen Ärzten geschätzten Heilkräfte:

AIDS

1989 führte der Arzt Dr. Terry Pulse aus Grand Prairie in Texas, der sich auf die Behandlung von AIDS spezialisiert hatte, einen Versuch mit 30 AIDS-Kranken durch. Sie erhielten hohe Dosierungen von Omega-Fettsäuren, d.h. Nachtkerzenöl (in Brasilien z.B.: Óleo de Oenothera) und EPA und 250 - 400 g/Tag Gel aus Blättern der *Aloe vera*. Alle Patienten hielten die übliche Einnahme von AZT bei. Die amerikanische Aufsichtsbehörde FDA gestattete diesen Versuch, da dieser nicht als Medikation sondern als Nahrungsergänzung verstanden wurde.

Die Schwere der AIDS-Erkrankung wird in einer Skala bemessen, die im amerikanischen Hospital Walter Reed entwickelt wurde. Sie geht von 1-15. 1 - 7 bezeichnet die AIDS-Kranken, bei denen noch keine physischen Symptome zu erkennen sind und die unter keiner der typischen Krankheiten leiden, die die AIDS-Krankheit begleiten. Die Skala von 8 - l5 bezeichnet den Grad der Krankheit, bei denen sich das Syndrom schon in seiner vollen Schärfe zeigt und eine Krankheit nach der anderen das Leben des Patienten in Gefahr bringt.

Dr. Pulse teilte die 30 Patienten in 3 Gruppen auf. Die Guppe I war aus Patienten zusammengesetzt, die in der modifizierten Skala von Walter Reed die Werte zwischen 0+ bis 1,9 aufwiesen (Krankheitsbeginn). Die Gruppe II enthielt die Patienten, die zwischen 2 und 5,9 eingestuft waren (Mittelwert), und die Gruppe III setzte sich aus AIDS-Kranken zusammen, die Werte zwischen 6 und 14 aufwiesen und bei denen sich die Krankheit in ihrer vollen Schärfe manifestierte.

Nach 90 Tagen wurden die Patienten rigorosen Untersuchungen unterzogen, und es ergab sich folgendes veränderte Bild:

5 Patienten, die vorher der Gruppe III angehörten verbesserten sich zur Gruppe I.

10 Patienten der Gruppe III wurden in die Gruppe II eingestuft.
10 Patienten der Gruppe II kamen in die Gruppe I, und
1 Patient der Gruppe I besserte sich und erhielt die Bewertung -0.

Innerhalb des 90 Tage-Versuches konnten sich bei den Patienten die T-Zellen verdoppeln, in einigen Fällen sogar verdreifachen, und viele dieser Kranken begannen wieder normal zu leben. Die ersten Veröffentlichungen über diese Erfolge wurden von medizinischer Seite total verrissen, denn es durfte nicht wahr sein was wahr ist, schon gar nicht, daß einfache Naturprodukte bei einer komplizierten Krankheit wie AIDS Wirkung zeigen.

Ende 1990 führte Dr. Pulse einen anderen Versuch durch, bei dem lediglich der Saft der *Aloe vera* -Blätter benutzt wurde. Auch bei diesem Test behielten alle AIDS-Kranken ihre medikamentöse Versorgung mit AZT bei. Die dreißig Patienten erhielten nunmehr täglich lediglich 350 - 450 g Saft der *Aloe vera* -Blätter. Drei Patienten schieden aus dem Test aus, zwei davon aus persönlichen Gründen und ein Patient, der sich nicht an die Testordnung hielt. Nach einem Jahr Test wiesen sechs Patienten die Bewertung +0 und einer -0 (keine Spuren mehr der Krankheit) auf. Ein weiterer Patient, der auch unter Krebs in der Endphase litt, kam nach fünf Monaten zur Bewertung -0. Alle Teilnehmer zeigten eine starke Vermehrung der T-Zellen und eine Verminderung der verschiedenen Krankheiten, unter denen die AIDS-Patienten ständig leicht erkranken. Dieser Test wurde über achtzehn Monate ausgedehnt, jedoch medizinisch nicht anerkannt, da es keine Doppelblindstudie war. Dr. Pulse weigerte sich AIDS-Kranken ein Plazebo zu geben, da es hier um Leben oder Tod ging. Leider verstarb Dr. Pulse unerwartet 1993 während einer Europareise, so daß einer der Pioniere dieser neuen Behandlungsrichtung für AIDS seine segensreiche Arbeit nicht vollenden konnte.

Die ältesten Berichte jedoch gehen sogar bis auf 1985 zurück. Dr. Bill McAnalley von den Carrington-Laboratorien konnte aus dem Saft der *Aloe vera* ein Molekül extrahieren, welches *Acemannan* genannt wurde und zu den wichtigsten Bestandteilen dieser Heilpflanze heute zählt. Dr. Bill McAnalley erhielt von verschiedenen AIDS-Kranken, die sich nicht untereinander kannten, Zuschriften, daß sie bestimmte Verbesserungen in ihrem Gesundheitszustand beobachteten, nachdem sie die Säfte aus den Blättern der *Aloe vera* zu sich genommen hatten. Die meisten berichteten, daß ihr Fieber zurückging, sie sich nicht mehr matt fühlten und daß die begleitenden ständig ausbrechenden Krankheiten weniger auftraten. Nach 3 Monaten Einnahme des *Aloe vera* -Saftes waren die meisten dieser Kranken wieder soweit hergestellt, daß sie wieder arbeiten konnten. Dr.

MacAnalley sammelte diese Daten und legte sie dem berühmten Arzt Dr. Reginald McDaniel zur Begutachtung vor.

Dr. Reginald McDaniel betrachtete diese Berichte als nicht fundamentiert und ohne Beweiskraft. Er sagte sinngemäß: „Ich habe mit viel Mißtrauen die von McAnalley gesammelten Berichte untersucht und weigerte mich diese für wahr anzunehmen. Nur nach mehreren Monaten, nachdem ich die überraschende Übereinstimmung der Daten und der Analysen erkannte, stellte ich mein eigenes Ich für die Logik beiseite und begann, mich mit dieser erregenden Forschung zu beschäftigen."

Kurz darauf begann Dr. McDaniel mit seinen eigenen Forschungen unter strikter Aufsicht der FDA mit vierzehn AIDS-Kranken, denen er tägliche Dosierungen von Carrisyn (*Acemannan*), aus der *Aloe vera* gewonnen, verabreichte. In seinem ersten vorläufigen Forschungsbericht, der 1987 in der Zeitschrift *Clinical Research* veröffentlicht wurde, schreibt er: „Nach 90 Tagen der Therapie betrug die erfolgte Verbesserung im Krankheitsbild 71%." An seiner 2. Forschungsarbeit nahm auch Dr. Terry Pulse teil, der damals bekannt wurde als der angesehendste Arzt bei der Suche nach einem Heilmittel gegen das AIDS. Auch bei dieser Versuchsreihe wurde eine Verbesserung von 69% festgestellt, und 75% konnten wieder ihre gewöhnte Arbeit aufnehmen.

Bei der dritten Versuchsreihe von Dr. McDaniel nahm diesmal Dr. Terry Eatson teil. Dabei wurde an sechsundzwanzig AIDS-Kranken der Test durchgeführt. Die Ergebnisse waren wieder die gleichen. Kurz darauf ordnete die FDA an, diese Versuche einzustellen, eine Anordnung, die sehr häufig gegeben wird ohne Gründe zu nennen. Durch dies Verbot, mit Menschen die Versuche weiterzuführen, ging man daher zu *in vitro* -Tests über, bei denen die überraschend vielseitige Heilwirkung von Acemannan bewiesen wurde, unter anderem auch bei *Herpes simplex,* Masern, dem Newcastle-Virus, Krebs, Tumoren, Geschwüren, Hautkrankheiten und Dickdarmentzündungen.

Durch die Forschungsergebnisse von MacAnaley und McDaniel beeindruckt, begannen die Wissenschaftler Dr. Debra Womble und Dr. Harold Heldermann der Universität von Texas ebenfalls mit Acemannan zu experimentieren, eine Versuchsserie mit dem AIDS-Virus. Alle Ergebnisse stimmten mit den Resultaten von Dr. McDaniel überein und führten zu folgendem Schluß: „Die aktive Substanz Acemannan, die aus der *Aloe vera* gewonnen wird, bewies sich als äußerst wirksames immunpotenzverstärkendes Mittel *in vitro.* Daraus kann gefolgert werden, daß dies Produkt ein hohes Potential als Antiviral hat."

Die darauf folgenden Versuche, die in der Universität von Texas unter der Leitung von Dr. Kemp mit AIDS-Patienten vorgenommen wurden, liefen unter folgender Anordnung. Die Patienten erhielten ihre tägliche Gabe von 500 mg AZT vermindert auf nur 50 mg, bei gleichzeitiger Verabreichung von 500 ml *Aloe vera*-Saft mit Acemannan. Hierbei zeigte sich, daß selbst bei dieser geringen Dosis von AZT die gleichen Resultate erreicht wurden wie bei den hohen. Der Vorteil war jedoch, daß die unerwünschten Nebenwirkungen wegfielen und die Kosten sich drastisch senkten.

1991 führte Dr. McDaniel seine Versuche fort und verringerte den Anteil von AZT auf ein Hundertstel von Acemannan, ebenfalls mit gleichem Erfolg. Inzwischen hat sich die forschende Medizin mit der *Aloe vera* vertraut gemacht und ihr früher gehegtes Mißtrauen abgebaut. Der erste größere Versuch außerhalb der USA wurde in Belgien im Jahre 1990 durchgeführt unter der Leitung von Dr. Weerts und seinen Kollegen. Daran nahmen siebenundvierzig AIDS-Kranke teil, davon siebenunddreißig Männer und zehn Frauen in dem Altersbereich zwischen dreiundzwanzig und siebenundsechzig Jahren. Drei Gruppen wurden gebildet. Eine Gruppe erhielt täglich 800 mg Acemannan und ein Plazebo. Eine andere Gruppe erhielt Acemannan und AZT, während die dritte Gruppe AZT und Plazebo erhielt. Die Gruppe, die nur AZT erhielt zeigte die typischen Nebenwirkungen. Die Gruppe, die nur Acemannan erhielt hatte keine Nebenwirkungen. Die Gruppe, die AZT und Acemannan erhielt zeigte dagegen eine große Zunahme der CD4+ Zellen, die sogar noch sechs Monate nach Versuchsende bestand. Die AZT-Gruppe zeigte auch eine Zunahme von CD4+ Zellen, die sich jedoch nicht stabil hielt und nach Versuchsende wieder abfiel. Mit Abschluß der Versuche wurde festgestellt, daß Patienten, die mit Acemannan behandelt wurden eine Überlebensrate aufweisen, die neunmal höher liegt als in den anderen Gruppen.

1991 erfolgten in Vancouver und Calgary in Kanada Doppelblindstudien, die ähnlich denen der in Belgien waren, unter der Aufsicht des "Canadian HIV Clinical Trials Network". Dabei zeigte es sich, daß zwischen der 16. und der 48. Woche die Anzahl der CD4+ Zellen bei den Patienten, die Acemannan erhielten, hochschnellten. Es bewies sich, daß Acemannan ein wirksames Heilmittel darstellt ohne Giftigkeit und Nebenwirkungen.

Bereits 1989 erfolgte eine Veröffentlichung von Dr. R.N. Chopia und Dr. N.N. Hermans unter dem Titel: "Antiviral drugs other than zidovudine and immunimodulatins therapies in human immunodeficiency virus infection" in der Zeitschrift "The American Journal of Medicine", Band 85 (Supl. 2 A), 1988, Seiten 165 - 172. Es wurde über die Behandlung von acht AIDS-

Patienten berichtet, denen täglich viermal jeweils 250mg Acemannan (Carrysin), welches aus der *Aloe vera* gewonnen wird, verabreicht wurde. Bei diesen Patienten ging der Durchfall zurück, die nächtlichen Schweißausbrüche verminderten sich wie auch die Werte auf der Walter-Reed-Skala.

Die Zeitschrift "Natur & Heilen", Heft 12/97 berichtet: „Acemannan hat darüber hinaus eine direkte Auswirkung auf die Zellen des Immunsystems, es aktiviert und stimuliert Makrophagen, Monozyten, Antikörper und T-Killerzellen, die allesamt für die Vernichtung und Abwehr von Fremdkörpern zuständig sind. Laborversuche zeigten, daß Acemannan als Brücke fungiert zwischen Fremdprotein und Makrophagen (Freßzellen), wodurch die Aufnahme der Fremdproteine durch die Freßzellen wesentlich erleichtert wird. Diese Brückenfunktion gilt als Schlüsselkomponente bei der Immunstärkung des Zellkerns, denn z.B. bei HIV-Infektionen sind ungenügend Abwehrkräfte im Zellinneren vorhanden. An Aidskranken vorgenommene klinische Versuche zeigten, daß die Behandlung mit *Aloe vera* -Saft positive Folgen für die Patienten hatte: das Fieber sank, nächtliche Schweißausbrüche konnten gestoppt werden, Infektionen klangen ab, die Kurzatmigkeit ging zurück, Durchfall hörte auf, sogar die Lymphknoten verkleinerten sich. Im Gegensatz zu anderen Methoden wurden bei dieser Behandlung keinerlei negative Begleiterscheinungen festgestellt (wenn keine Allergie gegen Aloe besteht).

Es ist jedoch noch zu früh und sicherlich auch nicht berechtigt zu behaupten, daß die *Aloe vera* und das aus ihr gewonnene Acemannan AIDS heilt. Auf alle Fälle ist es dem AZT ebenbürtig und hat schon in einigen, bisher noch wenigen Fällen, auch AIDS geheilt. Die Forschungen gehen weiter. Auch wenn die *Aloe vera* nur ein kleiner Strohhalm wäre, an den sich ein Schiffbrüchiger klammert, kann auf Grund der Forschungsergebnisse von einer Anwendung, entsprechend den Empfehlungen forschender Ärzte, nicht abgeraten werden, zumal es sich um eine Nahrungsergänzung handelt, mit günstigem Preis und bisher ohne Nebenwirkungen (außer in Fällen von Allergien gegen Aloe).

Akne

Die *Acne vulgaris,* gemeine oder jugendliche Pockfinne, ist eine in den Entwicklungsjahren häufige, von den Talgdrüsen ausgehende, eitrige Hautkrankheit. Durch Verstopfung der Talgdrüsen und Eindickung des Talges in den Ausführungsgängen entstehen die Komedonen (Mitesser), hirsekorn- bis erbsengroße, grauweißliche Knötchen, häufig mit schwarzem Punkt in

der Mitte. Diese entzünden sich und bilden gerötete, eitrige Pusteln (Pickel), die, wenn sie reif sind, aufgehen, ihren Eiterinhalt entleeren und im allgemeinen narbenlos abheilen. Manchmal vergrößern sie sich aber, bilden in die Tiefe reichende, derbe, schmerzhafte Knoten, die geschwürig zerfallen und nach Abheilung Narben hinterlassen. Meist treten die Pusteln zahlreich und schubweise auf, insbesondere an den talgdrüsenreichen Stellen im Gesicht, auf Rücken oder Brust.
Zur Heilung von Akne empfiehlt Max B. Skousen in seinem ¨Aloe Vera Handbook¨: Gute Reinigung: Morgens und abends das Gesicht gut reinigen mit einer guten milden Seife. Einfache Seife kann Reaktionen verursachen. Auch keine Reinigungscreme benutzen, da diese Öl enthalten und Öl-Überschuß gerade oft die Ursache der Akne selbst ist. *Aloe vera* auftragen. Hier kann das Gel direkt aus dem frischen *Aloe vera* -Blatt benutzt werden oder ein *Aloe vera* -Saft oder -Gel. Die Dauer der Behandlung kann bis zu sechs Monaten betragen und gibt dem Gesicht wieder eine gesunde und schöne Haut. Aloe ist durch die Geschichte bekannt als das beste Schönheitsmittel.

Lt. Dr. A. Abou El-Enein, Chairman of the Nile Co. For Pharmaceuticals and Chemical Industries, ist die *Aloe vera* vorzüglich geeignet in Fällen von *Seborrheia alopecia, Acne vulgaris* und *Alopecia areata.*

Arthritis (Gelenkentzündung)

Die Entzündung wird durch Bakterien und ihre Gifte ausgelöst. Tausende Patienten (lt. *Aloe Vera Handbook* von Max B. Skousen) haben sich von ihrer Arthritis befreien können durch das Trinken von *Aloe vera* -Saft, der aus dem inneren Gel der Blätter extrahiert war. Im Durchschnitt werden 2 - 4 Eßlöffel *Aloe vera* -Saft pro Tag eingenommen, jeweils vor den Mahlzeiten. Am besten gekühlt oder zusammen mit Fruchtsaft oder verdünnt in Wasser. Eine merkliche Besserung im Krankheitsbefund findet jedoch erst nach mindestens zwei Monaten Einnahme der täglichen Menge statt. Wenn dann die Schmerzen verschwunden oder stark gemildert sind, kann man die tägliche Gabe von *Aloe vera* auf einen Eßlöffel morgens und einen Eßlöffel voll am Abend reduzieren. Gleichzeitig können auch die entzündeten Stellen äußerlich behandelt werden durch leichtes Einmassieren von *Aloe vera* -Saft oder -Gel.

Asthma

Durch Inhalationen von *Aloe vera* - Dämpfen wird Asthma gelindert und geheilt. Dazu begannen die Forschungen 1950 unter der Leitung von Dr.

Gottshall, die dann in Japan unter der Leitung von Dr. Shida Takao weitergeführt wurden. Bei einer Versuchsreihe mit 33 Patienten, denen der Saft von Aloe-Blättern (Gel und Blatthaut) verabreicht wurde, konnten Heilungsergebnisse erzielt werden, die 24 Wochen nach Kurbeginn mit "sehr gut" bis "spektakulär" bewertet wurden. (Siehe *"Effect of Aloe Vera Extract on Peripherical Phagocitosis in Adult Bronchial Asthma."* Veröffentlicht in *"Planta Medica"*, Februar 1985, S. 273-275).

In den USA wurde im September 1993 ein Vortrag von Dr. James Thompson vor der Jahresversammlung der Amerikanischen Akademie der Hals- Nasen - und Ohrenärzte gehalten und auch veröffentlicht unter dem Thema: *"Upper Respiratory Tract Immunomodulator-Acetyl Mannan"*. Dr. Thompson berichtete über die Behandlung von 350 Patienten mit einem Aloe-Nasenspray und durch Aloe-Injektionen. In der vierjährigen Beobachtungsphase waren die Ergebnisse völlig zufriedenstellend.

In Japan wurde 1987 eine Forschungsarbeit von Dr. Akira Yagi im *"Japan Journal of Allergiology"* veröffentlicht, die über die Heilung von Asthma-Kranken berichtet, die sechs Monate lang Aloe-Saft verabreicht bekamen.

Augenkrankheiten

Die Ägyptische Augenkrankheit (Trachom) oder auch *Conjunctivitis granulosa*, die Entzündung der Aderhaut des Auges, die Augenlidrand-entzündung, die Bindehautentzündung, der Fuchs'sche Fleck, der graue Star, der grüne Star, die Hornhautentzündung des Auges, die Kurzsichtigkeit (Myopie), die Netzhautentzündung und die Sehnerven-Atrophie sind allesamt Krankheitsbilder, die sich lt. Dr. Wolfgang Wirth sehr gut mit Aloe-Extrakt-Injektionen behandeln und oft erfolgreich heilen lassen.
Die Injektion hat die Bezeichnung "ALOE D 2 - biostimuliert" bzw. "ALOGEN nach Wolfgang Wirth MDH". Ausführlich beschrieben in "Mit Aloe heilen" von Wolfgang Wirth, ein Buch, das heutzutage in keiner Bibliothek fehlen dürfte. Jeder sollte wissen, daß die Aloe, die "Kaiserin der Heilpflanzen", eine außerordentliche Augenschutzkraft auswirkt, wie keine andere. Man spricht von der Aloe sogar als die "flüssige Sonnenbrille".

Die Behandlung von Augenkrankheiten mit dem Saft der frischen Aloe (oft vorher mit Wasser verdünnt und filtriert) ist viele Jahrtausende alt. Übrigens soll der Apostel Thomas, bevor er seine Indien-Mission unternahm, auf der jemenitischen Insel Sokotra eine Methode der arabischen Medizin übernommen haben und durch Einsatz der dort gedeihenden Sokotra-Aloe, eine der wertvollen Pflanzen der großen Aloe-Familie, den Star mit

Hilfe einer Frischsaftzubereitung geheilt zu haben. Er gab vielen Alten das Augenlicht wieder, auch später bei seiner Mission in Indien.

Für die vielen Augenkrankheiten gibt es nun erstmals im Westen zugängliche Therapien, die sich an der Augenklinik in Odessa, die heute den Namen des Augenarztes Prof. Filatow führt, mit überzeugenden, konstanten Heilungserfolgen durch den Einsatz der Aloe bewährten und harte klinische Tests bestanden haben. Im Hinterland von São Paulo litt Ana Rosa Guedes, 48 Jahre alt, jahrelang an einer Entzündung im linken Auge, wodurch ein sogenanntes "Heuschreckenauge" entstand. Kein Arzt konnte ihr helfen. Da sie gehört hatte, daß Aloe-Saft bei Augenkrankheiten hilft, nahm sie fünf Monate hindurch 1/2 l Aloe-Saft pro Woche ein. Im 5. Monat war die Entzündung völlig verschwunden, und ihr Auge normalisierte sich.

Bakterientötende Eigenschaft der Aloe

Im *Journal of Pharmaceutical Science*, Vol. 53, S. 1287 vom Oktober 1964 berichtet Dr. Lorna J. Lorenzetti et al. vom College of Pharmacy der Ohio State University, unter dem Titel "Bacteriostatic property of Aloe vera", über die bakterientötenden Eigenschaften der *Aloe vera* L. bei *Streptococcus pyogenes, Staphylococcus aureus* 209, E. coli, *Coryenbacterium xerose, Shigella paradysenteriae, Salmonella typhosa, Salmonella schotimuelleri* und *Salmonella paratyphi*. Im *Journal of the American Medical Technologists*, Vol. 41 N° 5, September - Oktober 1979, S. 293-294 berichteten Dr. John P. Heggers, Ph.D., MT (AMT) Associate Professor of Surgery, The University of Chicago Burn Center, et al. über die bakterientötende Wirkung von *Aleo vera* bei *Staphylococcus aureus, Sreptococcus pyogenes, Streptococcus agalactiae, Escherichia coli, Serratia marcescens, Klebsiella sp., Enterobacter sp., Citrobacter sp., Bacillus subtilus und Candida albicans.*

Bettnässer

Besonders bei vier- bis zehnjährigen Kindern findet man häufig, mehr unter den Knaben als bei den Mädchen, Bettnässer. Dieses Symptom kann bis zum Erwachsenalter anhalten, besonders im Herbst und Winter. Oft leiden diese Kinder auch an Anemie, Appetitlosigkeit und haben ein blasses Aussehen. Der russische Arzt Dr. Vmoin in Novosibirk behandelte Bettnässer mit 25 Injektionen eines Aloe-Extraktes im zweitägigen Rhythmus. In den meisten Fällen verschwand das Symptom bereits nach der 7. Injektion und bei den restlichen gingen die Fälle des Bettnässens stark zurück. Beschrieben in der russischen Zeitschrift *Medexport*. Gleiche Ergebnisse lassen sich sicherlich auch bei innerlicher Gabe von *Aloe vera* -Saft erreichen.

Cholesterinabbau

Allgemein gesichert ist, lt. Dr. Wolfgang Wirth, daß Aloe-Injektionskuren zu einer spürbaren Senkung des erhöhten Cholesterinspiegels im Blut führen. Bei einer Patientin aus Berlin des Jahrgangs 1911 ergab sich nach der dritten Kur mit Aloe-Extrakt eine völlige Normalisierung der Cholesterinwerte, die vor der Behandlung erheblich erhöht waren. Bemerkenswert ist hierbei, daß die Patientin keineswegs die Lebensweise umgestellt hat und weiterhin nicht auf Butter und andere Fette verzichtete. Dauerhafter ist natürlicherweise eine so positive Einwirkung der Aloe-Therapie, wenn zusätzlich Diätvorschriften beachtet werden. Im Fall der erwähnten Patientin ist auch der Blutzuckerwert normalisiert worden. Dies ist auf den aktivierenden Einfluß der biogenen Stimulatioren auf die Funktion der Bauchspeicheldrüse zurückzuführen. Es erscheint an dieser Stelle empfehlenswert, wie Dr. Wirth schreibt, bei Blutbildern auf die Veränderung der Blutzuckerwerte nach der Aloe-Therapie zu achten. Der Arzt hätte bei positiven Veränderungen somit eine natürliche Möglichkeit, die Therapie bei *Diabetes mellitus* (Zuckerkrankheit) einzusetzen.

Chronische Nesselsucht (Urticaria)

Die Urticaria tritt auf durch verdrängte Agressionen sowie bei masochistischen und exhibitionistischen Neigungen. Es handelt sich oft um neurotische Spannungstendenzen mit demonstrativem Protest gegen die Umwelt und zwar meist gegen Liebesentzug und Defiziten an Zuneigungen. Der Patient stimuliert eine Art Selbstbestrafung. Die Haut spielt als Kontakt- und Ausdrucksorgan hierbei eine zentrale Rolle. Lt. Dr. Wolfgang Wirth wird man die Ursache durch psychologische Behandlung wegräumen müssen. Daneben ist eine Kur mit Aloe-Extrakt zu empfehlen, die hier besonders sorgfältig auf psychologische Weise dem Patienten zu erklären ist: daß nämlich der Wirkungsmechanismus über das Zentralnervensystem erfolgt und eine Normalisierung des von hier ausgehenden Informationsprozesses eingeleitet wird. Die Nesselsucht kann auch entstehen durch medikamentöse Gifte, Allergien gegen bestimmte Pflanzen (z.B. gegen Erdbeeren) und Tiere sowie durch Insektenstiche. Ein vorher unternommener Allergie-Test ist immer zu empfehlen. Sowohl bei der psychischen wie auch der organischen Ursache - Aloe-Extrakt wird besonders nachdrücklich bei Intoxikationen (Vergiftungen) angewendet - ist eine Injektionskur lt. Dr. Wirth zu empfehlen (ausführlich beschrieben in "Mit Aloe heilen"). Salzarme Ernährung unter Einschluß von Obst (außer Erdbeeren) und viel Gemüse sind bei dieser Behandlung wichtig!

Dickdarmentzündung (Colitis)

Eine meist mit Durchfällen einhergehende Erkrankung. Man unterscheidet den einfachen Dickdarmkatarrh von der geschwürigen Form (*Colitis ulcerosa*). Die Durchfälle bei der Geschwürbildung enthalten oft Blut und Eiter. Das Laboratorium Carrington kam aufgrund seiner Forschungen zur Überzeugung, daß *Aloe vera* -Saft und auch Acemannan (in *Aloe vera* enthalten) die besten Ergebnisse heutzutage bei der Heilung der *Colitis ulcerosa* und der Chron'schen Krankheit bringen. Es erhielt jetzt von der FDA in den USA die Genehmigung, seine Forschungen offiziell weiterzuführen.

Fallsucht

Mit der Aloe-Injektionstherapie wird dem Neurologen ein biologisches Therapiemittel gegeben, das den Krankheitsverlauf günstig beeinflußt. Ein Nervenarzt mit Erfahrung wird stets darauf achten, daß auch die psychologische Behandlung des Patienten dessen Hoffnung bis zur Gewißheit aufbaut, daß sich sein Leiden wesentlich bessern kann und die periodischen Anfälle mehr und mehr zeitlich auseinander liegen. Prof. Meljanko aus Kiew berichtet über ausgesprochene Heilerfolge bei Epilepsie.

Prof. Rosenzweig hebt hervor, daß die Aloe-Extrakt-Kur eine stimulierende Wirkung auf den ganzen Organismus ausübt und dessen Widerstandskraft stärkt. Damit werden auch die anderen, spezifisch gerichteten Behandlungsmethoden potenziert.

Nach Prof. Rosenzweigs Auffassung spielt die Aloe-Therapie durch ihre auflösende Wirkung bei einer posttraumatischen Epilepsie (also nach Verletzungen) die Hauptrolle. Die Krampfanfälle traten seltener auf und stellten sich nach mehreren Kuren völlig ein! Andere Ärzte bestätigten diese Erfahrungen auch bei geschlossenen Schädel-Hirn-Traumata! Ebenso bei Hirndurchblutungsstörungen hat z.B. Dr. Ulit unterstrichen, daß sich nach Aloe-Extrakt-Injektionen die motorischen Funktionen gebessert haben und die Sprache wiederhergestellt werden konnte.

Frauenkrankheiten

Zu den Quälgeistern des weiblichen Geschlechts gehören Menstruationsbeschwerden wie ausbleibende, verzögerte oder übermäßige Menstruation. Unterleibsentzündungen treten aus vielen Ursachen und in sehr vielen Erscheinungsformen auf. Am langwierigsten sind die Behandlungen eitriger Unterleibserkrankungen. Es gibt für sie alle nunmehr eine gründliche, unschädliche und von Neben- und Wechselwirkungen freie Therapie (abgesehen von den seltenen Fällen der Allergie gegen Aloe). Das ist bei Frauenkrankheiten besonders wichtig, da hier die Neigung zu Wiederholungen und Rückfällen häufig ist. Die Stärkung der körpereigenen Abwehrkräfte ist auch hier oberster Grundsatz. Eine Therapie mit Aloe-Extrakt behebt bei Beachtung naturgemäßer Lebensweise die Krankheitsursachen zuverlässig und auf biologische Weise (lt. dem Bericht von Dr. Wolfgang Wirth in seinem hervorragenden Fachbuch "Mit Aloe heilen"). Gute Resultate werden auch mit der oralen Gabe von *Aloe vera*-Saft erzielt.

Gastritis

Die Magenschleimhautentzündung ist eine weitgehend zunehmende Zivilisationskrankheit und kann zu Magengeschwüren führen. Akut entsteht diese Krankheit durch eine falsche Ernährung und Bakterien vom Typ *Helicobacter pylori*, die unbehelligt von der scharfen Magensäure überleben. Durch eine passende Menge basischem Alkali bieten diese Bakterien dem ätzenden Milieu Paroli. Ein kalifornisches Team unter der Leitung des Physiologen George Sachs entdeckte einen säureregulierten Kanal in der *Helicobacter pylori*-Membran, der genau kontrolliert, wieviel Alkali produziert werden muß, um die umgebende Säure abzupuffern. Durch den biologisch phantastischen Selbstschutz dieser Bakterie konnte sie auch in jahrzehntelangen Behandlungen jeden pH-Wert-Wechsel überstehen, so daß die Gabe von säureregulierenden Mitteln zwar eine Milderung brachte, aber keine Heilung. Bei diesen Krankheitsbildern ist die Anwendung von Aloe besonders erfolgreich durch orale Gabe von *Aloe vera* -Saft (zwei- bis dreimal täglich nach den Mahlzeiten ein Teelöffel voll über 3 Wochen bis 2 Monate lang). Siehe auch den Bericht von Jeffrey Bland "Effect of Orally consumed Aloe vera Juice on Gastrointestinal Function in Normal Humans", publiziert in *Preventive Medicine* März / Abril 1985 Seiten 135 - 139.

Gehörnervenentzündung (Schwerhörigkeit)

Die sogenannte *Neuritis acustica* ist eine entzündliche Erscheinung am *Nervus acusticus*. Die Erkrankung zeigt sich als Schwerhörigkeit auf beiden Ohren, Ohrensausen, Druckgefühl in beiden Ohren, verschiedene Ohrgeräusche und Gleichgewichtsstörungen. Entstehungsursachen können Schädigungen durch chemische Arzneimittel sein wie z.B. Chinin, Salizylsäure wie auch Vergiftungen durch Alkohol, Blei und Bakterien. Weitere Ursachen sind häufig nicht auskurierte Typhus-, Scharlach- und

Diphterieerkrankungen. Lt. Dr. Wolfgang Wirth (Quelle: "Mit Aloe heilen") hilft hier eine Kur mit Injektionen von Aloe-Extrakt. Während der Behandlung wird die Kost gleichzeitig auf vegetarisch umgestellt und der Verzicht auf Genußmittel aller Art verordnet.

Gesichtskrebs

Der Gesichtskrebs ist ein ernstes medizinisches Problem, aber es sollen laut dem "Aloe Vera Handbuch von Max B. Skousen" bereits sehr viele Berichte vorliegen über Heilungen desselben durch monatelange Behandlung mit zwei bis vier täglichen Verabreichungen von *Aloe vera* -Saft bzw. -Gel.

Haar- und Kopfhautprobleme

Die Indianer von Mexiko, die für ihre herrliche Haarpracht bekannt sind, befeuchten ihr Haar abends mit *Aloe vera* -Saft. Dieser Saft trocknet sehr schnell ein und bleibt über Nacht am Haar. Morgens wird dann dieser getrocknete *Aloe vera* -Saft mit klarem Wasser abgespült. Mit dieser Behandlung werden die Haare gestärkt und die Kopfhaut gesund erhalten.

Im Juli 1978 berichtete Esperanza Aguilar in der Zeitschrift "LET'S LIVE", daß sie in ihrem Schönheitssalon seit 1930 *Aloe vera* benutzt und ihren ganzen Erfolg und Reichtum dieser wunderbaren Pflanze vedankt.

Kürzlich erschien ein ausführlicher Bericht im *INTERNATIONAL JOURNAL OF DERMATOLOGY*, worin die hautpflegenden Eigenschaften der *Aloe vera* ausführlich gewürdigt wurden. Die Einwohner von Hawaii z.B. berichten, daß das Einreiben der Kopfhaut mit Aloe-Saft den Haarausfall stoppen soll. Um es eindeutig klarzulegen: Bisher gibt es noch kein Haarwuchsmittel, und so ist auch der Aloe-Saft oder -Extrakt kein Haarwuchsmittel. Es kann aber bei psychischer Ursache der Alopezie (Haarausfall) eine Behandlung mit Aloe-Saft den Haarausfall zum Stillstand bringen. Es ist schon ein gutes Ergebnis, wenigstens die Erhaltung des noch zur Verfügung stehenden Haares zu erreichen.

Theophrast Bombast von Hohenheim, besser bekannt unter dem Namen Paracelsus, schrieb schon 1541 in seinen über 200 Schriften auch über die haarerhaltende Wirkung der Aloe. Er mischte Aloe mit Essig.

Hämorrhoiden

Hämorrhoiden sind als Erweiterung und Ausbuchtungen der Venen außerhalb bzw. innerhalb des Afters zu definieren. Eine häufige Ursache sind Stuhlverstopfungen, Bewegungsmangel, vornehmlich bei sitzender Lebensweise, Entzündungen der Unterleibsorgane sowie Lebererkrankungen und Herzleiden. Wenn die Hämorrhoidalknoten gereizt sind, verursachen sie heftiges Jucken, Stechen, der After wird undicht, es treten Schleim und dünnflüssiger Darminhalt aus. Hierdurch verändert sich die Haut durch Fissuren. Harter Stuhl reißt die Hämorrhoiden auf, so daß sie zu bluten beginnen. Die Folgen sind Beschädigungen der Darmschleimhaut sowie Bildung von Geschwüren und Afterfisteln.

In Brasilien berichtet die Volksmedizin von einer Praxis, bei der man aus einem abgeschältem Aloeblattstück aus dem enthäuteten Gel ein Stück in Form eines Zäpchens schneidet, dies in das Gefrierfach des Kühlschrankes zum Härten legt und danach in den After einführt. Nach mehreren Tagen des wiederholten Einsatzes dieser Zäpchen sollen die Hämorrhoiden völlig auskuriert sein. Ein schneller wirkendes Heilmittel gegen Hämorrhoiden soll es angeblich auf der Erde noch nicht geben.

Hautflecken

Die Behandlung der Haut durch die *Aloe vera* ist schon seit Jahrtausenden bekannt. *Aloe vera* hellt die Haut auf und beseitigt besonders die dunklen matten Altersflecken. Die ersten Wissenschaftler, die darüber berichteten waren die beiden Ärzte Vater und Sohn Collins im Jahre 1935. In den asiatischen Ländern, in Südafrika und in den USA ist bereits mit großem Erfolg ein Produkt unter dem Namen "Aloesina" auf Basis von *Aloe vera* für diesen Anwendungszweck im Verkauf.

Max B. Skousen berichtet in seinem *Aloe Vera Handbook*, daß sehr viele Menschen mit braunen Gesichtsflecken diese durch regelmäßige Behandlung mit *Aloe vera*-Saft oder -Gel beseitigen oder zumindest vermindern konnten. Der Prozeß dauert lange, ist aber definitiv.

Hautpflege von Schwangeren

Immer wieder wird berichtet, daß Frauen während ihrer Schwangerschaft die gespannte Bauchhaut mit *Aloe vera* -Saft oder -Gel einmassieren und auch nach der Niederkunft damit fortfahren. Es wird einstimmig berichtet, daß diese Hautpflege gute Resultate bringt zur Verbesserung der Hautelastizität.

Hautschäden bei der Strahlenbehandlung

In "*Extract of Aloe, Supplement to Clinical Data*" Medexport, UdSSR, Moskau, berichten Dr. N. Nordvinov und Dr. B. Rostotsky vom Radiological Department of the State Research Roentgeno-Radiological Institute of the RSFSR Ministry of Health and the Chemical Department of the All-Union Research Institute of Medicinal and Aromatic Plants, über die hervorragende Wirkungsweise von *Aloe arborescens* bei der Prophylaxe von Hautschäden, die bei der Anwendung der Strahlentherapie normalerweise entstehen. Bei der Behandlung von Hautschäden konnte die Heilung mit *Aloe arborescens* in fünfzehn bis sechzehn Tagen erreicht werden anstatt in der üblichen Zeit von dreißig bis fünfundvierzig Tagen.

Auch Dr. E.E. Collins, D.D.S., M.D., und Dr. Creston Collins, M.S. berichteten über dies Thema bereits im März 1935 in dem *American Journal of Roentgenology* unter dem Titel: "Fresh Aloe vera used for X-Ray Dermatitis". Mit ihren hervorragenden Heilergebnissen führten sie die *Aloe vera* in die moderne Medizin ein, wo sie bis heute als Kaiserin der Heilpflanzen unangefochten die Spitzenposition innehält.

Einen weiteren wichtigen Bericht finden wir von Dr. James Barrett Brown., F.A.C.S. von der Washington University School of Medicine und Barnes Hospital, St. Louis, Mo., der 1963 in *A Cancer Journal for Clinicians,* Vol. 14, Seiten 14-15, unter dem Titel "Use of Aloe vera on Radiation Burns" veröffentlicht wurde. Er berichtet, daß er *Aloe vera* bereits durch viele Jahre hindurch äußerlich anwendet und besonders die Schmerzen bei diesen Verbrennungen beseitigt wurden und die Wunden keine Narben hinterließen. Das gleiche galt auch bei normalen Verbrennungen.

Dr. Wolfgang Wirth schreibt in seinem Buch:"Mit Aloe heilen": „Der Segen der modernen Behandlungsmechanismen mit Strahlen hat leider oft einen hohen Preis: Schwere Schädigungen und Verbrennungen der Haut, bösartige Abszesse, Hautgeschwüre und Gewebeentzündungen. Nicht selten ist auch das Entstehen von Geschwulststellen. Die Therapie mit Aloe-Präparaten hat in allen bekannten Fällen dauernde Heilerfolge erbracht. Es mutet wie ein Omen an, daß in unserer Epoche der Menschheitsgeschichte, die gerade durch wachsende Angst vor den verheerenden Folgen von Strahlenschäden gekennzeichnet ist, in der Aloe, die Pflanze aus biblischer Zeit, ein Wirkstoffsystem nachgewiesen werden kann, das Abwehr und Heilung von Strahlenschäden bewirkt. Weil diese Entdeckung medizingeschichtlich von größter Bedeutung ist, soll an dieser Stelle zum Programm 'Aloe gegen Strahlenschäden' die Forschung überzeugend zu

Worte kommen: Im Labor wurde der Einfluß einer Emulsion aus biostimuliertem Saft der Aloe auf den zeitlichen Verlauf einer Strahlenaffektion der Haut von Kaninchen untersucht. Die durch die Strahlung hervorgerufene Hautbeschädigung wird erreicht, indem man auf eine abrasierte Stelle radioaktives Phosphor in Form eines flachen Applikators klebt. Die betreffende Dosis betrug 6000 r. Nach der Entfernung des Verabreichers wurde zweimal täglich die Aloe-Emulsion im Laufe von zwölf Tagen aufgetragen. Ein Teil der zu untersuchenden Hautstellen wurde mit einer Salbe behandelt, die keinen Aloe-Extrakt enthielt, ein anderer wurde gar keiner Behandlung unterzogen. An den mit Aloe-Emulsion behandelten Hautstellen konnte man eine kurz andauernde Rötung feststellen. Nach drei Tagen trat eine Schuppung der Haut ein, die acht Tage dauerte. In dieser Zeit wurde die Haut bereits elastisch und rosa verfärbt. Ebenso kam es zur erneuten Fellbildung. Bei der Versuchsreihe ohne Behandlung mit Aloe-Extrakt hat man in den ersten Tagen nach der Entfernung des Applikators ein Anschwellen der Haut beobachtet. Nach vier Tagen trat ebenfalls eine Schuppung ein, nach sechs Tagen bildete sich eine feuchte Oberhaut, die in eine gelbrote Kruste überging, die nach fünfzehn Tagen erst abfiel. Die Haut nahm zwar ein normales Aussehen an, bildete jedoch kein Fell mehr.

Die Verheilung der Haut bei den Versuchskaninchen mit Aloe dauerte also zwölf Tage, bei den Kontrollkaninchen ohne Aloe-Behandlung jedoch einundzwanzig Tage. Im Röntgen- und Radiologie-Institut wurde daraufhin die Aloe-Emulsion zahlreichen Tests unterworfen. Es handelte sich hier um klinische Beobachtungen an Patienten, die eine Strahlentherapie absolviert hatten und bei denen sich bösartige Nebenerscheinungen an der Haut ergaben. Zur Anwendung kamen Außenbestrahlungsmethoden. Je nach Geschwulststellen wurde das Gesicht, der Brustkorb oder die Leistengegend untersucht. Die erste Gruppe von neunzig Versuchspatienten erhielt vor der Bestrahlung eine Aloe-Emulsion. Diese wurde auf die betreffenden Stellen dünn aufgetragen. In den Fällen, bei denen nach der Bestrahlung vor Anwendung von Aloe eine Hautreaktion aufgetreten war, wurde die Aloe-Emulsion bis zum Ende der Behandlung jeden zweiten Tag aufgetragen. Die zweite Gruppe mit neunzig Kontrollpatienten erhielt keine Aloe-Emulsion. Anstelle dessen wurden andere Salben verwandt. Diese Patienten mit analogen Krankheitsbildern wurden beobachtet, und man führte eine möglichst gleichgerichtete lokale Bestrahlung durch. Von den neunzig Versuchspatienten, die also mit Aloe behandelt worden waren, trat bei achtunddreißig keine Hautreaktion auf. Bei dreißig Versuchspatienten entstand eine ganz kurz andauernde Rötung. Die verwendete Bestrahlungsdosis konnte bei den Versuchspatienten um 1000r höher liegen als bei den Kontrollpatienten. Bei nur 22 Versuchspatienten trat die feuchte Oberhaut (Epidermis) auf und dies bei einer Bestrahlungsdosis von 4500 bis 6000 r. Dagegen kam es bei allen Patienten der Kontrollgruppe zu dieser Erscheinung schon bei 3500 r." Daraus folgert z.B. Dr. Wolfgang Wirth: „Nach diesen Ergebnissen gehören die Aloe-Präparate in die Hand eines jeden Röntgenarztes und der Kliniker, die sich mit Strahlenbehandlung und Strahlenschäden befassen. Nach den vorliegenden Erfahrungen sind folgende Therapiehinweise zu geben: Bei Strahlenschäden im Beta-UV-Bereich, bei Verbrennungen, bei Sonnenbrand und zur Beseitigung bösartiger Abszesse wird zweimal täglich Aloe-Emulsion im Laufe von zwölf Tagen an den betroffenen Stellen aufgetragen. In komplizierteren Fällen wird zusätzlich Aloe-Sirup eingenommen und zwar zehn Tage lang je einen Teelöffel zwei- bis dreimal täglich zu den Mahlzeiten."

Hepatitis und Zirrhose

Dr. Oh aus China berichtet über die Behandlung von 7 Patienten mit einem Durchschnittsalter von siebenundvierzig Jahren, die unter Hepatitis und Zirrhose litten und auf keine der traditionellen Behandlungsarten ansprachen, die bei ihnen während einer zweijährigen Behandlungsphase angewandt wurden. Sie erhielten daraufhin täglich *Aloe vera* -Saft zu trinken, wurden jede Woche ärztlich untersucht und jeden Monat gründlichen Analysen unterzogen. Nach dreimonatiger Behandlung verbesserten sich die Symptome, und die Analysen brachten stark verbesserte Resultate.

Herzkrankheiten

Bei dem im Jahre 1984 stattgefundenen Internationalen Herz-Kongreß in San Antonio in Texas, überraschte Dr. Om Prakash Agarwall aus Indien seine Fachkollegen mit seinen Forschungen an über fünftausend Patienten, die an *Angina pectoris* litten. In 95% der Fälle konnte er die *Angina pectoris*-Krisen beseitigen durch die zusätzliche Gabe von Aloe bei den Patienten mit Arteriosklerose. Dabei sank auch gleichzeitig der Analysenwert vom schlechten Cholesterin LDL sowie der Triglyceridspiegel (Fett), wobei der gute Cholesterinwert HDL stark anstieg. Alle 5000 Patienten im Alter zwischen fünfunddreißig bis fünfundfünfzig Jahren blieben am Leben, worunter 2/3 Männer waren, von denen mehr als die Hälfte täglich zwischen zehn und fünfzehn Zigaretten rauchten. Die Patienten erhielten täglich eine Art Brot, das aus 100 g Aloe-Saft, einer zusätzlichen Heilpflanze (Isabgol) und Mehl bestand. Nach zwei Wochen fühlten sich alle Patienten (außer 348 von 5000) wohler, und nach drei Monaten zeigte das Elektrokardiogramm bei ihnen völlig normale Werte.

Im *Journal of Pharmaceutical Science* wurde im Jahre 1982 eine Forschung von Dr. Agarwal veröffentlicht über positive Behandlungsergebnisse bei Herzproblemen durch Anwendung von Aloe. Aloe senkt den Blutdruck und schont das Herz. Dr. Agarwal analysierte in der *Aloe saponaria* Kalzium-isocitrat, eine Substanz, die als ein kräftiges Herztonikum bekannt ist.

Herzrhythmus normalisiert sich durch Aloe

„Der Herzrhythmus normalisiert sich durch Aloe", schreibt Dr. Wolfgang Wirth in seinem Buch "Mit Aloe heilen". Er berichtet, „daß die Therapie mit Aloe-Extrakt einen günstigen Einfluß auf das Herz-Kreislaufsystem bei Menschen im vorgeschrittenen Alter hat. Diese Therapieergebnisse sind aber auch auf Patienten aller anderen Altersgruppen umzusetzen. Bei allen Aloe-Behandlungen wurde ein günstiger Einfluß auf den Herzrhythmus festgestellt, der sich in allen Fällen des zur Verfügung stehenden Krankenguts normalisiert hat. Die klinischen Beobachtungen haben in Zusammenhang mit der Einwirkung von Aloe-Extrakt auf die Aktivität der Enzyme auch eine Verstärkung der Aktivität der Enzymsysteme des Herzgewebes ergeben. Die Gewebeatmung verstärkt sich!

Eine Reihe von Herzkrankheiten stellt sich durch Herzmuskelentzündung oder auch Herzmuskelentartung dar. Der Einfluß von Aloe-Injektionen auf die Funktionsfähigkeit des Herzmuskels wird nach vorliegenden klinischen Berichten als ausgesprochen günstig angesehen, so daß damit ein stabilisierender Wirkungseffekt auf die Herzkraft eingeleitet wird.

Aus klinischen Feststellungen geht hervor, daß bei den Patienten nach ein bis zwei Kuren mit der Injektion von Aloe-Extrakt die elektrische Aktivität des Herzens stieg. Auch die Nierenfunktion wird gleichzeitig positiv beeinflußt. Die Nierenfunktion steht in engem Zusammenhang mit der Tätigkeit des Herzens und der Gefäße. Deswegen sollte bei einer ärztlichen Entscheidung über die Herz-Kreislaufbehandlung eines Patienten der Einsatz einer Therapie mit Aloe-Extrakt im Hinblick darauf geprüft werden, daß diese praktisch auf alle Systeme des Organismus aufgrund des breiten Wirkungsspektrums Einfluß ausüben kann."

Zu gleichen Erkenntnissen kommt Dr. Agarwal mit seiner Veröffentlichung "Prevention of Artherimatous Heart Disease" in der Zeitschrift "Angiology", 36, 1985, Seiten 485-492.

Hirnhautentzündung

Noch weithin ungeklärt sind die genauen Ursachen der Erkrankung der

Spinnwebenhaut, die zusammen mit der Gefäßhaut die weiche Hirnhaut bildet. Die wissenschaftliche Bezeichnung ist Arachnoiditis. Es handelt sich stets um eine gefährliche Form der Hirnhautentzündung, die häufig eine Folgeerkrankung nach Nasenrachenraumentzündung - Nasopharyngitis - oder der gefürchteten Meningitis ist. Anzeichen sind Bläschenausschlag am Mund, gesteigerte Reflexe, Zittern der Augen, die verschieden große Pupillen zeigen, Erbrechen mit starkem Schwindelgefühl, unerträgliche Kopfschmerzen, Schüttelfrost, wobei die gesamte Körpermuskulatur schmerzt. Diese Hirnhautentzündung ist ansteckend. Es besteht zudem Lebensgefahr. Auch bei Ausheilung bleibt oft die Disposition zu Kopfschmerzen, ja, sogar zu Taubheit, und häufig bleiben Lähmungen zurück. Der Arzt wird häufig zu Antibiotika greifen. Das ist auch unerläßlich, wenn Lebensgefahr besteht. Bei leichterem Verlauf und nach Überwindung der Lebensgefahr empfiehlt Dr. Wirth eine Aloe-Extra-Kur, die dazu führt, die Heilung konstant zu machen und das geschwächte Immunsystem wieder aufzubauen. Ausführlich beschrieben in "Mit Aloe heilen".

Impotenz und die Potenz des Mannes

Wer sich mit der Wirkung der Aloe befaßt wird nicht überrascht sein, auch für die Impotenz in der Literatur eine Aloe-Kur vorzufinden. Es ist bekannt, daß sich der Wirkungsmechanismus der Behandlung mit Aloe über das Zentralnervensystem vollzieht, wobei hervorgehoben wird, daß sich der Lebenstonus, die gesamte Motivation des Patienten, die Belebung seines Interesses und seiner Aktivität selbst im vorgeschrittenen Alter durch die biogenen Stimulatoren in der Aloe positiv entwickeln. Der russische Arzt Dr. Batrak wandte erstmals 1972 die Gewebetherapie-Methode nach Prof. Filatow an. Aufgabenstellung der Therapie war die Behandlung von Patienten mit Anfangsstadien der Cerebral-Durchblutungsstörungen, der Neurasthenie, der vegetativen Dystonie, die bei allen Patienten mit einer ausgesprochenen Sexualschwäche verbunden waren. Bei dem Krankengut handelte es sich um Männer vom 55. bis zum 72. Lebensjahr. Es wurde in allen Fällen ein Behandlungseffekt festgestellt und zwar eine Besserung des Allgemeinbefindens, Wiederherstellung des Schlafes, sowie Zunahme der intellektuellen und körperlichen Leistungsfähigkeit - und damit die Arbeitsfähigkeit -, Abnahme des Unruhegefühls, der Reizbarkeit und Schwäche. Bei einigen Männern nahm die Geschlechtspotenz zu, bei anderen wurde sie wiederhergestellt. Ähnliche Erfolge berichtet Dr. Weinstein, der die Filatow-Methode seit 1961 anwendet (Quelle: "Mit Aloe heilen" von Wolfgang Wirth).

Insektenstiche und -bisse

Stiche und Bisse von Bienen, Wespen, Skorpionen, Tausendfüßlern, Mücken, Kriebelmücken (in Brasilien: Borrachudos), yellow jacket und anderen Insekten können sehr schmerzhaft sein, und eine schnelle Behandlung ist wichtig. Ist eine *Aloe vera* -Pflanze in greifbarer Nähe, dann sofort ein Blatt abschneiden und das Blattgel auf die Wunde auftragen. Auch *Aloe vera* -Saft, -Gel oder -Spray hilft sofort. Man vermindert sofort den Schmerz, die Schwellungen werden nicht so groß oder entstehen überhaupt nicht. Da jeder Mensch unterschiedlich auf Insektenstiche und -bisse reagiert, sollte immer ein Arzt konsultiert werden. Wer sich in Gebiete begibt, in denen mit Insektenstichen zu rechnen ist, sollte bereits vorher seine Haut mit *Aloe vera* -Saft einreiben und auch *Aloe vera* -Saft, -Gel oder -Spray mitnehmen.

In der deutschen Illustrierten "*Bunte Illustrierte*" 38/98 vom 10.9.98 lesen wir unter der Überschrift: „Wunderkur mit Stacheln: *Aloe vera*. Die dickfleischigen Blätter sind ein Geheimtip unter Mallorca-Kennern: Plagen Mückenstiche oder Sonnenbrand, bricht man ein *Aloe vera*-Blatt vom Wegrand und lindert mit dessen kühlendem gelartigen Saft Juckreiz und Entzündung. Die Erste-Hilfe-Pflanze spielt eine große Rolle in der traditionellen Medizin - jedenfalls dort, wo sie wächst. Hierzulande steckt der Extrakt der kaktusartigen Pflanze in Gels, Cremes und Lotionen. Neuerdings heilt, vitalisiert und pflegt *Aloe vera* auch von innen. Der Saft enthält mehr als 160 Wirkstoffe, darunter Vitamine, Aminosäuren, Mineralien, Enzyme usw. Studien zeigen: *Aloe vera* Saft senkt den Cholesterinspiegel, beugt Herz-Kreislauf-Erkrankungen vor, reduziert Blutzucker, heilt Hautkrankheiten, stimuliert das Immunsystem, hilft bei Allergien, wirkt positiv bei Arthritis, Stoffwechselstörungen sowie auf Magen und Darm - ohne Nebenwirkungen." (Soweit die *Bunte Illustrierte*).

Ischias

Bei dieser recht schmerzhaften Erkrankung handelt es sich um eine Neuralgie des *Nervus ischiadicus,* bzw. um eine *Neuritis ischiatica.* Dr. Wolfgang Wirth empfiehlt Aloe-Extrakt-Injektionen bei allen Ischiasformen, die nicht durch Infekte entstanden sind.

Kehlkopftuberkulose

Diese Krankheit ist heute seltener anzutreffen. Der berühmteste an diesem Leiden Erkrankte war Kaiser Friedrich III, vom Deutschen Reich und König von Preußen, der im Dreikaiserjahr 1888 nur neunundneunzig Tage regierte und dessen Leitspruch war: Lerne Leiden ohne zu klagen! Der Kaiser verständigte sich mit seiner Umgebung durch Zettelnotizen. Die Krankheit des Herrschers war damals tatsächlich unheilbar, er mußte daran sterben. Die Ursache der Krankheit ist meist eine Lungentuberkulose. Erstes Anzeichen ist eine belegte Stimme, Heiserkeit. Später treten Schluckbeschwerden, Hustenreiz und Atemnot auf. Die Untersuchung ergibt stets Kehlkopfschwellungen und große Knoten an einer Kehlkopfhälfte. Dr. Wolfgang Wirth empfiehlt auch hier Injektionen mit Aloe-Extrakt, Sonnenbestrahlung des Kehlkopfes und Wickel um den Hals mit warmem Olivenöl.

Knochenbrüche, Verletzungen, Abszesse

Bei Knochenbrüchen mit offenen, eitrigen Ausgangsstellen, bei Verbrennungen jeder Art, bei trophisch entzündeten Wunden (trophisch = durch Ernährungsstörungen bedingt), infizierten Verletzungen, Abszessen verschiedener Herkunft, und Schnittwunden jeder Art hilft die Anwendung des Saftes aus den *Aloe vera* -Blättern. Dr. Wirth empfiehlt einen Succus Aloe: Auf 80 ml wäßrige Lösung aus dem biostimulierten Preß-Saft frisch geernteter Aloe-Blätter (das Blatt wird nach dem Abschneiden 10 Tage im Dunkeln bei 3°C gelagert, um die Überlebenskräfte der Aloe zu aktivieren) kommen 20 ml 95%iges Äthanol. Hier kann die biologische Medizin der Volksmedizin Recht geben. Schon in Großmutters Hausapotheke, ja noch einfacher, auf Omas Blumenbrett stand eine Aloe, die "Erste Hilfe-Pflanze". Hatte sich jemand beim Rasieren geschnitten oder beim Kartoffelschälen eine Wunde beigebracht, so wurde aus einem Aloe-Blatt der dickflüssige Saft ausgepreßt und sofort auf die Wunde aufgetragen. Jedermann, der es bezweifelt, mag es ausprobieren. Die Pflanze gibt tatsächlich hochwirksame erste Hilfe. Die Wunde schließt sich unverzüglich und heilt rasch zu. Ja, sogar sich selbst heilt die Pflanze: wenn das Blatt vom Stamm getrennt wird (bevorzugt auf untere Blätter zurückgreifen!), schließt sich die Narbe am Stamm und der Fluß des Saftes versiegt. Die Volksmedizin führt das lediglich auf die zusammenziehende Wirkung des Adstringens zurück. Aber wie wir nun wissen, ist es mehr. Die Heilkraft kommt aus den biogenen Stimulatoren, einem geschlossenen Wirkstoffsystem. Bei der vorstehend aufgeführten Indikation ist wie folgt zu verfahren: Auf die verletzten Stellen wird der Aloe-Saft aufgetragen. Häufig genügt bei Verletzungen und Schnittwunden die einmalige Behandlung. Bei komplizierten Prozessen ist eine Behandlungsdauer von vierzehn Tagen bis drei Wochen durchaus angemessen. Heileffekte treten aber bereits sehr früh auf."

Krampfadern (Varizen)

Krankhaft erweiterte, verlängerte und geschlängelte, oberflächliche Blutadern (Venen) im Bereiche der Unterschenkel, seltener der Oberschenkel. Die Krampfadern sind deutlich als bleistiftdicke oder noch dickere, mehr oder weniger stark gewundene, stellenweise sackartig ausgebuchtete, bläulich gefärbte Stränge unter der Haut zu erkennen.

Viele Wissenschaftler stellten fest, daß *Aloe vera* -Gel bei äußerlicher Anwendung bei gleichzeitiger Massage im Bereich der Krampfadern wie ein biogenetischer Stimulator wirkt, sowie auch in der Form eines "Wundhormons". Für viele Menschen brachte die *Aloe vera* eine Linderung, für andere sogar ein Verschwinden der Krampfadern.

Leishmaniose (Orientbeule)

Diese Krankheit hat ihren Namen nach dem englischen Militärarzt Sir William Leishman (1885-1926). Im Volksmund heißt diese Krankheit Orientbeule. Es gibt verschiedene Krankheitsformen. Während früher die Leishmaniosen als orientalische Krankheiten in Europa nicht allzusehr gefürchtet wurden, lediglich in Rußland und auf dem Balkan, tritt sie als Folge des Massentourismusses in ferne Länder auch in Europa stärker auf. Erreger kann der Stich einer bestimmten Mückenart sein. Es treten aber auch Infektionen durch verunreinigte Lebensmittel oder durch Berührung mit ungepflegten Hunden auf, die ihrerseits Träger bestimmter Insekten sind. Durch die Krankheit treten nicht nur die knotenförmigen Ausschläge und furunkelähnlichen Gebilde auf, sondern auch Schädigungen an Milz, Leber und Knochenmark. Prof. Dr. V.P. Filatow veröffentlichte in der "American Review of Soviet Medicine" im August 1945 unter dem Titel "Tissue Therapy in Cutaneous Leishmaniasis" die Heilung dieser Krankheit durch den Einsatz von Aloe.

Lepra

Acht bis zehn Millionen Menschen leiden heute noch an Lepra. Der Aussatz ist eine chronische Infektionskrankheit mit einer Entwicklungszeit von zwei bis dreißig Jahren. Den Tuberkelbazillen vergleichbare Stäbchen dringen in großer Zahl vorzugsweise durch die Nasenschleimhaut in den menschlichen Organismus ein. Der Lepra-Erreger wurde als *Mycobacterium leprae* bezeichnet, 1873 vom norwegischen Arzt Dr. C.A. Hansen (1841-1912) entdeckt. Nach ihm wird die Lepra oft auch als Hansen-Krankheit bezeichnet.

Weltweit betreut besonders die katholische Kirche diese Kranken in speziellen Stationen. Auch das Kolpinghaus in São Paulo unterstützte früher eine Leprastation und nun seit 25 Jahren eine Siedlung von Ex-Leprosen im Jardim Primavera in Piraquara bei Curitiba. Die als "geheilt" entlassenen Ex-Leprosen der Station hatten oft keine Nasen mehr, oder es fehlten Glieder an den Händen oder Füßen, so daß die eigene Familie aus Furcht vor der Lepra selbst ihre vom Aussatz geheilten Familienmitglieder nicht mehr aufnehmen wollte. In die Leprastation durften sie nicht mehr zurück, da sie geheilt waren. So vegetierten diese armen Geschöpfe in Erdlöchern im Walde in der Nähe der Leprastation, in einem zum Himmel schreienden erbärmlichen Zustand, bis der Präses des Kolpinghauses São Paulo, Pater Hubert Röbig CSSp aus Köln/Rhein, sie dort durch Zufall entdeckte. Hunderte Kinder, die von den Ex-Leprosen gezeugt wurden, lebten dort ebenfalls total verwahrlost. Pater Röbig rief eine Hilfsaktion über Kolping und St. Bonifatius in São Paulo, sowie einen Freundeskreis in Deutschland ins Leben und konnte für diese Ex-Leprosen eine weltweit einmalige vorbildliche Siedlung schaffen mit kompletter Infrastruktur. Alle Kinder kamen in eigene Kindergärten oder in die Schule dieser Kolonie, und seit 25 Jahren freut man sich, diese wieder integrierten Menschen froh zu sehen. Vier dieser geretteten Kinder studierten Theologie und wurden zu Priestern geweiht. Für die Erwachsenen wurden Werkstätten geschaffen bzw. landwirtschaftliche Beschäftigung. Heute steht diese Siedlung unter den schützenden Händen von Botschafter Dr. Wolfgang Sauer, dem ehemaligen Präsidenten von Volkswagen do Brasil. Jedes Jahr schickt das Kolpinghaus São Paulo neben der monatlichen finanziellen Unterstützung ein Vorstandsmitglied im Advent als Hl. Nikolaus, um die Kinder (manchmal waren es bis zu 700) individuell zu bescheren. Bei der Betreuung selbst dieser Ex-Leprosen ist die wichtigste Aufgabe die Kontrolle darüber, daß diese ihre Medikamente regelmäßig einnehmen.

Dr. Wolfgang Wirth empfielht die Behandlung der Lepra zusätzlich mit Injektionen biostimulierter Aloe, zunächst jeden zweiten Tag 0,5 ml subkutan (Oberschenkel). Nach zwei Monaten wird eine Pause von 30 Tagen eingelegt, danach einen Monat lang täglich 0,5 ml wie vorstehend verabreicht. Nach einem Jahr wird unter der Voraussetzung einer günstigen Beeinflussung des Krankheitsverlaufs der 1. Kur täglich eine Ampulle zu 1 ml injiziert über 30 weitere Tage, 30 Tage Pause und wiederum 30 Injektionen. Gleichzeitig wird äußerlich eine Aloe-Emulsion angewendet, täglich zweimal gegeben während 30 Tagen, danach 30 Tage Pause. Die Behandlung mit Emulsion ist jeden zweiten Monat zu wiederholen.

Da die Lepra hauptsächlich in den Ländern anzutreffen ist, in der auch die Aloe wächst, sollte in keiner dortigen Missionsstation Aloe fehlen für die innerliche Anwendung als Saft und äußerlich als Gel.

Anfangs der 70er Jahre besuchte ich zum ersten Male eine Leprastation und auch das Gefängnis der Leprosen. Nach dem Rundgang und Besuch aller Kranken, denen ich als damaliger Vizepräsident des Kolpinghauses in São Paulo Geschenke überbrachte, wurde ich von den dortigen Santa Catarinen-Schwestern aus Ostpreußen zum Mittagessen eingeladen. Beim Gespräch erfuhr ich, daß der Lepra-Erreger durch die Nasenschleimhaut in den Körper Eingang findet. Meine Rückfahrt nach São Paulo über eine Strecke von 400 km war für mich fast wie ein Martyrium. Während der ganzen Rückreise juckte mir die Nase, und ich wagte nicht, sie zu berühren. Das zeigt, wie man auch unter einer psychologischen Reaktion leiden kann.

Magengeschwüre

Bei einer im Jahre 1963 durchgeführten Versuchsreihe, die von Dr. Blitz, Dr. Smith und Dr. Gerard an zwölf Patienten mit Magengeschwüren vorgenommen wurde, konnten alle mit der Einnahme von Aloe-Saft geheilt werden, viermal täglich einen Eßlöffel voll.

Bei einem Studium, 1992 von Dr. Keisuke Fujita vom Fujita Health Institute in Japan durchgeführt, wurden an zwölf Ratten Magengeschwüre erzeugt, die dann wieder total verschwanden bei der oralen Gabe von Aloe-Saft.

Aloe-Saft beseitigt den bereits 1984 von australischen Ärzten erkannten Verursacher der Magen- und Zwölffingerdarmgeschwüre: Die Bakterie *Heliocobacter pylori.*

Morbus Bechterew

Ein häufiges Leiden, das meist erstmals im dritten Lebensjahrzehnt auftritt. Benannt wurde die Krankheit nach dem russischen Arzt und Psychologen Wladimir Bechterew, der auch bei Wilhelm Wundt in Leipzig und bei Charcot in Paris arbeitete. Die Bechterew-Krankheit beginnt insofern heimtückisch, als sie in ihrem Anfangsstadium, in dem auch die Hochschulmedizin gute Behandlungserfolge anbieten könnte, gar nicht erkannt wird. Die Schmerzen werden meist als rheumatische Entzündungen diagnostiziert. Also sollte bei rheumatisch anmutenden Beschwerden unverzüglich eine röntgenologische Untersuchung vorgenommen werden und zwar vor allem in der Kreuzbeinpartie. Dies Leiden hat auch eine immense soziale Bedeutung, da es zu Arbeitsunfähigkeit und Dauer-Invalidität führt. Neben einer Diätumstellung, heißen Sand- und Sonnenbädern, Heilgymnastik, vor allem Schwimmen sowie täglicher Massage empfiehlt Dr. Wolfgang Wirth eine Injektions-Kur mit Aloe-Extrakt zur Heilung.

Multiple Sklerose

Symptomatisch für MS sind krampfartige Lähmungen in den Beinen, Gehstörungen, Zittern der Hände, der Augäpfel, Reflexausfälle, Blasen- und Mastdarmverschluß sowie schwere Depressionen. Die Betroffenen wechseln auffallend zwischen zwanghaftem Weinen und zwanghaftem Lachen. Zwischen den Schüben kommt es sogar bei den MS-Patienten zu ausgesprochen sanguinisch-heiterer Stimmung. Gerade diese "sonnigen, leichtbeschwingten Gemütslagen" sind charakteristisch für MS und zeigen den ernsten Zusammenhang mit dem Zentralnervensystem geradezu zwingend auf. Der MS-Erkrankte verhält sich in mancher Beziehung wie ein Hysteriker. In einem Bericht aus dem Jahre 1958 von Dr. Meljankow und Dr. Rjabinina aus Minsk, beide Anhänger der Lehre von Dr. Filatov, wird beschrieben, wie viele Fälle von MS durch Anwendung von biostimulierter Aloe nach der Methode von Dr. Filatov komplett geheilt werden konnten. Diese Behandlung führt auch Wolfgang Wirth MDH durch, die aus jeweils einer Serie von täglich 1 Injektion von je 1 ml Aloe biostimuliert (ALOE D 2 biostimuliert bzw. ALOGEN) 30 Tage lang erfolgt mit einer Pause von 30 Tagen und nochmaliger Serie von 30 Injektionen, bei gleichzeitiger Beachtung einer Diätvorschrift. (Quelle: *Mit Aloe heilen)*

Mund- und Zahnheilkunde

Im Mai 1984 berichteten Dr. Steven Hayes und Dr. Peter G. Sturn in *"The Journal of the Bergen Country Dental Society"*, daß *Aloe vera* die Schmerzen mildert, blutstillend und endzündungshemmend ist und gleichzeitig auch als Bakterizid, Antiviral und Fungizid wirkt. Im Verhältnis zu den traditionellen Behandlungsarten erbringt die Anwendung von *Aloe vera* ein viermal so schnelles Heilergebnis. Bei ihren Forschungen wurden keine anderen Produkte als Aloe-Saft angewandt, ein Produkt, welches ungiftig und ohne Nebenwirkung ist (abgesehen von den seltenen Fällen der Allergie gegen Aloe). Die Autoren berichteten auch über Forschungen im amerikanischen Walter-Reed-Hospital, bei denen der Zahnstein (Tartar) mit Aloe-Saft bekämpft wurde, da beobachtet wurde, daß Aloe nicht nur das Wachstum der *Streptococcus mutans* behindert, sondern diese sogar beseitigen hilft.

In den 60er-Jahren erschien ein Bericht von Dr. Ellis G. Bovik in dem *Texas Dental Journal,* der zu einem Klassiker wurde, unter dem Titel:*"Aloe, Panacea or Old Wives Tale"*. Auf Grund dieses Berichtes begannen immer mehr Zahnärzte bei ihren Behandlungen frische Aloe-Blätter bzw. Produkte, die stabilisiertes Aloe-Gel enthielten, zu benutzen. Dr. Thomas Bell aus Dallas berichtete 1977 über seine Erfahrungen, die er neun Jahre lang mit Aloe sammeln konnte. Bei Behandlungen von Zahnfleischentzündungen, Tumoren, Blasen und *Herpes simplex* im Mundbereich, erreichte er stets erheblich bessere Heilergebnisse unter Anwendung von Aloe, als mit den herkömmlichen Heilmitteln. Zu gleichen Ergebnissen kam auch Zahnarzt Dr. Stuart Wallace aus Dallas, bei 100 Fällen von Gengivitis, 23 Stomatites, 50 Mundhöhlengeschwüren und Periodontitis sowie 200 Fällen von *Herpes simplex*. Diese Berichte können ausführlich nachgelesen werden in dem Buch *The Silent Healer* von Bill Coats. Ein anderer Zahnarzt aus Dallas, Dr. Paul Carrington, berichtet über 2600 erfolgreiche Behandlungen mit Aloe, davon jährlich ca. 200 Fälle von Periodontitis. 1993 berichtete Dr. F. Mandeville, von der Medizinischen Fakultät von Virginia, über die Behandlung eines 54-Jährigen, der an einem schweren Tumor im Mundraum litt. Nach einer Strahlenbehandlung entstand zusätzlich eine Zahnfleischentzündung, wodurch alle Zähne verlorengingen. Nach der dreimonatigen Strahlenbehandlung zeigten die rechte Seite seiner Zunge und der Mundraum ein 5 cm großes Geschwür, wodurch ein Knochen bloßgelegt wurde, so daß furchtbare Schmerzen entstanden. Der Arzt wandte frischen *Aloe vera* -Saft an. Der Patient mußte den Saft zwei Monate lang täglich für drei Stunden im Mundraum halten mit anschließender Spülung mit einer Salzlösung. Mit sofortiger Wirkung bei Behandlungsbeginn verschwanden die Schmerzen, der Tumor wurde täglich kleiner, und in der zehnten Woche war keine Spur mehr von diesem zu sehen.

Auch in Rußland findet man wissenschaftliche Berichte zu diesem Gebiet. Unter dem Titel: "Periodontosis (Disease of the Bone Holding Teeth) Treated with Aloe Extract" schreiben Dr. S. Levenson und Dr. K. Somova vom Irkutak Medical Institut in Rußland über biogen stimulierte Aloe, die in Form von 1ml Aloe-Spritzen zur Anwendung kommt und Periodontosis des 1., 2. und 3. Grades heilt. Dieser Bericht wurde veröffentlicht in "Extract of Aloe, Supplement to Clinical Data" durch die Medexport, UdSSR, Moskau.

Zur Pflege des Mund- und Zahnbereiches empfiehlt es sich Zahnpasta mit Aloe-Zusatz zu benutzen, die schon in den USA zu haben ist. Für die Zähne ist dieser Zusatz sicherlich gesünder als der Zusatz des nur in einer sehr schmalen Bandbreite wirkenden Fluorzusatzes. Zuwenig Fluor bringt nichts für die Zähne und ein Exzeß richtet Schaden an. Es ist traurig mit ansehen zu müssen, wenn Kleinkinder 60% der benutzten fluorhaltigen Zahnpaste beim Zähneputzen herunterschlucken und in der Folge dann fleckige Zähne bekommen. Wie müssen erst dann die Knochen und inneren Organe aussehen! Es gibt Wissenschaftler, nach deren Meinung die Verwendung von Fluoride zur Vergreisung führt!

Vielleicht wird man in einigen Jahren oder Jahrzehnten den Kopf schütteln über unsere Generation, die Fluoride benutzte. Dr. Dean Burke, der ehemalige Chefbiochemiker am Nationalen Krebsinstitut der USA warnte bereits am 18. Juni 1985 vor der US Umweltbehörde „Environmental Protection Agency" vor der Benutzung von Fluoriden, die seines Erachtens die Hauptursache für Mißgeburten darstellt und den Tod von jährlich 50.000 Amerikanern durch fluoridiertes Trinkwasser, hauptsächlich durch Krebs, verursacht.

Um dies einmal zu überprüfen, habe ich einen kleinen Test gemacht. Auf zwei Glasscheiben gab ich je 5 g Natriumfluorid. Die eine Natriumfluoridmenge wurde mit 5ml Wasser angefeuchtet, um eine Paste zu bilden, die andere dagegen mit 5ml konz. Salzsäure. Wie wir wissen greift Salzsäure kein Glas an und wird auch in Glasflaschen verwahrt. Nach fünf Tagen wurden beide Glasscheiben abgewaschen und getrocknet. Die Glasscheibe, auf der die Natriumfluorid-Wassermischung war, blieb unverändert. Die Glasscheibe mit der Natriumfluorid-Salzsäuremischung zeigte eine sehr starke Verätzung. Aus diesem Test dürfen wir die Erkenntnis gewinnen, daß wenn irgendwelche Spuren von fluoridhaltiger Zahnpaste in unseren Magen kommen und sich mit der Magen-Salzsäure mischen, es dort zur Bildung einer der gräßlichsten Ätzflüssigkeit kommt, deren Moleküle auf ihrer Wanderung durch unseren Körper in Wirklichkeit verheerende mikroskopische Zerstörungsarbeit leisten und dem Krebs somit einen weiteren Weg ebnen. Jeder Chemiker oder Chemiefacharbeiter fürchtet die Arbeit mit Flußsäure und deren sauren Salzen und benutzt dabei einen speziellen Gesichtsschutz, Schutzhandschuhe, Gummischürze und Gummistiefel. Unsere Kinder, die jedoch 60% der fluorhaltigen Zahnpasta herunterschlucken sind völlig schutzlos dieser sich im Magen bildenden Ätzflüssigkeit ausgesetzt, und die Folgen können katastrophal sein. Das gilt auch für Erwachsene, bei denen nur Spuren der Zahnpasta oder fluoriertes Trinkwasser in den Magen gelangen.

Das 20 bändige Chemielexikon Ullman schreibt im Band 10 (1958) auf den Seiten 713-714: „Die Zahbürste soll in ihrem mechanischen Reinigungseffekt unterstützt werden, damit die Ansammlung von Belägen, die aus abgestoßenen Epithelzellen und anhaftenden Speiseresten entstehen, soweit als möglich verhindert wird. Jede weitergehende Forderung an ein Mundpflegemittel erscheint fragwürdig. ....Dabei hat man nicht genügend berücksichtigt, daß die ständige Wiederholung desinfizierender Maßnahmen zu allmählicher Degeneration und Schwächung der noch gesunden physiologischen Anteile der Mundflora führt (H. Kliewe, Th. Lammers, Mittlgsbl. Ärzteschaft Rhld.-Pfalz 1951). ...Während die Behandlung mit Fluorsalzen in der Kariesprophylaxe unbestreitbare Erfolge aufzuweisen hat, brachte der Zusatz zu Zahnpasten und Mundwässern nicht die erhofften Ergebnisse. Die Wirkung fluoridhaltiger Zahnpflegemittel ist im Vergleich zur direkten Applikation durch Touchieren der Zähne mit Fluoridlösungen oder durch perorale und parenterale Zufuhr so gering, daß sie praktisch vernachlässigt werden kann. ...Trotz gewisser Teilerfolge sind die Mund- und Zahnpflegemittel nicht imstande, Zahnkrankheiten zu verhindern, können sie aber dadurch bekämpfen helfen, daß sie die allg. Mundhygiene unterstützen." Nun enthalten viele Zahnpasten auch Aluminiumoxyd, Aluminiumlactat und werden in Aluminiumtuben angeboten. Jetzt vermuten viele Forscher, daß Aluminium die Hauptursache für die Alzheimersche Krankheit ist, die immer mehr um sich greift und heute bereits einer Million Deutschen das Gedächtnis auslöschte. Diese derzeitigen kostspieligen Dauerpflegefälle sind eine große Belastung in jeder dreißigsten Familie. Aluminium ist noch sehr neu im Gebrauch des Menschen und wurde 1855 zum erstenmal auf der Weltausstellung in Paris als "Silber aus Lehm" ausgestellt. Damals kostete noch ein Kilo 2000 Mark. Die Alzheimersche Krankheit entwickeltete sich parallel zur immer mehr verbreiteten Aluminiumbenutzung. Ein Zufall?

Einen Hoffnungsschimmer brachte die Meldung in "DER SPIEGEL" 9/2000 auf Seite 205: „Im Kampf gegen Karies könnten bald Kleinstlebewesen die Drecksarbeit zwischen den Zähnen erledigen. Heerscharen des Bakteriums *Streptococcus mutans* machen sich dort normalerweise über die Essensreste her. Sie fressen Zucker und scheiden ätzende Milchsäure aus, die den Zahnschmelz zerstört. An der Universität von Florida wurde jetzt ein Stamm der bakteriellen Übeltäter gentechnisch umgepolt - nun sollen sie in einer neuartigen Mundspülung als lebende Zahnschutzpolizei dienen. Statt Säuren produzieren die mutierten Streptokokken neutralisierendes Acetoin und Alkohol und killen ihre Karies bringenden Verwandten. Eine einzige Spülung mit 'guten' Streptokokken würde nach Angaben der Forscher reichen, um die Putzgehilfen ein Leben lang im Mund anzusiedeln."

Das wichtigste für die Zahnerhaltung ist jedoch die richtige Ernährung, die nicht die vielen Kapillaren verstopft, durch die jeder Zahn mit Wasser, Nährstoffen, Mineralien und Vitaminen versorgt wird. Wenn diese Kapillare verstopft sind, werden die Zähne geschwächt und dadurch besonders anfällig gegen Karies (siehe Kapitel über gesunde Ernährung).

Ende März 2000 mußte meine Zahnärztin Dra. Meire Maman Fracher eine kleine Chirurgie bei mir vornehmen, um an eine tiefliegende kleine Karies heranzukommen. Dazu wurden das Zahnfleisch und der Knochen etwas aufgetrennt. Die Zahnärztin sagte mir, daß sich nach sieben Tagen eine zarte Haut bilden würde und nach weiteren sieben Tagen sei alles verheilt. Ich erbat ihre Erlaubnis, um einen Test mit *Aloe vera* zu machen, und sie stimmte zu. Jeden Tag schnitt ich mir aus dem Gel eines *Aloe vera* -Blattes einen etwa 50 x 30 x 5 mm großen Lappen, den ich in den Mund nahm und mit der Zunge etwa 15 Minuten um die Wunde bewegte. Ab und zu biß ich etwas auf den *Aloe vera* -Lappen, damit frischer Saft austreten konnte. Nach 15 Minuten war dann der *Aloe vera* -Lappen total verbraucht. Dieser Lappen fühlte sich an wie eine feine Scheibe fetter Speck. Sechs Tage nach der Chirurgie besuchte ich meine Zahnärztin und sie war sehr erstaunt, daß die Wunde total verheilt war, mit einem Resultat, welches sonst erst nach vierzehn Tagen üblich ist. Da sie selbst in ihrem Mundraum eine Wunde hat, die seit langer Zeit nicht heilen will, wird sie jetzt auch einen Test mit *Aloe vera* machen.

Nervenentzündungen

Weit verbreitet ist eine bestimmte Erscheinungsform der Nervenentzündungen: die Polyneuritis. Sie ist eine gemeine Entzündung zahlreicher Nerven und löst eine Störung der motorischen oder der sensiblen Leitung des Nervensystems, manchmal beides, aus. Es gibt auch eine degenerative Form dieser Krankheit. Oftmals wird die Polyneuritis mit multipler Sklerose verwechselt. Wie bei dieser entarten dabei nach fortgeschrittenem Prozeß die Muskeln, die Sehnenreflexe lassen nach und kommen schließlich vollständig zum Erliegen. Typisch sind Gehstörungen, die Lähmung in Beinen und Armen, Herzklopfen, Schweißausbrüche und schmerzhafte Nervenstränge und Muskeln.

Eine Therapie, die fünf verschiedene Parallelmaßnahmen umfaßt, darunter auch eine Injektionskur mit Aloe-Extrakt, ist ausführlich in ¨Mit Aloe heilen¨ von Dr. Wolfgang Wirth beschrieben worden: „Ursache der Polyneuritis kann der Mißbrauch von Alkohol, Nikotin und chemischen Medikamenten sein. Manchmal ist die Erkrankung auch eine Folge von Diphtherie. Ferner treten als Ursachen die Kohlenoxyd- und auch Arsenikvergiftung auf. Auch Blei- und Schwefelwasserstoffintoxikationen können Nervenentzündungen dieser Art auslösen. Die Zuckerkrankheit, Pocken, Malaria und sogar Grippe vermögen ebenfalls Nervenentzündungen zur Folge zu haben. Da Aloe-Extrakt gerade gegen Vergiftungen wirkt, wird die Kur konstante Heilerfolge erbringen.“

Nierenerkrankungen

Wenn man bedenkt, daß die Prognosen bisher sowohl in der Hochschulmedizin wie auch in der Naturheilkunde für schwere Nierenerkrankungen in Bezug auf eine Heilung recht düster sind, so kann mit der Einführung der Aloe-Therapie in die ärztliche Praxis von einer Wende zum Guten mit einer gewissen Berechtigung gesprochen werden. Ein so kompliziertes System wie das der Nieren ist für viele Belastungen und verschiedenartige Krankheitsbilder anfällig. Die Therapie muß hier vom behandelnden Arzt sorgfältig differenziert werden. (Siehe "*Mit Aloe heilen*")

Offene Beine

Fast immer durch Stauungen des Blut- und Lymphkreislaufes im Bereich der Unterschenkel infolge von Krampfadern oder deren Folgeerkrankungen (Venenentzündungen) hervorgerufen. Die Erscheinungen äußern sich in Form von hartnäckigen nässenden Hautentzündungen unter dem Bilde eines Stauungsekzems oder in Form von langwierigen Beingeschwüren (Krampfadergeschwüre) mit wäßriger oder eitriger Absonderung. Hierzu berichtet Dr. M. El Zawahry, M.D. Professor of Dermatology, Faculty of Medicine, Cairo University, Kairo, Ägypten, et al. unter dem Titel "Use of Aloe in Treating Leg Ulcers and Dermatoses" in der Jan /Feb- Ausgabe, S. 68-74 im *International Journal of Dermatology.* Nachdem bereits im arabischen Raum durch viele Jahrhunderte hindurch die Aloe Anwendung in der Wundheilung fand, in China schon seit Jahrtausenden, hat man leider erst jetzt diese Wundheilwirkungen wiederentdeckt. Besonders mit folgenden Aloe-Arten: *Aloe perryi* Baker, *Aloe vera* Linné (Syn. *Aloe barbadensis* Miller), *Aloe spicata* Baker, *Aloe ferox* Lamarck und *Aloe africana* Miller.

Dr. Zawahry berichtet ausführlich über drei Fälle von "Offenen Beinen".

1.) 1.400 mm² große Wunde, Fünfzigjähriger, der bereits 15 Jahre darunter litt.

2.)5.000 mm² große Wunde, Einundfünfzigjähriger mit Pseudoelephantitis.

3.) 440 mm² große Wunde, Zweiundzwanzigjähriger, der bereits 5 Jahre darunter litt.

Alle drei Fälle wurden mit einem Gel aus *Aloe vera* behandelt und geheilt.

Zu gleichen Ergebnissen kam Dr. J. E. Crewe, M.D. aus Rochester in Minnesota bei der Behandlung von "Offenen Beinen" bei einem Patienten mit Beinstümpfen. Auf dem linken Stumpf war eine Wunde von 5 x 13 cm und eine von 3 cm Durchmesser, auf dem rechten Stumpf eine Wunde von 3 cm Durchmesser. Bereits 24 Stunden nach der Erstanwendung von *Aloe vera* bei der Wundversorgung, waren die Schmerzen weg, und die Wunden begannen kleiner zu werden. Die beiden kleineren Wunden schlossen sich nach zwei Wochen und die große Wunde nach zwei Monaten. Dieser Bericht erschien im Oktober 1937, S. 670-673 unter dem Titel: "Aloe Treatment for Aplmar Eczema, Pruritus Vulva, External Ulcers, Poison Ivy and Burns" in *Minnesota Medicine*.

Mit Poststempel vom 8. April 2000 erhielt ich ein ausführliches Schreiben von Dr. Marcelino Pedrini Ruas vom Gesundheitsamt in São Tiago im Bundesstaat Minas Gerais. Eine junge Dame, F.S., 24 Jahre alt, litt seit fünf Jahren an offenen Beinen (Poliatrite nodosa). Die Wunde am rechten Unterschenkel war 9600 mm² groß und ließ sich mit allen der Hochschulmedizin zur Verfügung stehenden Heilmitteln nicht schließen. Daraufhin wurde die Patientin nach São Paulo gesandt, in der Hoffnung dort bessere Heilmethoden anzutreffen. In siebenmonatiger Internierung in São Paulo, obwohl die besten Ärzte bemüht wurden, konnte keine Heilung erzielt werden, so daß die Patientin wieder nach Minas Gerais entlassen wurde. Durch Zufall traf Dr. Marcelino Pedrini Ruas meinen Freund und Aloepflanzer Malte Weltzien in der Sauna eines Spa in Jarinu, SP. Dabei kam die Rede auf die *Aloe vera* und mein Freund Malte konnte den Arzt für die *Aloe vera* begeistern, der daraufhin Aloe-Gel in Tuben der Marke *Veraloe Gelatum* der Firma Cassiopeia kaufte. Dieses Aloe-Gel wandte Dr. Marcelino Pedrini Ruas bei seiner Patientin an, und nach vierzig Tagen hatte sich die Wunde auf 350 mm² vermindert. Der Arzt sandte mir von diesem Zustand ein Farbphoto. Gleichzeitig sandte er mir drei Farbphotos von einer anderen Patientin, M.J.S., 52 Jahre alt, die bereits dreißig Jahre furchtbare großflächige offene Wunden ringsherum an beiden Unterschenkeln aufweist. Diese Photos wurden am 20.3.2000 aufgenommen vor Beginn der Behandlung mit *Veraloe Gelatum*. Der Arzt versprach mir, mich mit weiteren Photos über den Verlauf der Behandlung dieser Patientin zu informieren.

Radioaktive Verbrennungen

Über die Versuche an Tieren, die radioaktiver Strahlung ausgesetzt wurden, berichten die Ärzte Dr. C.C. Lushbaugh, M.D. und Dr. D.B. Hale, B.S. von der Health Division, Los Alamos, Scientific Laboratory der University of California, Los Alamos, New Mexiko, under the auspices of the United States Atomic Energy Commission unter dem Titel: "Animal Research on Acute Radiation Damage". Dieser Bericht wurde veröffenlicht im Juli 1953 in *Cancer*, Band 6, S. 690-698. Er erbrachte, daß mit Hilfe von *Aloe vera*, die von 28.000r beta-Strahlung (Strontium 90) verursachten Hautschäden innerhalb von zwei Monaten völlig geheilt waren, während das zweitbeste Heilmittel bei diesem Versuch selbst nach vier Monaten keine vollständige Heilung brachte.

Rheumatismus

Wenn man bedenkt, daß Rheumatismus oftmals eine das ganze Leben begleitende Erkrankung mit Ausfall der Arbeitsfähigkeit und vorzeitigem Siechtum ist, so fordert gerade diese imminent soziale Bedeutung sämtliche therapeutischen und hygienischen Leistungen heraus, zu denen die Gesellschaft fähig ist. In seinem Buch "Mit Aloe heilen" empfiehlt Dr. Wolfgang Wirth ein Teegemisch, das zu je einem Drittel aus getrockneten biostimulierten Aloe-Blättern, Tinnevelly Sennesfrüchten und Blättern von *Orthosiphones* besteht. Das Teegemisch darf nicht während Schwangerschaft und Menstruation verabreicht werden.
Um die Wirkung der Tee-Therapie zu erhöhen, ist geraten, eine unterstützende Behandlung mit der Applikation von Aloe-Extrakt aus biostimulierten Aloe-Blättern (wäßriger Extrakt) durchzuführen. Es wird zweimal pro Woche einen Monat lang eine Injektion von 1 ml subkutan eines Oberschenkels verabreicht. Danach tritt eine injektionsfreie Phase von vier Wochen ein, während der aber die Tee-Therapie weitergeführt wird. Nach diesen vier Wochen wird die Kur wiederholt. Eine erneute Injektionskur ist erst nach einem Jahr angezeigt, dagegen sollte die Tee-Behandlung während des ganzen Krankheitsverlaufes bis zur Heilung beibehalten werden. Der Tee ist nach den Gebrauchsinformationen der Packung täglich bis zu zweimal je eine Tasse zu reichen. Injektierter Aloe-Extrakt baut Harnsäure ab. Das ist eine der wichtigsten Grundlagen für die Rheuma-Bekämpfung. Ausführliche Beschreibung und Diätvorschriften siehe "Mit Aloe heilen" von Dr. Wirth.

Röntgenstrahlen-Verbrennungen

Der Segen der Röntgenstrahlung hat leider oft einen hohen Preis. Immer wieder kommt es vor, daß Patienten durch eine zu lange oder zu starke Exposition von Röntgenstrahlen schwere Hautschäden erleiden.

Zur Wiederherstellung der beschädigten Hautpartien wurde als weltweit bestes Mittel der Saft der *Aloe vera* identifiziert. Aus Südafrika berichtet Gilbert Westacott Reynolds, D.Sc., E.L.S., in seinem weltberühmten Buch "*The Aloes of Tropical Africa and Madagascar*", welches im September 1966 herausgegeben wurde: „Die Aloe ist viel im Gebrauch bei der Behandlung von "X-ray burns" (Verbrennungen mit Röntgenstrahlen), genauso wie früher die Aloe über Jahrhunderte hinweg in China bei den normalen

Verbrennungen benutzt wurde". Der führende Dermatologe aus Johannesburg berichtet, daß bei Fehlen von *Aloe vera* auch *Aloe arborescens* Miller mit gleichem Ergebnis benutzt wurde durch einfache äußerliche Anwendung des Saftes ihrer Blätter auf den verbrannten Körperteilen.

Der älteste wissenschaftliche Bericht stammt von den beiden Ärzten (Vater und Sohn) C.E. Collins und C. Collins aus dem Jahre 1935. Unter dem Titel "Roentgen dermatites treated with fresh whole leaf of Aloe vera" und im "American Journal on Roentgenology", 33:339, 1935, publiziert, berichteten sie über eine zweiunddreißigjährige Frau, die sich im Mai 1932 einer Roentgenbehandlung unterzog und eine 4 x 8 cm große, stark juckende Hautentzündung an der linken Stirn aufwies, die bis 2 cm unter die Haargrenze ging. Die Oberfläche dieser Entzündung war rauh und schuppig. Die von ihr konsultierten drei Ärzte verschrieben jeweils Borsäure, Phenol in Olivenöl, Ichthyol und eine Lösung aus einem Antiseptikum mit Zinkoxid. Ihr Zustand verschlimmerte sich, und um sich nachts vor Schmerzen und Verletzungen zu schützen, hüllte sie ihre Wunde mit Watte ein. Als Therapie wurde eine Hautverpflanzung vorgeschlagen.

Daraufhin wurden ihr auf die entzündete Hautfläche frisch aufgeschnittene *Aloe vera* -Blätter aufgelegt. Vierundzwanzig Stunden später teilte die Patientin mit, daß der Juckreiz und die Schmerzen total verschwunden waren. Daraufhin wurde die Behandlung mit *Aloe vera* -Blättern fortgesetzt. Innerhalb von fünf Wochen wurde eine ständige Verbesserung beobachtet, und im April 1934 war die Heilung vollständig. Sogar die Haare wuchsen wieder, und es verblieben keine Narben. Die nach der Heilung anfangs noch etwas hellere Haut nahm im Sommer die Tönung der übrigen Kopfhaut an, so daß kein Unterschied mehr festzustellen war. Nach diesen Ergebnissen gehören die Aloe-Präparate in die Hand eines jeden Röntgenarztes.

Rückenmarkentzündung, einschließlich „Polio"

Da Aloe fortan zu den Heilpflanzen gezählt werden kann, die in hervorragender Weise die Zellumwandlung beeinflussen, ist die Therapie mit Aloe-Extrakt bei allen Krankheiten angezeigt, bei denen die Zellgewebe und Nervenzellen betroffen sind. Dazu gehören alle jene schmerzhaften Leiden, die unter Myelitis wissenschaftlich einzuordnen sind. Am bekanntesten ist ja die verhängnisvolle Poliomyelitis, abgekürzt Polio, die Bezeichnung für Kinderlähmung. Sie ist eine akute Entzündung der grauen Vorderhörner im Rückenmark. Die Symptome der Rückenmarkentzündungen haben Ähnlichkeit mit den Anzeichen der multiplen Sklerose. Hierzu empfiehlt Dr.

Wirth (Quelle: "Mit Aloe heilen") die Injektion von Aloe-Extrakt und Fasten solange Fieber besteht. Ernährung erfolgt nur mit reinem Kirschsaft. Ist der Patient fieberfrei, wird auf Obst und Gemüserohkost umgestellt. Kreuz und Rücken sind häufig (viermal am Tag) mit Olivenöl einzureiben. Prof. Barsegjan stellte bei seinen Versuchen am Rückenmark nach der Aloe-Injektions-Kur fest, daß sich eine Verstärkung der regenerativen Prozesse zeigt, u.a. die Wiederherstellung der Impulsüberleitung im durchgetrennten Rückenmarkabschnitt. Dank der Polioschluckimpfung von Dr. Sabin ist diese Erkrankung heute selten.

Schizophrenie

Diese oftmals unauffällige, schwere Erkrankung ist eine endogene, also eine nicht von außen, sondern im Organismus selbst entstandene Psychose, von der das klassische medizinische Wörterbuch PSCHYREMBEL sagt, die Entstehungsursache, die Genese, sei unbekannt.

Man vermutet genetische oder virale Ursachen. In den Pavlovschen Kliniken war für die Heilung die Schlaftherapie besonders beliebt. Ferner wurde im Moskauer Forschungsinstitut für Psychiatry die Gewebetherapie (Implantation von biogen stimulierten Milz-, Hoden- und Schilddrüsenstücken) auf breiter Grundlage angewandt, die ohne Nebenwirkungen den Krankheitsverlauf günstig beeinflussen kann und sich als eine Methode mit unspezifischer Heilwirkung bewährte. Nachdem die Schule Filatow von der Implantationsmethode der Gewebetherapie zur Aloe-Therapie stärker übergegangen ist, wird bei Schizophrenie wie auch bei Epilepsie die Injektionsmethode mit Aloe-Extrakt angewendet. (siehe: "Mit Aloe heilen") Gerade in letzter Zeit sind zuverlässige Erfolgsberichte in Berlin über die günstige Beeinflussung durch Aloe beim Verlauf dieser schweren, tückischen Erkrankung durch Dr. Wirth bekannt geworden.

Schmetterlingsflechte (*Lupus erythematodes*)

Durch ein Buch ("Lupus, die *Aloe vera* und ich") von Rita Thompson ist die Heilung dieser furchtbaren und schmerzhaften Krankheit durch *Aloe vera* sehr bekannt geworden, und die Autorin wurde danach zu einer der erfolgreichsten Verkäuferinnen von Aloe-Produkten in einer multinationalen Firma. Ihre Geschichte liest sich wie ein Roman. 1975 wurde bei Rita die Diagnose gestellt, daß sie an rheumatischer Arthritis erkrankt sei. Fünf Jahre lang litt sie unter schweren Schmerzen, besonders an den Gelenken, die manchmal schwächer wurden, aber immer wiederkamen. Immer wurde die gleiche Diagnose gestellt. 1980 begann die Krankheit sich an der Haut zu zeigen. Zuerst kleine Geschwüre, die einige Wochen blieben und dann scheinbar wieder etwas abheilten, aber jedesmal in größerem Ausmaße wiederkamen. Anderthalb Jahre ging das so. Die Schmerzen wurden immer unerträglicher, auch emotionell war die Belastung immer größer. Rita wurde behandelt mit allem, was die moderne Medizin anzubieten hatte. Verschiedene Male wurde sie ins Krankenhaus eingeliefert, aber ihr Zustand verschlimmerte sich immer mehr. Sie konnte keine Kleidung mehr tragen, war nur noch in Plastik eingehüllt und ihr Körper mit einem Gleitmittel befeuchtet. Sie verlor alle ihre Haare und wurde informiert, daß sie nie wieder Haare haben werde. Ihre Krankheit war die Schmetterlingsflechte, eine besonders unangenehme Form, ähnlich der Hauttuberkulose (Haut-TBC), auch bekannt als Zehrrose,

Ab Mai 1983 trank sie täglich ein Glas *Aloe vera* -Saft. Nach 30 Tagen war ihr Zustand sichtlich besser. Die Geschwüre wurden heller, und ihr Haar begann wieder zu wachsen, die Schmerzen verschwanden, und nach und nach wurde ihre Haut völlig gesund. In dieser Phase vergaß sie an zwei Tagen ihr Glas *Aloe vera* -Saft zu trinken. Die Krankheit brach wieder aus. Nachdem sie dann zwei Tage wieder *Aloe vera*-Saft zu sich nahm, klang die Krankheit ab, und nach 48 Stunden war nichts mehr zu sehen. Seit dieser Zeit trinkt sie täglich ein Glas *Aloe vera* -Saft und lebt bis heute ansonsten völlig gesund und hält ihre Krankheit unter Kontrolle. Sie arbeitet weiterhin als erfolgreiche Verkäuferin von Aloe-Produkten. Ihr Buch, reich mit Photos illustriert, bringt einen erdrückenden Beweis über die Heilwirkungen der als "Kaiserin der Heilpflanzen" bezeichneten *Aloe vera* .

Schürfwunden

Schürfwunden können schwere Schmerzen, Entzündungen und länger andauernde Bewegungsbehinderungen verursachen. Anwender von *Aloe vera* -Saft, -Gel oder -Spray sind beeindruckt und berichten über die schnelle Heilung von Schürfwunden, die sofortige Befreiung von den üblichen Schmerzen und von der hervorragenden Wundschließung. Besonders in den ersten 24 Stunden benutzt man mehrmals äußerlich *Aloe vera* -Spray, bzw. -Gel oder -Saft.

Schuppenflechte (Psoriasis)

Die Schuppenflechte hat sehr unspezifische psychische Veränderungen zur Grundlage. Typisch sind Angstzustände, besonders Lebensangst, Angst vor Strafe, sogenanntes "schlechtes Gewissen" und vor allem Minderwertigkeitsgefühle. Auch eine Autoimmunität kann diese Krankheit verursachen. Die Psoriasis führt oft zu Haarausfall und völliger Glatzenbildung. Die normalerweise verordneten Salben und Bestrahlungsbehandlung können nur zu einer Abheilung und zum zeitweisen Verschwinden der Schuppen führen. Dr. Wiiliam Engel aus Santa Fé in New Mexiko berichtet, daß er diese Patienten mit einem Aloe-Gel behandelt, bei gleichzeitiger Gabe von größeren Mengen Aloe-Saft während der Dauer eines Jahres. Dabei soll gleichzeitig eine Diät beachtet werden, die keine industrialisierten Produkte enthält, keinen Zucker sowie keine tierischen Fette, bei gleichzeitiger Gabe eines Multivitaminpräparates und eines Antioxidanten.

Mitte 1996 führten Dr. Syed und seine Kollegen in Saudi Arabien eine Doppelblindstudie an sechzig Patienten mit Schuppenflechte durch. Diese Patienten litten bereits seit fünf bis sechzehn Jahren an dieser Krankheit. 16 Wochen erhielten dreißig Patienten einen Aloe-Gel und die anderen dreißig Patienten ein Plazebo. Von den dreißig Patienten, die mit Aloe-Gel behandelt wurden, konnten fünfundzwanzig total geheilt werden, Ausführlich beschrieben unter dem Titel ¨Management of psoriasis with Aloe vera extracted in a hydrophilic cream: a placebo controlled, double-blind study¨ und veröffentlicht in ¨Trop. Med. International Health¨, August 1996, 1-4, Seiten 505 - 509.

Schutz gegen UV-Strahlen

Die UV-Strahlen blockieren total das Hautimmunsystem. Seit 50 Jahren wissen wir, daß Gel der *Aloe vera* einen Schutz gegen UV-Strahlen bildet, Sonnenbrand verhindert und auch heilt. Der Augenarzt Dr. Neville Baron aus Secaucus in New Jersey, hat unzählige Versuche gemacht und die *Aloe vera* als Wundermittel für die Bindehautentzündung bezeichnet, bzw. sogar als flüssige Sonnenbrille. *Aloe vera* schützt die Augen, absorbiert die UV-Strahlen, welche sehr schädlich für die Augen sind. Man vermutet, daß bestimmte UV-Strahlen sogar für den Star verantwortlich sind durch die Degenerierung der Netzhaut und Veränderung der kristallinen Augapfelflüssigkeit.

Eine sehr umfangreiche wissenschaftliche Arbeit unter dem Titel: ¨Prevention of ultraviolet radiation-induced suppression of contact delayed hypersensitivity by Aloe vera gel extract¨, wurde Im „Journal Invest. Dermatologycal im Februar 1994, 102:2, Seiten 197 - 204 veröffentlicht.

Die Autoren Dr. F.M. Strickland, Dr. R.P. Pelley und Dr. M.L. Kriple führten Versuche mit Ratten durch, die starke UV-Strahlungen durch äußerliche Anwendung von *Aloe vera*-Gel immunbiologisch unterdrücken konnten, ohne das DNA zu schädigen oder zu verändern.

Sinusitis

Die Entzündung einer oder mehrerer Nebenhöhlen der Nase läßt sich lt. Max B. Skousen gut mit *Aloe vera* -Saft mittels eines Inhalationsgerätes behandeln. Personen, die häufig unter Sinusitis leiden, benutzen dies Verfahren regelmäßig, um dadurch erfolgreich auch Sinusitis vorzubeugen.

Sklerodermie (Hautverhärtung)

Die Krankheit ist im Volksmund als Darrsucht bekannt. Die progressive Erscheinungsform gilt als schwere, oft tödliche System-Erkrankung (nach PSCHYREMBEL). Es handelt sich bei diesem Leiden um ein typisch defizitäres Erscheinungsbild: Mangel an Mineralien, mangelhafte Drüsentätigkeit, Störung im Gefäßsystem bis zur Gefäßschrumpfung. Diese Mangelzustände gehen einher mit Wucherungen von Bindegeweben und Hautschwund. Es treten Versteifungen auf, sowie Abschürfungen von Fingern und Zehen. Typisch sind die sogenannten Madonnenfinger und das "Maskengesicht". Symptomatisch für diese Krankheit sind weiterhin schwer heilende Wunden. Oft sind innere Organe befallen: Speiseröhre (Schluckbeschwerden), Nieren (Nierensklerose), Herz (Myokardsklerose). Die Hochschulmedizin bietet keine ausreichende Therapie. Die Naturmedizin (Dr. Brauchle) bietet Luftbäder, Besonnung, viel Rohkosternährung sowie Bewegungsübungen in heißem Wasser an. Das ist lt. Dr. Wolfgang Wirth alles goldrichtig und bringt auch den Prozeß zum Stagnieren. Dr. Wirth bietet erstmals eine Heilungsaussicht, die vielfach klinisch in harten Tests erprobt wurde: Aloe-Extrakt-Therapie. Sie wird wie folgt angewendet: An 30 Tagen wird täglich 1 x in den Morgenstunden 1 Ampulle Aloe-Extrakt 1 ml subkutan injiziert. Danach tritt eine Ruhepause von weiteren 30 Tagen ein. Dann folgt die zweite Therapiestufe mit wiederum 30 Injektionen, d.h. jeden Tag 1 ml Spritze unter die Haut (Oberschenkel). Nach einem Jahr wird die Kur wiederholt. Die biogenen Stimulatoren in der Aloe beheben die Mangelzustände und festigen das Immunsystem.

Sonnenbrand

Dr. Ellis G. Bovik, D.D.S., M.S.D. (Mast. of Surgical Dentistry) publizierte im *Texas Dental Journal* im Januar 1966 unter dem Titel: "*Aloe vera*, Panacea or 'Old Wives' Tales?" unter anderem eine eigene Erfahrung mit Sonnenbrand. Im Sommer 1961 fuhr er mit seiner Frau acht Stunden zum Fischen auf Padre Island. Beide hatten sich wie immer gegen Sonnenbrand geschützt, jedoch vergessen ihre Beine einzucremen. Am nächsten Morgen kamen er und seine Frau nicht aus dem Bett, deratig schmerzten die Beine vom Sonnenbrand. Als ihre mexikanische Hausangestellte dies sah, ging sie sofort aus dem Haus und kam danach mit einem Blatt *Aloe vera* zurück, das sie dem Arzt und seiner Frau gab, damit diese ihre Beine mit dem Gel aus dem Blattinnerem behandeln sollten. Nach einer halben Stunde waren beide völlig kuriert, konnten aufstehen und waren schmerzfrei. Durch diese Begebenheit lernte Dr. Bovik die Aloe kennen und begann, sie besonders in der Zahnmedizin anzuwenden.

Stinknase (Ozaena)

Eine übelriechende Erkrankung der Nase. Der Name Stinknase besteht zu Recht. Ein wahrhaft übler Geruch geht von der befallenen Nase aus. Das ist die Folge bakterieller Zersetzung der Borken, die sich durch Entzündungen in der Nase bilden. Dr. Wolfgang Wirth empfiehlt folgende Behandlung: 15 Injektionen in der Applikation täglich 1 x 1ml subkutan, hierauf ein Intervall von zwölf Tagen, anschließend 15 weitere Injektionen.

Tuberkulose

1950 publizierten Dr. Gottshall und seine Kollegen in der *Amercian Review of Tuberculosis* ihre Forschungsergebnisse über die erfolgreiche Behandlung von Tuberkulose mit *Aloe vera.*1979 wurden die russischen Forschungen bekannt von Dr. T. Zarimora und Dr. W. Rodionov, die sogar für den Nobelpreis der Medizin vorgeschlagen wurden. 167 Patienten mit Tuberkulose, davon 113 mit Lungen- und Bronchialtuberkulose, erhielten eine tägliche Gabe von Aloe in 37%iger Verdünnung. 60 Tage nach Behandlungsbeginn zeigten alle Teilnehmer (4 Patienten fielen aus, da sie allergisch gegen Aloe waren) dieser Doppelblindstudie im Verhältnis zu der Kontrollgruppe eine beachtliche Besserung. Daraufhin erhielt auch die Kontrollgruppe Aloe gereicht, und nach acht Monaten waren alle total und endgültig von der Tuberkulose geheilt. Da z.Zt. die Tuberkulose, die als ausgerottet galt, wieder mit voller Macht zurückkommt, sollte man auf diesen Forschungen aufbauen. Am 24.3.2000 meldete die Zeitung ¨O Estado do São Paulo¨, daß zwei Milliarden Menschen derzeitig den Tuberkelbazillus in sich tragen, acht Millionen Menschen an Tuberkulose erkrankt sind und zwei Millionen Tuberkulöse jährlich daran sterben, darunter 250.000 Kinder. Obwohl die Tuberkulose in Deutschland noch zahlenmäßig gering ist, stieg die dortige Zahl der Tuberkulösen im letzten Jahr (1999) um 50%. Tendenz stark steigend, da der Bazillus *Mycobacterium tuberculosis* gegen die meisten Heilmittel bereits resistent ist.

Verbrennungen

Eines der wichtigsten Anwendungsgebiete für die *Aloe vera* ist die Behandlung von Brandwunden. Berühmt wurden die Berichte von Dr. J.E. Crewe, die 1937 unter dem Titel „The External Use of Aloes" im Band 20, Seiten 538-539 und auch 1939 im *Minnesota Journal of Medicine* veröffentlicht wurden. Ein Mann fiel mit seinem Bein bis zum Knie in einen gerade geöffneten großen Industrie-Dampfkochtopf mit kochendem Wasser, und die Verbrennungen waren derartig, daß sich die Haut beim Entfernen der Hose ablöste. Sofort wurde ein Aloe-Gel angewandt. Die Schmerzen ließen nach, und es bildeten sich keine Entzündungen. Neunzehn Tage danach war der Patient total geheilt und konnte wieder arbeiten. Dr. J.E. Crewe entwickelte eine Creme aus gleichen Teilen von Aloe-Gel und Mineralöl unter einem kleinen Zusatz von Vaseline.

Ein wichtiger Ort, wo ständig die Heilung von Verbrennungen durch die Anwendung von Aloe beobachtet wird, ist das Zentrum für Verbrennungen an der Universität von Chicago. Die dortigen Forscher Dr. Martin C. Robson und Dr. John P. Heggers benutzen eine Aloe-Creme, die unter dem Namen Dermaide Aloe von der Firma Dermaide Research Corporation hergestellt wird. In einem Forschungsbericht aus dem Jahre 1980 wird berichtet, daß die *Aloe vera* bessere Heilergebnisse erbrachte als Penizillin bei der Behandlung von Erythemen, Prurides und Hautverformungen durch Narben. Die Forscher berichteten, daß die hervorragende Wirkung der *Aloe vera* bei Brandwunden an ihrer entzündungshemmenden Eigenschaft liegt. Je kürzere Zeit die Haut entzündet ist, desto weniger Hautveränderungen formen sich. Gleichzeitig tötet die *Aloe vera* die Mikroben ab, verhindert die störende Blutgerinnung in der Wundoberfläche, wodurch die Blutzirkulation in dem verletzten Bereich gefördert wird, neutralisiert die Aktion der Prostaglandine und Tromboxane, die die Verengung der Blutbahnen bewirken.

Ein weiterer Forschungsbericht unter dem Titel "Aloe Vera Ointment Tested On Third Degree Burns" wurde im *Industrial Medicine and Surgery* im August 1959 S. 364-368 von Dr. R. Rovatti, M.D. und Dr. R.J. Brennan, M.D. veröffentlicht. Weiter finden wir einen Bericht in der *Los Angeles Times* vom 22. Juni 1979 unter dem Titel "Aloe Vera probably prevents the progressive death of tissues." Der Autor ist Dr. Martin Robson, Direktor des Burn Center von der University of Chicago.

Ein anderer Forschungsbericht vergleicht die Heilung von siebenundzwanzig Brandwunden bei der Anwendung von *Aloe vera* -Gel mit den Ergebnissen bei der Anwendung von Vaseline. Mit *Aloe vera* -Gel erfolgte die Heilung innerhalb von 11,89 Tagen im Gegensatz zu Vaseline mit 18,19 Tagen. Veröffentlicht unter dem Titel "Effect of Aloe vera gel to healing of burn wound. A clinical and histologic study" im "Journal Med. Assoc. Thai." im August 1995, 75:8, Seiten 403-409 von Dr. V. Visuthikosol und seinen Kollegen.

Verrenkungen und Sehnenzerrungen

Eine viel erzählte Geschichte in der Aloe-Literatur ist die Behandlung der Olympiateilnehmer von 1976 durch den berühmten texanischen Trainer Frank Medina. Er benutzte eine Mischung von *Aloe vera* und Aspirin für die Behandlung der US-Olympiamanschaft. Seine Erfolge bei Verrenkungen und Sehnenzerrungen sprachen sich während der Olympiade herum, und vier sowjetische Athleten, die aufgeben mußten aus solchen Gründen, hörten von dem Wundermittel des US-Trainers und ließen sich von ihm behandeln. Ein wahres Wunder geschah. Alle vier konnten wieder teilnehmen, und zwei von ihnen gewannen sogar kurz darauf Goldmedaillen. Aus Dankbarkeit lud das olympische Komitee der damaligen UdSSR den US-Trainer Frank Medina nach Rußland ein.

Seit damals gilt dieser *Aloe vera* -Creme als Geheimtip bei den Spitzensportlern. In einem Bericht in der "Bibel" der Athleten, *Runner's World,* wurde ausführlich darüber berichtet. Man vermutet, daß durch die Aloe das Aspirin leichter in den Körper eindringt und in die Blutbahnen kommt. Aloe und Aspirin vereinigen die schmerzstillende mit der entzündungshemmenden Wirkung und bilden somit ein Spitzenprodukt für die Sportmedizin.

Wundstarrkrampf (Tetanus)

Eine meldepflichtige Infektionskrankheit, deren wichtigstes Krankheitszeichen eine krampfhafte Starre der Körpermuskulatur ist. Der Erreger des Wundstarrkrampfes, der Tetanusbazillus, ist ein anaërobes, längliches, geißeltragendes Stäbchen mit sehr wiederstandsfähigen Sporen. Der Bazillus findet sich als Darmbakterium vor allem bei Pferden und Rindern und gelangt mit dem Kot (Dünger) in die Acker- und Gartenerde, findet sich im Staub, Gras, Heu und Holz. Als Eintrittspforte kommen vor allem zerrissene Wunden, Verbrennungen der äußeren Haut, gelegentlich auch Schleimhautwunden in Betracht, die mit Erde, Staub, usw. verunreinigt und der Einwirkung des Luftsauerstoffes vollkommen entzogen sind. Besonders gefährlich sind Wunden an den peripheren schlecht durchbluteten Teilen des Körpers (Füße, Hände). So kann Wundstarrkrampf von einer einfachen

Verletzung durch einen kleinen Holzsplitter, der zufällig infiziert war, an Hand oder Fuß entstehen.

Zu diesem Thema schrieb mir mit Datum vom 25.3.2000 Frau Elsa Olga Simon aus Itá in Santa Catarina (Südbrasilien): „Lieber Herr Michael Peuser! Ich lese immer mit Interesse die Brasil Post und auch Ihre Artikel über *Aloe vera*. Das Rezept von Pater Romano haben wir auch schon erfolgreich angewandt. Ich mit meinen 79 Jahren habe schon viele Erfahrungen mit *Aloe vera* gesammelt. Schon vor 50 Jahren kannten wir die *Aloe vera* nur als "Tetanus". Dieser "Tetanus" wirkte Wunder! War jemand auf einen Nagel getreten, legte man die Blätter von "Tetanus" auf die Wunden, man schälte das Blatt, legte es auf die heiße Herdplatte und dann ganz heiß auf die Wunde. In zehn Minuten war das Blatt ganz trocken. Dies wurde sooft wiederholt, bis alles gut war. Wir haben damit Wundstarrkrampf behandelt. Ich bin mit sieben Jahren mit meinen Eltern aus Deutschland in Brasilien eingewandert. In den ersten zwei Jahren starb mein einziger Bruder Bertoldt Stegmann an Wundstarrkrampf. Damals hatten wir Kolonisten noch keinen Arzt und kannten auch noch nicht die *Aloe vera*, die wir später "Tetanus" nannten und konnten daher meinen Bruder leider nicht retten." Heutzutage ist die Behandlung jedoch praktischer mit der Tetanus-Spritze.

Zuckerkrankheit (Diabetes)

Max B. Skousen schreibt in seinem Handbuch „*The Ancient Egyptian Medicine Plant Aloe Vera*", daß bei innerlicher Einnahme von *Aloe vera*-Saft die Bauchspeicheldrüse angeregt wird zu vermehrter Insulin-Produktion. Daher sollten Zuckerkranke beim Einnehmen von Aloe verstärkt ihren Zuckerspiegel beobachten, da dieser absinken kann und dadurch eine etwaige beibehaltene zu hohe Insulingabe Probleme verursachen könnte.

Bereits im Jahre 1982 wurden im Fujita Health Institute in Japan Versuche mit Ratten angestellt, um die Wirkungsweise von Aloe auf den Glukose-Gehalt zu testen. Einer Gruppe von Ratten wurde Blut von Zuckerkranken eingespritzt, wodurch der Glukosewert sofort sprunghaft anstieg. Nach einer Gabe von Aloe sank der Glukosewert wieder auf normales Niveau. Dr. Robert Davis und seine Forschungsgruppe am *Pennsylvania College of Podiatric Medicine* haben unzählige Versuche mit Aloe-Gemischen gemacht und besonders die Krankheitssymptome, unter denen die Zuckerkranken häufig leiden, wie z.B. Entzündungen, nicht heilende Wunden und Ödeme, damit behandelt. Es wurden stets bessere Heilungsergebnisse erzielt als bei den traditionellen Behandlungsarten. Bill Coats berichtet in seinem Buch "*Aloe vera, the Inside Story*", daß er einen

Forschungsauftrag erteilte, um wissenschaftliche Beweise zu erhalten, wie die Aloe bei der Zuckerkrankheit und ihren Nebeneffekten wirkt. Die Resultate sind noch nicht veröffentlicht, sollen jedoch sehr erfolgversprechend sein.

Gleichfalls finden wir einen Forschungsbericht im J. Ethnopharmacol .28:3 vom Februar 1990, S. 215-220 unter dem Titel "Effect of Aloes on blood glucose levels in normal and alloxan diabetic mice", vom Autor Ajabnoor MA. Hierbei wurden *Aloe vera* -Saft und der bittere Teil der Blatthaut getestet, welchen Einfluß sie auf die Veränderung des Glukosespiegels bei zuckerkranken Ratten (alloxan) ausüben. Diesen Ratten wurden oral 500 mg/k *Aloe vera* -Saft verabreicht und in anderen Versuchen intraperitonal 5 mg/k des bitteren Anteils der *Aloe vera* -Blätter. Der Effekt der oralen Dosis war gering auf den Glukosespiegel, während der Test mit dem bitteren Anteil des Aloe-Blattes bedeutend war und der Effekt vierundzwanzig Stunden anhielt.

Zwölffingerdarmgeschwüre

Die sogenannten Duodenalulcera können dem Erkrankten außerordentlich schwer zu schaffen machen, umsomehr als der Patient, sofern er zu spät den Arzt aufsucht, glaubt, Magengeschwüre zu haben und sich danach falsch verhält. Hierzu kommt, daß sowohl bei Magen- wie auch bei Zwölffingerdarmgeschwüren, die übrigens häufiger beim männlichen Geschlecht als beim weiblichen vorkommen, Blut im Stuhl sichtbar wird und der Magensaft übersäuert ist. Nur die Röntgenuntersuchung und die Endoskopie können genau den Sitz des Geschwüres feststellen (vor der Röntgenuntersuchung Aloe-Gel oder Aloe-Emulsion als Schutz vor Röntgenstrahlungen auftragen um Strahlenschäden zu vermeiden!)

Gegen Zwölffingerdarmgeschwüre gibt es lt. Dr. Wolfgang Wirth eine wirksame biologische Therapie: „Es wird dreimal täglich ein Teelöffel biostimulierter Aloe-Saft nach den Mahlzeiten eingenommen. Nach jeder Verabreichung sollte der Patient eine Reihe kleiner Schlucke Milch zu sich nehmen. Die Einnahmedauer sollte drei Wochen bis längsten zwei Monate betragen. Bei komplizierterem Verlauf bzw. fortgeschrittenem Stadium sollte zur Injektionskur mit Aloe-Extrakt übergegangen werden: Dreißig Tage lang täglich eine Injektion von 1ml unter die Haut (Oberschenkel), danach eine spritzenfreie Phase von dreißig Tagen, woran sich eine erneute Injektionskur von dreißig Ampullen zu 1ml anschließt. Die vorstehenden Therapiehinweise für Aloe-Saft-Anwendungen wie auch in Bezug auf Injektionen mit Aloe-Extrakt sind auch für Enteritis, die Entzündung des Dünndarmes, gültig, die die gleichen Symptome wie eine Gastritis haben kann.

Besonderer Literaturhinweis: Zahlreiche Therapien mit Aloe dieses Kapitels wurden dem Buch von Dr. Wolfgang Wirth „Mit Aloe heilen" entnommen. Vor einer Anwendung einer Aloe-Kur nach Dr. Wirth, sollte der Arzt, bzw. der medizinisch interessierte Laie dieses Buch erwerben, um dadurch umfassend informiert zu werden. Rückfragen zu den Aloe-Therapien nach Dr. Wirth können unter Beifügung eines vorfrankierten Rückantwortkuverts an die nachstehende Anschrift gerichtet werden:

Arbeitsgemeinschaft Grundlagenforschung für biologische Medizin
Postfach 61 0 220
D-10923 Berlin

Medikation mit Naturheilmitteln während der Schwangerschaft.

Viele Menschen unterschätzen die Wirksamkeit von Naturheilmitteln. Naturheilmittel sind häufig wie Medikamente und sollten nur und ausschließlich in Absprache mit dem Arzt eingenommen werden. Jede Selbstmedikation sollte unterbleiben. Das portugiesische Wort für ¨Selbstmedikation¨ (automedicação) ist in Brasilien bei medizinischen Druckschriften der pharmazeutischen Industrie sogar streng verboten.

Besonders in der Schwangerschaft muß zum Schutz des ungeborenen Lebens auch auf die richtige Auswahl der Naturheilmittel Wert gelegt werden. Da eine nicht geringe Anzahl von Naturheilmitteln die Leibesfrucht schädigen kann, sollte man solche Produkte kennen und dementsprechend meiden.

Der Schweizer Apothekerverein hat 1998 einen Kursus ¨Spezialisierung zum Fachapotheker der Offizinpharmazie¨ durchgeführt und dabei alle einschlägigen Daten zusammengetragen, die sich mit möglichen schädlichen Naturheilmitteln während einer Schwangerschaft befassen. Zu den in der Schwangerschaft zu vermeidenden homöopathischen Arzneistoffen zählen für den Wirkungsort Peristaltismus des Gastrointestinaltraktes: *Aloe, Arnica montana, Bryonia cretica, Citrullus colocynthis* und *Myristica fragans.* Für den Wirkungsort Uterus: *Artemisia absinthum, Cinchona succirubra, Crocus sativus, Juniperus sabinae, Salvia officinalis, Secale cornutum* und *Thuja occidentalis.*

Leider ist dieses Gebiet noch zu wenig erforscht, um die Risiken richtig abzuschätzen und vor allem die Toxizitätsgrenze für Mutter und Kind definieren zu können. Deshalb sollte man auch die wichtigsten Teedrogen kennen, die während der Schwangerschaft zu vermeiden sind: Aloe (*Aloe*), Ananas (*Ananas comoscus*), Beifußkraut (*Artemisiae herba*), Chinarinde (*Cinchonae cortex*), Zimt (*Cinnamomi cortex*), Herbstzeitlose (*Colchici semen*), Krokus (*Croci stigma*), Huflattich (*Farfarae flos*), Frangula (*Frangulae cortex*) , Wacholder (*Juniperi fructus*), Kawa-Kava (*Kava-Kava rhizoma*), Süßholz (*Liquiritiae radix*), Guayule (*Parthenii herba*), Pestwurz (*Petasitidis folium*), Petersilienfrüchte (*Petrosellini fructus*), Quassiaholz, Bitterholz (*Quassiae lignum*), Rhamnus, Cascara (*Rhamni purshiani cortex*), Rhabarber (*Rhei radix*), Rosmarin (*Rosmarini folium*), Salbei (*Salvia foliuni*), Besenginster (*Sarothanun scoparil herba*), Kreuzkraut (*Senecionis herba*), Sennesblätter (*Sennae folium*), Beinwell (*Symphyti radix*), Thymian (*Thymi herba*), Bärentraubenblätter (*Uvae ursi* folium) und Ingwer (*Zingiberis rhizoma*).

Für die Schwangeren sollten folgende Regeln beachtet werden:

1. Jede Medikation, ohne Ausnahme, immer mit dem Arzt absprechen.
2. Medikamente mit nur einem Wirkstoff vorziehen. Keine Kombinationspräparate verwenden.
3. Die kleinste wirksame Dosierung wählen, besonders zu Beginn der Schwangerschaft.
4. Ausreichend erforschte Medikamente wählen.
5. Dauermedikation vermeiden.
6. Maximaldosen vermeiden.
7. Auf Zigaretten und Alkohol verzichten.

Solange noch keine wissenschaftlichen Beweise für die Unschädlichkeit der Aloe in frischer Form (wie in diesem Buch beschrieben) für die Leibesfrucht vorliegen, soll eine Schwangere niemals Aloe einnehmen.

Die Schädlichkeit der denaturierten Form der Aloe (eingekocht, eingedickt und kristallisiert) für die Leibesfrucht ist in der Literatur allgemein beschrieben, zumal diese durch Jahrhunderte sogar als Abtreibungsmittel verwendet wurde.

Vorsicht bei Selbstmedikation und unwirksamen alternativen Krebstherapien

Ein großer Teil pflanzlicher Präparate wird rezeptfrei in der Apotheke abgegeben und vom Verbraucher zur Selbstmedikation oft benutzt. Allerdings sollte man bei einer Selbstmedikation, sei es nun mit pflanzlichen oder anderen Arzneimitteln, folgende Grundregeln beachten:

1. Selbstmedikation nur kurzfristig betreiben; halten die Beschwerden länger als drei Tage an, sollte man immer den Arzt aufsuchen. Bei Infektionen und Vergiftungen kann es manchmal sogar zu spät sein. Daher am besten immer einen Arzt konsultieren.
2. Nur bekannte Krankheitssymptome, die man bei sich kennt und eindeutig als Zeichen einer "harmlosen Erkrankung" einstufen kann (z.B. leichte Schlafstörungen, Erkältungen, Kopfschmerzen), selbst behandeln, z.B. mit dem seit 180 Jahren erfolgreich angewandten Klosterfrau Melissengeist, der aus ätherischen Ölen in alkoholischem Destillat besteht, die aus 13 verschiedenen Heilpflanzen gewonnen werden (in der Schweiz und Brasilien: Klosterfrau MELISANA).
3. Bei neu auftretenden Befindlichkeitsstörungen (z.B. Bewußtseinsstörungen, Krampfanfälle, Lähmungen, plötzliche Atemnot) daran denken, daß sie mögliche Frühsymptome einer ernsten Krankheit sein können - nicht nur im Zweifelsfall, sondern immer den Arzt fragen.
4. In der Schwangerschaft oder während der Stillzeit nie selbst behandeln.
5. Kinder nur mit natürlichen Heilweisen (z.B. Wadenwickel, Kamillendampfinhalation usw.) behandeln.
6. Immer den Beipackzettel aufmerksam lesen und mit der niedrigsten angegebenen Dosierung beginnen.
7. Kein Arzneimittel über einen längeren Zeitraum ohne ärztliche Anweisung nehmen (Gewöhnungsgefahr und eventuell auftretende Dauerschäden).
8. Wenn Nebenwirkungen oder Unverträglichkeiten auftreten, immer den Arzt befragen.
9. Aloe ist wie ein Medikament zu betrachten und bedarf daher immer der ärztlichen Verordnung und Überwachung .
10. Aloe ist keine alternative Medizin, sondern soll nur parallel zur hochschulmedizinischen Behandlung vom Arzt verordnet und vom Patienten verwendet werden, um die Heilungserfolge bei verschiedenen schweren Krankheiten (wie z.B. Krebs und AIDS) zu erhöhen.
11. Vor der Anwendung von Aloe-Produkten stets einen Allergietest machen (fingernagelgroßes Stück Aloe mit der feuchten Schnittfläche, oder Tropfen des Aloe-Gels für eine Minute auf die Haut hinter dem Ohr halten. Tritt Rötung auf, ist der Patient gegen Aloe allergisch. Weniger als 1% der Menschen sind

erfahrungsgemäß allergisch gegen Aloe.) In diesen Fällen keine Aloe-Produkte verordnen.

Parallele Behandlungsmethoden

Über 90% der Bundesbürger glauben, daß parallele Behandlungsmethoden eine sinnvolle Ergänzung zur Hochschulmedizin sind. Doch was versteht man eigentlich unter parallelen oder natürlichen Behandlungsmethoden? Die klassischen Naturheilverfahren bedienen sich natürlicher Mittel wie Luft, Erde und Wasser. Eine Kur nach Kneipp, Sauna und Dampfbäder oder Wickel sind also Naturheilverfahren im eigentlichem Sinne. Auch eine Diätumstellung oder eine Ernährungsergänzung wie z.B. durch die Aloe unterstützt parallel die Heilungserfolge der Hochschulmedizin. Parallel bedeutet die sinnvolle Nutzung aller natürlichen und praktischen Mittel durch den Arzt als Ergänzung zur traditionellen Medikation.

Die Hochschulmedizin sollte bei jeder Erkrankung nach wie vor an erster Stelle stehen. Nicht nur schwere Erkrankungen wie Krebs und akute Beschwerden, sondern jedwelche noch so leichte Erkrankung kann vom Hochschulmediziner immer noch am besten erkannt und geheilt werden. Fragen Sie immer ihren Hausarzt oder einen anderen Hochschulmediziner, der aufgeschlossen für Naturprodukte ist, nach Sinn und Wirksamkeit einer parallelen Behandlung.

US-Liste suspekter und wirkungsloser alternativen Verfahren in der Krebstherapie

Besonders bei der Behandlung des Krebses wurde im Laufe der Jahrzehnte eine große Anzahl von Alternativbehandlungen parallel zur Hochschulmedizin entwickelt.

Für jedes dieser Verfahren gibt es begeisterte Verfechter. Alle diese Verfahren wurden jedoch wissenschaftlich untersucht und als unwirksam und sogar schädlich eingestuft. Dazu gehören lt. Victor Herbert, MD., J.D. Professor der Medizin an der Mount Sinai School of Medicine und Chief of the Hematology and Nutrition Research Laboratory from The Bronx Veterans Affairs Medical Center: Antineplastone, CanCell, Zellspezifische Krebstherapie, Elektrische Gerätschaften, Essiac, Frischzellentherapie, Gerson-Methode, Griechische Krebskur, Hoxsey-Kur, Hydrazinsulfat, "Hyperoxygenations"-Therapien, Immuno-augmentative Therapie, Iscador, Kelley/Gonzalez Stoffwechseltherapie, Laetrile, Livingstone-Wheeler Kur, Makrobiotik, Stoffwechseltherapie, Pau D'arco, Psychochirurgie (besonders auf den Philippinen und in Brasilien), Psychologische Methoden, Revici Krebskontrolle, 714X, Haiknorpel und neuerdings auch Vitamin C.

Die American Cancer Society (Tel. 800 227-2345 in den USA, oder eine örtliche Niederlassung) stellt Informationsmaterial über ihre Standpunkte zu vielen fragwürdigen Methoden zur Verfügung. Persönlichen Rat können Sie beim Candlelighters Childhood Cancer Foundation Ombudsman's program (Tel. USA (001) 301 657-8401), dem Consumer Health Information Research Institute (Tel. USA (001) 816 228-4595) und dem National Council Against Health Fraud (Tel. USA (001 909 824-4690) erhalten.

Der Informationsdienst des NCI (USA (001)-800-4-CANCER) beantwortet Fragen und stellt Literatur über aktuelle Krebsheilmethoden, klinische Versuche und lokale Anlaufstellen für Patienten und ihre Familien zur Verfügung. Ärzte erhalten von der Physician Data Query (PDQ) des NCI, eine Computer-Datenbank, die monatlich aktualisiert wird, Informationen zu Therapieprotokollen, Ergebnissen und klinischen Versuchen. Dies ermöglicht es fast allen Krebspatienten, von aktuellen wissenschaftlichen Erkenntnissen zu profitieren, ohne weite Wege auf sich nehmen zu müssen.

Deutsche Liste suspekter und fraglicher alternativen Verfahren in der Krebstherapie

In Deutschland arbeitet die **Expertenkommision der Deutschen Krebsgesellschaft.** Sie gibt in mehrjährigem Abstand in der Reihe "Aktuelle Onkologie" des Zuckschwerdt Verlages (München) die Publikation "Krebsmedikamente mit fraglicher Wirksamkeit" heraus.

Gerade Krebspatienten neigen besonders dazu, sich auch suspekten Verfahren hinzugeben. Der Grund dafür liegt zum einen in der Schreckdiagnose "Krebs". Wenn Patienten nicht ausführlich und ehrlich über Behandlungsverfahren, Prognose und potentielle Risiken der Therapieformen aufgeklärt worden sind, besteht die Gefahr, sich Rat bei Personen zu holen, von deren vermeintlicher (aber nicht tatsächlicher) Kompetenz in medizinischen Fragen man überzeugt ist. Hier wird dann am ehesten den Aussagen vertraut, die die eigenen Ängste beruhigen oder Lösungen vorgaukeln.

Ein anderer Grund liegt in der Tatsache, daß viele Begutachtungen, die "Alternative Krebstherapien" zum Gegenstand hatten, den Schritt in die Laienpresse nicht schafften. Es liegt auf der Hand, daß sich Pressemeldungen über angebliche Spontanheilungen oder Wunderheilungen bei Krebspatienten viel besser vermarkten lassen. Da gehen natürlich diejenigen Veröffentlichungen unter, die von seriösen ärztlichen Gesellschaften oder Tumorzentren seit Jahren veröffentlicht werden. Werden dort angeblich wirksame, alternativ therapeutische Ansätze als in Wahrheit wirkungslos geoutet, sind dies keine berichtenswerten Neuigkeiten. Der Patient hört demnach überwiegend in der Regenbogenpresse überschäumende Loblieder auf scheinbar wirksame Pseudoverfahren - die wahren Resultate dieser Verfahren werden aber dann dem Leser nur noch in den seltesten Fällen berichtet.

Im folgenden gibt die Expertenkommission der Deutschen Krebsgesellschaft einen Überblick über suspekte und wirkungslose Verfahren bzw. Präparate, Injektionslösungen und Tabletten, die im Bereich der alternativen Krebstherapie angewendet wurden oder noch werden. Ihre Wirksamkeit ist bis heute von den Befürwortern nicht durch klinische Studien am Patienten nachprüfbar belegt worden:

Alzoon
Anthroposophisch erweitertes Heilwesen und Karzinombildung
Autologe Tumortherapie (ACT) nach Klehr
Autohomologe Immuntherapie nach Kief (AHIT)
Beres Tropfen (* pdf-File)
Bioimmuntherapie mit autologer Tumorvakzine: Krebsbehandlung nach Tallberg
Cardozelan-Forte: Enzymkombination zur parenteralen Tumortherapie
Carnivora: Phytotherapeutikum zur Behandlung maligner Erkrankungen
Doman-Delacto- bzw. BIBIC-Therapie
Di Bella-Krebskur
Elektroakupunktur nach Voll
Gelum oral-RD: Blut-pH-Regulator und Sauerstoffaktivator
Haifa-Therapie
Haifisch - Präparate („Shark cartilage")
Heidelberger Kapsel: Säurewertmessung im Magen nach Anwendung der Endoradiosonde
Homöopathische Präparate: Abnova viscum, Anti-Blasto-A/B-Injektopas, Carbonyl-Gruppen, Cobra-Gastreu R 17, Carzinom-Nosodenpräparate (Heel), Carcinominum Compositum, Carcinoma brochium/coli/ hepatitis/ laryngis/mammae/uteri Injeel (forte), EAP61, Flenin, Gerner Mixtura AD/LI, Hanuplex Nr. 26, Injecto Lymphatica EKF, Iscucin-Viscum, JUV110, Konstosin, Lachmistol, Lymphaden, Radjuven, Regenaplex, Spenglersan, Stronglife, Stropheupas, Tumoglin, Wala

Interavasale Sauerstoffgabe: Gabe von Sauerstoff oder anderen Gasen wie Ozon (KEBO, GEBO) direkt in die Blutbahn
Immuno-augmentative Therapie
Kanzerometrie nach Vernes-Augusti
Krebskur-total nach Breuss
Krebs-Mehrschritt-Therapie nach M. v. Ardenne
Lasertherapie mit niedrigenergetischen Soft- oder Mid-Power-Lasern
Leatrile (Amitryptiline)
Lymphozytäre Autovaccine-Therapie
Naphta-B 100-400: Petroleum
Mikroorganismen und deren Stoffwechselprodukte oder Antigene enthaltende Präparate:Jomol, Mutaflor, Symbioflor I/II, Pro-Sympbioflor
Phytotherapeutikum Echinacea (Sonnenhut-Extrakte)
Polygera Neu: Hemmung der Anaeroben Glykolyse
Präparate aus Pflanzen, Pflanzenteilen, Pflanzenbestandteilen oder deren Zubereitungen: Anticancerlin, Bromelain 200, CH23 (Antimalignocyt), Chiang Pan, Coriosta Stoffwechselkonzentrat, Extractum eleutherococcus fluidum, Qu, Kombucha Teepilz nach Dr. med. Sklenar, Krallendorntee, Kroletten, Petrasch Anthozym, Plenosol, Rote Beete (Randen), Oxydationsferment-Substitution, Mistelextrakte der Marken Helixor, Iscador, Iscusin und Vysorel, Zell Oxygen, Hefepräparate.
Präparate aus chemischen Stoffen: A-Muslin-Hochkonzentrat, Asparagin, Ionenaustauschtheorie und Schluckimpfung gegen Krebs, Ge 132 (Germanium), Gelum oral-rd, Mikroplex Kupfer-Gold-Silber, Protecton, Redox-Injektopas, Selenase, Zellatmungsaktivator A, Zinkorotat 20/40.
Präparate aus Organen, Organteilen bzw. -bestandteilen oder Enzympräparationen: Cefaktivon-novum-Stimulans des retikuloentothelialen Systems, Faktor AF2, Frigocyt-Thymus, Immunocyt, Intergen (forte), Membrano SOME, Mes-Acton, Neoblastine, Neythymum k Solubile Trockensubstanz, Neythymum k Lösung, Ney Tumorin N Lösung oder Tropfen (Revitorgan), Polyerga, Reistocell, RESomill, Siccacell-Thymus, Spen-Uvocal, Thymex-L, Thymus-Dragees Wiedemann, Tp-1 Serono, vitOrgan Präparat 1/70, Wobe-Mygos Tabletten/Lösung, Proteolytische Enzymkombination für die Tumortherapie, Zellatmungsaktivator A Komplex, Zellkur-Standard-Kombination 16, Zellmedin-Thymus 200.
Recancostat und GSH-Kombi (*pfd-3.0-Datei)
Refraktive Augenchirurgie
Regazell-Renergen
Sonstige Präparate: Eisernes Mittel, Horvi-Schlangen-Reintoxine (Horvi C 300), Organ-Serum-Thymus.
Symbioselenkung: mikrobiologische Therapie

Trypanosa: Enzym- und Immunotherapie
Ukrain: Schöllkraut und Thio-Thepa
Vitamin C: Orthomolekulare Therapie nach Pauling
Wobe-Mugos: Proteolytische Enzymkombination für die Tumortherapie
Zelltherapien: Frischzellen, Trockenzellen, Eiszellen.

Liste der fragwürdigen Tumordiäten

Es gibt noch eine Reihe sog. Tumordiäten, deren Wirksamkeit entweder nicht besteht oder die sogar den Erkrankten durch eine teilweise sehr einseitige Ernährung mehr Schaden als Nutzen bringen:
Diäten der klinischen Ökologie nach Randolph, Runoow, Moss, Weber
Diät nach Dr. Max Gerson
Diät nach Kousmine
Indianische Teepräparationen (Tabebuja-Hölzer)
Instinctotherapie (rohe Nahrungsmittel, keine Milchprodukte)
Konzept der ökologischen Krebsvermutung-Lifecare
Kräuterbehandlungen nach Hoxsey
Makrobiotische Diäten
Metabolische Diäten nach Kelley oder Manner
Mexikanische Heilpflanzendiät nach Grueninger
Möhrmann-Diät
Vitamin C-Megadosen nach Pauling

Diese Daten sind veröffentlicht worden von der "Schweizerische Gesellschaft für Onkologie und Schweizerische Krebsliga" (Dokumentationen 1-36) und von Sauer, Gabius, Vehling-Kaiser unter dem Titel:"Krebsbehandlungsmethoden ohne nachgewiesene Wirkung" vom Tumorzentrum München mit Datum vom 2.5.1997.

Halten Sie sich wieder eine Aloe im Haus!

Wie wir wissen haben viele unserer Großeltern und Urgroßeltern bis zum 1. Weltkriege eine echte *Aloe vera* zu Hause gehabt, die als sogenannte "Erste-Hilfe-Pflanze" galt und in vielen Fällen geholfen hat. Man nahm sie hauptsächlich für Schnitt- und Brandwunden, da man über ihre hunderten anderen Heilkräfte noch nicht informiert war. Die heutige Tendenz lautet "Zurück zur Natur". Immer mehr Menschen entdecken, lieben, schützen und verteidigen die Natur. Diese grüne Bewegung ist seit vielen Jahren im Trend.

Da nun auch das Reisen seit Jahrzehnten im Trend ist und die Deutschen, Österreicher und Schweizer und auch alle anderen Mittel- und Nordeuropäer traditionell im Urlaub vorzugsweise die warmen Länder aufsuchen, kann man diesen Touristen einen sehr wertvollen Tip mit in den Urlaub geben. Bringen Sie als Reiseandenken von Ihren Reisen in den sonnigen Süden stets wenigsten eine *Aloe vera* und/oder *Aloe arborescens* mit und pflanzen Sie sie zu Hause als Zierpflanze(n) ein. Um keine Verwechslungen aufkommen zu lassen, vergleichen Sie bitte die Zeichnungen in diesem Buch, die der deutsche Naturwissenschaftler und Ornithologe Rolf Grantsau extra für dies Buch gefertigt hat, mit den in den Urlaubsgebieten angebotenen Aloe-Pflanzen, und verwechseln Sie sie nicht mit einer der vielen Arten der Agaven.

Wenn Sie nun in Deutschland, Österreich oder der Schweiz mit ihrer Aloe-Pflanze ankommen, dann besorgen Sie sich einen Blumentopf mit einem Durchmesser im Verhältnis von 1/3 der Länge des größten Blattes. Es empfiehlt sich die Pflanze gelegentlich umzutopfen und dabei stets die Empfehlung für den Topfdurchmesser zu beachten, denn wenn übermäßig Erde/Sand angeboten wird, verlegt die Pflanze zuviel von ihrer Kraft auf die Entwicklung der Wurzeln. Die Aloe-Pflanze braucht poröse Erde bzw. Sand. Am besten Erde und Sand im Verhältnis 1:1 mischen. Sie braucht Wind und einige Stunden Sonne pro Tag. Frost verträgt sie nicht, besonders nicht gefrorenen Boden, obwohl die Pflanze selbst kurzfristig auch Temperaturen unter Null Grad Celsius verträgt. Die Pflanze braucht Wasser, aber nicht sehr oft. Sie holt sich das Wasser hauptsächlich aus der Luft. Beim Gießen muß darauf geachtet werden, daß das Wasser nicht in den Blattachseln stehen bleibt, da es dort anfangen kann zu faulen. Im Winter braucht sie sehr wenig Wasser, im Sommer mehr.

Das Wachstum dieser Pflanze außerhalb ihrer natürlichen Umgebung ist unterschiedlich und geht in den Wintermonaten zurück. Sollte der Topf zu groß sein, dann würde die Pflanze in den Wintermonaten die Wurzeln unnötig wachsen lassen und dabei die Blätter vernachlässigen.

Falls die Erde nicht porös genug sein sollte, empfiehlt es sich diese Erde mit mehr Sand zu mischen. Obwohl viele glauben, daß die Aloe-Pflanze als Wüstenpflanze keinen besonderen Boden benötigt, trifft das nicht zu. Sie braucht einen Boden mit Nährstoffen mit einem leicht sauren pH-Wert.

Bevor der Frühling beginnt sollte man die Aloe-Pflanze düngen. Wer jedoch die Pflanze für Heilzwecke nutzen will, sollte keinen Kunstdünger anwenden. Gut angebracht sind Aschen, wie z.B. Knochenasche. Auch der Saft vom Gemüsekochen ist ideal für diese Pflanze. Der Pflanzentopf muß so zubereitet werden, daß überschüssiges Wasser rasch abfließen kann. Das Loch am Boden des Topfes darf nie verstopft sein. Am besten wäre es Tonscherben draufzulegen, die den Abfluß freihalten können.

Beim Gießen immer daran denken wie das natürliche Leben dieser Pflanze war. Fehlendes Regenwasser übersteht die Pflanze gut, jedoch Regen im Überfluß oder in einem feuchten Tal gepflanzt ist der Tod für sie. Normalerweise wird die Aloe-Pflanze dreimal pro Monat im Sommer gegossen. Am besten ist es sogar, ein Schildchen in den Topf zu stecken, auf dem Gießanweisungen und Daten vermerkt sind.

Was die Aloe-Pflanze reichlich braucht sind Sonne und Licht. Junge Setzlinge sind jedoch noch empfindlich gegen zuviel Sommersonne; ebenso wie Pflanzen, die lange in der Wohnung standen und wenig Sonne erhielten, urplötzlich im Hochsommer in die pralle Sonne gestellt werden. In diesem Falle muß sich die Pflanze erst graduell gewöhnen, genau wie ein bleicher Mensch, der urplötzlich in den sonnigen Süden fährt und sich dort der Sonne vollkommen aussetzt. Ein gewaltiger Sonnenbrand wäre die Folge, und unserer Aloe-Pflanze geht es ähnlich.

Obwohl die Aloe eine sehr robuste Pflanze ist, empfiehlt es sich mit folgenden Problemen ihrer Haltung vertraut zu werden:

a) Blätter nach innen gerichtet und sehr fein: Möglichkeit, daß zuwenig gegossen wurde, so daß die Pflanze ihr eigenes Wasser konsumiert.
b) Blätter der *Aloe vera* überwiegend horizontal statt vertikal: Kann Zeichen von fehlendem Sonnenlicht sein, oder auch, daß die Ableger zu stark wurden (über 15 cm hoch), wodurch die Pflanze zuviel Kraft an die Ableger abgibt. In diesem Fall müssen die Ableger von der Mutterpflanze getrennt werden.
c) Die inneren Blätter der *Aloe vera* knicken ein: Zuviel Wasser.
d) Blattspitzen viel zu dunkel: Die Aloe-Pflanze erhielt zuviel Sonne auf

einmal nach einer langen Zeit mit Mangel an Sonne.

e) Kleine dunkle Flecken: Das Gießwasser enthält zuviel Fluoride. Besser dann Regenwasser benutzen als Leitungswasser.

f) Die Pflanze wächst zu langsam: Erde oder Gießwasser zu alkalisch zuviel Wasser, die Knospen oder Ableger rauben der Mutterpflanze zuviel Kraft, der Blumentopf ist zu groß (in kaltem Klima) oder der Blumentopf ist zu klein und behindert das Wachstum der Pflanze.

g) Die Blätter verfaulen an der Basis und fallen ab: Zuviel Wasser oder Drenage verstopft.

h) Blätter sind empfindlich gegen Berührungen: Zuviel Wasser oder zuviel Dünger.

Wenn Ihre Pflanze trotz aller Fürsorge nicht gedeiht, kann ein Schädling die Ursache sein. Ein sehr kleines Insekt, welches weiße oder graue Häufchen an den Wurzeln anlagert, kann der Grund sein. In diesem Falle tauscht man die ganze Erde aus, entfernt die betroffenen Wurzeln und wäscht den Rest Wurzeln mit warmem Wasser ab. Danach taucht man die Wurzeln in Alkohol und pflanzt in neue Erde mit Sand.

Der Botaniker G.W. Reynolds schreibt, daß die Aloe-Pflanze eine sehr dankbare Pflanze ist und wenig Pflege bedarf. Sie hat sehr gerne Knochenasche und hält lange Trockenheit ohne Probleme durch. Im steinigen Garten gepflanzt, braucht sie nur den normalen Regen. Ein anderer wichtiger Hinweis ist beim Pflanzen zu beachten: In der Wildnis findet man selten den Blattstamm im Boden, lediglich die Wurzeln sind im Erdreich. So sollte es auch beim Pflanzen im Topf sein.

Wenn die Aloe zu medizinischen Zwecken benutzt wird, empfiehlt es sich mehrere Töpfe mit der Pflanze im Haus zu haben, da man die drei bis fünf Jahre alten äußeren Blätter dazu bei Bedarf an der Blattwurzel abschneidet. Wenn zuviele Blätter nacheinander abgeschnitten werden, kann die Pflanze Schaden nehmen, da sie sehr langsam wächst und sich erst einmal vom Verlust eines Blattes erholen muß.

Hauptkrebsursache: Falsche Ernährung

Bevor ich mit diesem sehr wichtigen Thema beginne, habe ich fünfzig berühmte Zitate zu diesem Thema aufgelistet, die zum Nachdenken anregen sollen und damit zur besseren Einstimmung.

1. Und Gott sprach: Sehet da, ich habe euch gegeben alle Pflanzen, die Samen bringen, auf der ganzen Erde, und alle Bäume mit Früchten, die Samen bringen, zu eurer Speise. *(1. Buch Mose 1:29)*

2. Ein Weiser sagte zu unseren falschen Eßgewohnheiten: Es ist immer verlockend, die Zukunft zu opfern, um die Gegenwart ungestört genießen zu können! *(unbekannt)*

3. Alles was wir wirklich lernen, ist eine Ansammlung von Vorurteilen, mit denen wir bis 18 Jahren mit dem Breilöffel gefüttert werden! *(Albert Einstein)*

4. Beginne heute mit Deinem neuen Leben; denn morgen kann es zu spät sein! *(Volksmund)*

5. Iß roh und Du wirst froh, iß kalt, dann wirst Du alt! *(Volksmund)*

6. Mit Schleim gefülltes Blut ist wie ein verstopftes Ofenrohr, welches niemals gesäubert wurde. In Wirklichkeit ist es bei unserem Blut noch viel schlimmer, weil der Abfall von Eiweiß und Stärke es zähflüssig und klebrig macht. Besonders Milch liefert einen perfekten Klebstoff! *(Prof. Arnold Ehret)*

7. Die Menschen erbitten sich Gesundheit von den Göttern, daß sie selbst darauf Einfluß nehmen können, wissen sie nicht! *(Heraklit, ca. 550-480 v.Chr.)*

8. Veränderte Ernährungsgewohnheiten können helfen, Krebs im Allgemeinen und bestimmte Krebsarten im Besonderen zurückzudrängen! *(Prof Dr. Dr. h.c. mult. Harald zur Hausen, Vorsitzender und wissenschaftliches Mitglied des Stiftungsvorstandes des Deutschen Krebsforschungszentrums Heidelberg)*

9. Die Welt kann nur durch die gefördert werden, die sich ihr entgegenstellen! *(Goethe)*

10. Den vorliegenden Daten kann man entnehmen, daß immerhin rund ein Drittel der bösartigen Erkrankungen insgesamt vermeidbar sind, wenn einer gesundheitsdienlichen Ernährung zugesprochen wird!
(Prof. Dr. med. Christian A. Barth, wissenschaftlicher Direktor des Deutschen Instituts für Ernährungsforschung)

11. Lieber geht der Mensch zugrunde, als daß er seine Gewohnheiten ändert! *(Leo Tolstoi)*

12. Baut Häuser und wohnt darin; pflanzt Gärten und eßt ihre Früchte. *(Jeremia 29:5)*

13. Pflanze morgen Obst- und Nußbäume. Sie sind anspruchslos und selbst mit nichtgenutzten Ödflächen zufrieden! *(Volksmund)*

14. Der Arzt ist so sehr mit der Heilung von vorhandenen Krankheiten beschäftigt, daß er der Frage der Verhütung von Krankheiten kaum Zeit widmen kann. Dies trifft nicht nur auf die Krebserkrankungen, sondern auch auf andere Krankheiten zu.
(Prof. Dr. med. Christian A. Barth, wissenschaftlicher Direktor des Deutschen Instituts für Ernährungsforschung)

15. Du sollst wiederum Weinberge pflanzen an den Bergen Samarias; pflanzen wird man sie und ihre Früchte genießen. *(Jeremia 31:5)*

16. Wenn auch die unfaire Verteilung, die den internationalen Handel charakterisiert, es zu einem unwahrscheinlichen Traum macht, ist es doch eine Tatsache, daß, wenn jeder einzelne zum Vegetarier würde, man jeder hungernden Person vier Tonnen Getreide geben könnte pro Jahr! *(Harriet Schleiffer)*

17. Für einen guten und edlen Menschen ist nicht nur die Nächstenliebe eine heilige Pflicht, sondern auch die Barmherzigkeit gegen vernunftlose Geschöpfe! *(Isaac Newton)*

18. Nimm dir aber Weizen, Gerste, Bohnen, Linsen, Hirse und Spelt und tu alles in ein Gefäß und mache dir Brot daraus, daß du daran zu essen hast. *(Hesekiel 4:9)*

19. Alles Gescheite ist schon gedacht worden. Man muß nur versuchen, es noch einmal zu denken! *(Goethe)*

20. Wer die Gesundheit erwerben will, der muß sich von der Menge der Menschen trennen; denn die Masse geht immer den Weg gegen die Vernunft und versucht immer, ihre Leiden und Schwächen zu verbergen. Laßt uns nie fragen: Was ist das Übliche, sondern: Was ist das Beste! *(Seneca, Philosoph und Rohköstler)*

21. Alles Große ist einfach, wenn Du Dein Gehirn vom alten Ballast befreist! *(Volksmund)*

22. Bessere und schnellere Heilresultate erhält man durch Fasten. Alle Heilkraft dieser Erde liegt im Körper selbst. Medikamente "kuren" nicht! Kuren beseitigen nicht die Ursachen der Erkrankungen. Ursachen sind aber die Menschen selbst mit ihren jahrhundertelangen falschen Lebensweisen. *(Prof. Hilton Hotema)*

23. Vor lauter Krankheiten vergessen wir die Gesundheit des normalen Menschen. Heute noch verläßt der künftige Arzt die Fakultät, ohne wirklich zu wissen, was die Gesundheit ist und welches ihre Gesetze sind! *(Prof. Dr. med. DeLore, Lyon)*

24. Nicht die ärztliche Wissenschaft ist das Ziel, sondern die Gesundheit des Menschen! *(Prof. Dr. med. Werner Kollath)*

25. Ich bin sowohl Vegetarier, wie auch leidenschaftlicher Antialkoholiker, weil ich so besseren Gebrauch von meinem Gehirn machen kann! *(Thomas Edison, Erfinder der Glühlampe)*

26. Ich bin (geboren im Jahre 1857) ein sogenannter Vegetarier seit 1881. Seit mehr als einem Vierteljahrhundert lebe und arbeite ich ohne Fleisch, Fisch, Geflügel, Tee, Tabak und Alkohol. Hat ein Beefsteakesser eine höhere Leistungsfähigkeit? Ich glaube, er hat eine niedrigere Abstinenz-Enthaltsamkeit. In diesem Sinne bin ich kein Abstinenzler und kein Asket, sondern Genießer. - Mir riet allerdings der Arzt einmal:"Essen Sie Fleisch, sonst müssen Sie sterben". Ich tat keines von beiden! *(George Bernard Shaw, Schriftsteller, starb 1950 mit 94 Jahren durch Unfall bei der Obsternte)*

27. In meiner fünfzigjährigen Tätigkeit als Arzt gelange ich immer mehr zu der Überzeugung, daß ich durch allopathische (unterdrückende) Methoden - selbst bei einer anscheinend gelungenen Kur - die verlorene Gesundheit nicht wiedergeben konnte. Ich ahnte, daß in den überlieferten Theorien und Dogmen eine Lücke sein müsse. Ich

konnte mir niemals vorstellen, daß das größte Wunderwerk des Schöpfers, der menschliche Körper, so mangelhaft gebaut sei, daß er der ungeheuren Menge von über 1500 verschiedenen Arzneimitteln (heute sind es über 30.000) und der vielen Krankenanstalten bedürfe, um ihn vor Schaden, vor vorzeitigem Untergang zu beschützen!
(Dr. med. Rosendorf)

28. Wir sind auf dem besten Wege, die Erde in ein einziges Alters- und Siechenheim zu verwandeln! *(Dr. med. Hass)*

29. Der biologische Verfall der Zivilisationsvölker hat ein Ausmaß und Tempo erreicht, wie wir es vor einem Jahrzehnt nicht für möglich hielten!
(Prof. Dr. med. Kötschau)

30. Wenn einer auf Zigaretten mit Tabak-Ersatzmaterial übergeht, ist das als wenn einer aus dem 36. Stockwerk springt statt aus dem 39!
(Englischer Ausschuß für die Gesundheitserziehung)

31. Ich will die Früchte auf den Bäumen und den Ertrag auf dem Felde mehren, daß euch die Heiden nicht mehr verspotten, weil ihr hungern müßt. *(Hesekiel 36:30)*

32. Wir müssen umdenken, wenn wir überleben wollen! *(Einstein)*

33. Die sogenannte Krankheit ist nichts anderes als die Anstrengung der Natur, diese Gifte wieder aus dem Blut zu entfernen. Alle Erkrankungen sind Krisen der angehäuften Vergiftungen! *(Dr. Tilden)*

34. Versuch's doch mit deinen Knechten zehn Tage und laß uns Gemüse zu essen und Wasser zu trinken geben. Und nach zehn Tagen sahen sie schöner und kräftiger aus als alle jungen Leute, die von des Königs Speise aßen. *(Daniel 1:12)*

35. Mut verloren, alles verloren, der wäre besser nicht geboren!
(Goethe)

36. Persönlich halte ich es nicht für richtig, einen Arzneistoff zu verschreiben, wenn nicht vorher oder gleichzeitig besonders krasse Ernährungsschäden beseitigt sind, wenn nicht die allergröbsten Verirrungen der Lebensweise in Ordnung gebracht werden!
(Prof. F. Eichholttz, Pharmakologe)

37. Dreißig Jahre bin ich nun Arzt. Wie viele Dogmen der wissenschaftlichen Heilkunde habe ich in dieser kurzen Zeit stürzen sehen. Wie viele 'naive' mit Hohn und Spott überhäufte Vorstellungen gelten heute als selbstverständliche Tatsachen! *(Dr. med. Erwin Liek)*

38. Wer ungesund lebt und sich falsch ernährt, bereitet sich sein Leben lang auf den Krebs vor! *(Prof. Dr. med. Kollath)*

39. Die Zukunft gehört den Völkern, welche imstande sind, aus der neuen Ernährungswissenschaft die besten Lehren zu ziehen! *(Prof. Dr. G. von Wendt, Schweden)*

40. Wenn jemand Gesundheit sucht, frage erst, ob er bereit sei, künftighin die Ursachen der Krankheit zu meiden. Erst dann darfst du ihm helfen. *(Socrates)*

41. Jede Krankheit hat ihren besonderen Sinn, denn jede Krankheit ist eine Reinigung; man muß nur herausbekommen, wovon. Es gibt darüber sichere Aufschlüsse; aber die Menschen ziehen es vor, über hunderte und tausende fremde Angelegenheiten zu lesen und zu denken, statt über ihre eigenen. Sie wollen die tiefen Hieroglyphen ihrer Krankheiten nicht lesen lernen und interessieren sich noch weit mehr für das Spielzeug des Lebens als für seinen Ernst. Hierin liegt die wahre Unheilbarkeit ihrer Krankheiten, im Mangel an und im Widerwillen gegen Erkenntnisse hierin, nicht in Bakterien. *(Christian Morgenstern)*

42. Wenn die Krebsfälle weiterhin so anwachsen wie bisher, so wird dies Problem eine Frage von Sein oder Nichtsein für die menschliche Rasse. Der Krebs wird den Menschen ebenso sicher austilgen, wie die prähistorischen Katastrophen die geflügelten Drachen zerstört haben, deren Fossilien uns heute noch so lebhaft interessieren! *(Michel Demy)*

43. Allen Tieren wäre es leichter in Deiner Nähe, Mensch, wenn Du selber besser wärst! *(Dostojewski)*

44. Vorurteile sind selbstverständlich mit dem Geist echter Wissenschaft unvereinbar, trotzdem sind von allen Fehlern, die dem wissenschaftlichen Denken unterlaufen, diese am weitesten verbreitet! *(Prof. Dr. Karl Friedrichs)*

45. Lies das Etikett: Heutige Konsumenten, Ernährungsexperten und Gesundheitsschreiber bitten uns, die Etiketten zu lesen, damit wir wissen, was in Packung und Flasche ist. Aber die wirkliche Wahrheit entgeht allen: Wenn eine Nahrung den Inhalt auflistet, kaufe sie nicht! Sie ist denaturiert! *(Dr. Shelton)*

46. Kräftige, robuste Gesundheit ist ein Normalzustand der menschlichen Existenz. Wer sie nicht hat, hat verhängnisvolle Übertretungen gegen das unveränderliche Naturgesetz begangen!
(Anonym)

47. Es steht fest, daß Leben aus dem natürlichen Leben kommen sollte. Wenn sich ein Paar von der lebendigen Kost der Mutter Natur ernährt, mit Früchten und Gemüse, hat es eine größere Chance, gesundes Leben in die Welt zu setzen.
(Dick Gregory, hat 9 gesunde Kinder und ißt seit 20 Jahren nur Früchte)

48. "Der Fraß tötet mehr Menschen als das Schwert!" hat der große griechische Arzt Claudius Galenus von Pergamon um 67 n. Chr. geschrieben. Seitdem ist es eher noch schlimmer geworden; denn ein großer Teil unserer Nahrung wird heute so hergerichtet, daß unser Körper nichts mehr damit anfangen kann. Zahlreiche schwere Gesundheitsschäden sind die Folge *(Dr. med. et phil. Bernhard Detmar)*

49. Und an dem Strom werden an seinem Ufer auf beiden Seiten allerlei fruchtbare Bäume wachsen; und ihre Blätter werden nicht verwelken, und mit ihren Früchten hat es kein Ende. Sie werden alle Monate neue Früchte bringen; denn ihr Wasser fließt aus dem Heiligtum. Ihre Früchte werden zur Speise dienen und ihre Blätter zur Arznei.
(Hesekiel 47:12)

50. Wissenschaftliche Wahrheit pflegt sich nicht in der Weise durchzusetzen, daß ihre Gegner überzeugt werden, sondern vielmehr, indem sie allmählich aussterben! *(Max Planck-Atomphysiker)*

Essen Sie was Ihnen bekommt, und bei Beachtung einiger kleiner Regeln können Sie Ihre Gesundheit besser erhalten bzw. wiederherstellen!

Krebs ist eine verhütbare Erkrankung. Richtige Ernährung und ein gesunder Lebensstil verhüten zahlreiche und verbreitete Krebserkrankungen. Die weltweit gewonnenen Forschungsergebnisse, die diese Aussage wissenschaftlich untermauern, haben der World Cancer Research Fund (WCFR) und das American Institute for Cancer Research (AICR) von einem Wissenschaftlergremium in einem 670-seitigen Report unter dem Titel "Food, Nutrition and the Prevention of Cancer: a global perspective" zusammenfassen und bewerten lassen.

Der Entstehung von Krebserkrankungen liegen fundamentale biologische Prozesse zugrunde. Diese führen zu einer Entgleisung der Zellvermehrung und haben eine gestörte Organfunktion zur Folge. Einige Krebsformen, insbesondere solche die im Kindesalter auftreten, können auf ererbten genetischen Veränderungen beruhen. Den größten Beitrag zum Krebsaufkommen haben nach heutigen Erkenntnissen jedoch solche Faktoren, die verhaltens- und umweltbedingt sind. Der Einfluß der Ernährung auf die Krebsentstehung liegt hauptsächlich in ihrem Potential, durch richtige Lebensmittelauswahl Krebserkrankungen zu verhüten. Für die in der Öffentlichkeit vorherrschende Meinung, daß vorzugsweise Lebensmittelzusätze und Schadstoffe in Lebensmitteln für ein Krebsrisiko verantwortlich seien, gibt es bis heute noch keine wissenschaftlichen Hinweise.

Obwohl vieles im Krebsgeschehen noch nicht voll verstanden ist, eröffnet das vorhandene Wissen zusammen mit entsprechenden persönlichen und öffentlichen Anstrengungen die Möglichkeit, Empfehlungen zur Krebsvorbeugung in die Alltagspraxis umzusetzen und damit weltweit jedes Jahr Millionen von Krebserkrankungen zu verhüten.

Daß sich auch die anderen chronischen Krankheiten in der zivilisierten Welt immer weiter ausbreiten, ist allgemein bekannt. Weniger bekannt ist die Tatsache, daß alle diese Krankheiten wie Herz- und Kreislaufstörungen, Nierenleiden, Blutarmut, Magen- und Darmkrankheiten, die Zuckerkrankheit, Gicht und Rheuma, die Nervenleiden usw. letzten Endes auch auf die falsche Ernährung des modernen Menschen zurückgehen. Die heutige Forschung geht davon aus, daß über 70% aller Krankheiten ihre Ursache in der falschen Ernährung haben.

Es ist kein Zufall, daß über die Frage "Wie soll der Mensch sich ernähren?" seit rund 130 Jahren heftig gestritten wird. Die bekannten Schlagworte "Gemischte Kost", "Trennkost", "Vegetative Diät", "Rohkost", usw. , zeugen davon. Ohne Übertreibung kann man sagen, daß die richtige Ernährung von ausschlaggebender Bedeutung für unsere Gesundheit ist, wichtiger als alle vielgepriesenen Heilmittel und Kuren.

Das folgende, sehr umfangreiche Kapitel, möchte Ihnen im Abschnitt "A" in leichtverständlicher Form allumfassend die Vorschläge für eine gesunde Ernährung des Menschen aufzeigen. Man kann heute sicher davon ausgehen, daß je höher der Prozentsatz ist, den man innerhalb dieser Richtlinien erreicht, desto höher auch die Gesundheitserwartungen sind. Jeder Leser dieses klar und eindeutig geschriebenen Kapitels ist selbst imstande, danach in allen Ernährungsfragen für sich die richtigen Entscheidungen zu treffen, um gesund zu bleiben, bzw. wieder gesund zu werden. Jeder Mensch ist verschieden, jeder hat auf Grund seiner Abstammung, seiner Blutgruppe, seines Säuregehaltes und seiner Darmflora andere Bedürfnisse für seine Ernährung. Der eine verträgt dies, der andere das. Trotzdem gibt es gewisse Leitlinien die man kennen sollte, um daraus für sich das bestmögliche für seine Gesundheit bzw. Wiederherstellung derselben zu schöpfen.

Leider ist das so wichtige Ernährungsproblem bis heute von der Medizin immer als Stiefkind behandelt worden. Die Medizin behandelt bedauerlicherweise oft nur die Krankheit und nicht die Ursachen. Es wird höchste Zeit, dies mißhandelte und so oft falsch verstandene Kind an die erste Stelle zu setzen, die es mit Fug und Recht beanspruchen kann. Gott sei Dank nimmt die Zahl der Ärzte zu, die die Hauptursache der Krankheiten in der falschen Ernährung sehen und ihre Patienten entsprechend beraten. Wer sich trotzdem heute noch der Erkenntnis von der überragenden Bedeutung der Ernährung für die Gesundheit des Menschen verschließt - sei er Laie oder Arzt - zeigt damit nur, daß er die Zeichen der Zeit nicht erkannt hat.

Die Verdauung ist die Wurzel des Lebens. Das heißt nichts anderes, als daß die richtige Ernährung das solide Fundament aller körperlichen Funktion bildet. Dies Kernproblem unseres Daseins soll von allen Seiten beleuchtet werden. Wer diese Ratschläge befolgt wird rasch sehen, wie wertvoll sie sind. Gesundsein bedeutet ja nicht nur ein glücklicheres Leben, sondern auch erhöhte Arbeitskraft dank steter Leistungsfähigkeit. Und es ist überdies die Voraussetzung für ein hohes Alter in voller Lebensfrische, wie wir es alle ersehnen.

Das größte Zivilisationsübel: Die Verstopfung ist weit verbreitet. Nicht zu Unrecht lehren viele Ärzte, daß Im Darm die Quelle vieler Übel sitzt.

Im Abschnitt "B" werden abschließend auf Grund der vorliegenden Texte zusammenfassende Ernährungsvorschläge für die Gesunderhaltung gemacht und solche, die es zum Ziel haben, mitzuhelfen den erkrankten Körper so rasch wie möglich zu entgiften, um damit die Ursache vieler Krankheiten zu beseitigen. Mit diesen leicht verständlichen Ernährungsabänderungen wird der Stoffwechsel entlastet und gewaltige Energien freigesetzt, um den in vielen Jahren und Jahrzehnten angesammelten Stoffwechselmüll und die Schlacken rasch auszuscheiden.

A. Die natürliche und gesunde Ernährung

"Gott schuf den Menschen, aber der Teufel die Kochtöpfe!" Dies alte Zitat ist auf den ersten Blick recht schockierend, und ich möchte keinen Koch damit in seiner Berufsehre kränken, denn auch ich gehe gerne auswärts in guten Restaurants essen und lasse mich von den Künsten dieser hohen Zunft der Meisterköche durch besondere Gaumenfreude verwöhnen, so wie es auch meine Frau Mechtild für mich mit großer Liebe tut. Aber einmal richtig analysiert, ist da viel wahres dran. Vielleicht werden Sie mir am Ende dieses Kapitels zustimmen können.

"Gott schuf den Menschen!" Jawohl, so steht es in der Heiligen Schrift. Gott schuf den Menschen nach seinem Ebenbild. Gott schuf den Menschen nicht in einem Augenblick, sondern formte ihn nach und nach durch Jahrmillionen hindurch, bis das Wunderwerk des Schöpfers vom Instinkt zur Vernunft kam und schließlich sogar eine unsterbliche Seele erhielt. Gott hat Zeit, viel Zeit, da er ja schließlich auch die Zeit geschaffen hat. Er ist der Herr der Zeit!

Unser Körper, ein Meisterwerk der Schöpfung

Der menschliche Körper ist in der Natur die herrlichste Schöpfung. Er ist die Krone der Schöpfung. Nichts kommt ihm gleich an Kraft, Leistungsvermögen und Anpassungsfähigkeit. Unser kleines Herz schlägt ungefähr hunderttausendmal in 24 Stunden. Bedenken Sie, daß das Herz und seine klug durchdachten Pumpanlagen 5-6 Liter Blut durch über 150.000 km Blutgefäße pumpt. Die Länge unserer Blutgefäße entspricht mehr als 3 ½ mal dem Umfang unserer Erde. Unser Herz pumpt täglich 9.000 Liter Blut, das sind 165 Millionen Liter in 50 Jahren. Diese 5-6 Liter Blut bestehen aus über 24 Billionen Zellen, die sich täglich durch unseren Körper bewegen, und in jeder Sekunde werden sieben Millionen neue Blutzellen produziert. Unsere Herzpumpe hat die Fähigkeit, ohne einmal Pause zu machen, ohne einmal in Ferien zu gehen, jahrzehntelang zu arbeiten, ohne jemals einen Schlag auszusetzen. Haben Sie schon einmal nachgedacht, was für eine gewaltige Ingenieursleistung es sein muß, unseren Körper konstant auf exakt 37°C zu halten? Unsere Haut, das größte Organ unseres Körpers besteht aus vier Millionen Poren, die als konstantes Kühlsystem für diesen Körper fungiert. Jeder Quadratzentimeter unserer Haut enthält: 15 Talgdrüsen, 1 m Adern, 5 Haare, 6.000.000 Zellen, 5.000 Sinneskörper, 100 Schweißkörper, 12 Kältepunkte, 2 Wärmepunkte, 200 Schmerzpunkte, 4 m Nervenfasern und 25 Druckpunkte.

Das Verdauungs- und Stoffwechselsystem hat die Fähigkeit, die aufgenommene Nahrung in gesundes Blut, Knochen und Zellstrukturen umzuwandeln. Die Lungen versorgen das Blut mit dem notwendigen Sauerstoff. Ein komplettes Knochengerüst gibt den stützenden Rahmen und ermöglicht damit dem Körper, aufrecht zu stehen und zu gehen. Dies Knochengerüst arbeitet in vollkommender Harmonie mit einem erstaunlichen Muskelsystem in Einklang, wodurch erst ein vom Gehirn gesteuerter Bewegungsablauf entstehen kann.

Unser Körper oder einmal in Anführungsstrichen "Transportmaschine" für die irdische Wanderung unsere Seele genannt, kann sich erstaunlicherweise sogar selbst erneuern. Die geniale Kraft und göttliche Weisheit, die notwendig sind, ein befruchtetes Ei in Stecknadelkopfgröße in einen ausgewachsenen Menschen zu verwandeln übersteigt unser aller Vorstellungsvermögen. Es geht fast über unseren Verstand, die Fähigkeiten unserer fünf Sinne zu begreifen; nur alleine, daß wir klar sehen können, besser als die Wiedergabe auf einem Bildschirm des Fernsehers, ohne Linien und ohne Punkte. Daß wir die Herrlichkeit der Schöpfung Gottes bewundern können, die es bereits 14,5 Milliarden Jahre vorher gab, bevor das erste Auge sich bildete. Vorher gab es kein irdisches Wesen, welches die Schöpfung beobachten oder bewundern konnte. Die Liste der Millionen Aktivitäten, die in unserem Körper regelmäßig ablaufen, könnten Bibliotheken füllen. Gesteuert wird dies absolut perfekte System vom Gehirn, das alle diese wunderbaren Aktivitäten überwacht und sicherstellt und dies mit einer Präzision, die einen mit jeglicher bekannten und noch so modernen Elektronik und Computertechnik vertrauten Maschinenbauer dagegen unbeholfen erscheinen läßt.

Unser Gehirn besteht aus 25 Milliarden Zellen, die am höchsten entwickelten Zellen, die wir kennen. Wenn wir uns den gesamten Kosmos einmal vorstellen mit seinen Billionen Galaxien und jede Galaxie wieder mit x-Milliarden Sonnen, x-Milliarden Planeten, x-Milliarden Monden und x-Milliarden Kometen und nehmen einmal an, daß es dort kein organisches Leben gebe, dann wäre der ganze Kosmos ein Nichts gegenüber einem einzigen menschlichen Gehirn. Bei der Betrachtung einer einzelnen Gehirnzelle werden Sie noch mehr beeindruckt sein. Man kann sie ohne Hilfe eines Mikroskops nicht sehen und doch ist das, was in ihr vorgeht, phantastisch. Die gespeicherten Informationen einer einzelnen Zelle - so wird gesagt - übertrifft alles bis heute angesammelte Wissen der gesamten menschlichen Rasse. Sogar die kleinste Zelle in Ihrem Körper ist ungefähr eine Milliarde mal größer als ihr kleinster Baustein. Jede Zelle ist der Schauplatz von mehr chemischen Reaktionen als alle chemischen Reaktionen aller Chemiefabriken dieser Erde zusammengenommen. Ich weiß das zu würdigen als Unternehmer im pharmazeutisch-chemischen Bereich. Jede einzelne Zelle hat Tausende von verschiedenen Bestandteilen: Chromosome, Gene, Organellen, Mitochodrien, DNS, Enzyme, Hormone, Aminosäuren sowie Tausende von verschiedenen chemischen Stoffen und Verbindungen, zu zahlreich, um sie alle im Rahmen dieses Buches zu erwähnen. Und noch hat keiner auf dieser Welt eine genaue Erklärung bereit, wie die Zelle arbeitet und wie die 75 Billionen Zellen im Einklang funktionieren.

In jeder Zelle ist ein Kern, der Chromosomen enthält, die wiederum Gene enthalten. Und in diesen Genen befindet sich der Lebenscode: DNS (Desoxyribosenukleinsäure). Die DNS bestimmt die Augenfarbe, den Duft einer Blume oder das Farbenspiel der Schmetterlingsflügel. Wenn man alle DNS aus allen Genen der 75 Billionen Zellen eines einzigen menschlichen Körpers herausnehmen würde, so paßten sie alle bequem in eine einzige kleine Streichholzschachtel. Und doch, wenn alle diese DNS abgewickelt und aneinandergereiht werden würden, reichte diese DNS-Schnur 400 mal von der Erde zur Sonne und zurück. Das entspräche 130 Milliarden Kilometern. Alles für uns unfaßbar, sollte uns aber helfen mehr Respekt vor unserem Körper, das Ebenbild Gottes, zu bekommen, ihm mehr notwendige Aufmerksamkeit zu schenken.

Eine einzige Zelle, isoliert in einem Labor, frei von jeglicher körperlichen Beeinflussung, wird sich 50 mal teilen, ehe sie stirbt. Würden sich alle unsere Zellen deratig oft teilen, würden wir ein Gewicht von mehr als achtzig Billionen Tonnen eines Tages bekommen. Und wir sind schon entsetzt, wenn wir die 100 kg unseres Körpergewichtes überschreiten. Nur mit Hilfe dieser schwindelerregenden Zahlen ist es möglich, sich eine Vorstellung von den unendlich gespeicherten Informationen zu machen, welche notwendig sind, die Aktivitäten einer derartig astronomischen Anzahl zusammenarbeitender Zellen zu koordinieren. Zum krönenden Abschluß der Bewunderung unseres Körpers möchte ich Ihnen noch sagen, daß Ihr Körper am heutigen Tage Quadrillionen verschiedene Prozesse durchführt! Nicht Millionen oder Milliarden oder Billiarden oder Trillionen, nein, Quadrillionen! Alle für den Stoffwechsel und die Erhaltung Ihrer Existenz lebensnotwendigen Prozesse werden nicht wahllos, sondern mit äußerster Präzision durchgeführt. Wenn wir uns das ungeheure Ausmaß der Fähigkeiten unseres Körpers und der darin ablaufenden Prozesse vergegenwärtigen, müssen wir in göttlicher Ehrfurcht vor diesem gewaltigen Schöpfungswerk erstarren.

Die meisten von uns haben ein Auto. Gleichermaßen ein Wunderwerk der Technik, ein Werk von Denkern, Ingenieuren, Elektronikern, Meistern, Gesellen und Facharbeitern. Ein Automobil im Werte von 10.000, 20.000, 50.000 oder mehr Euro an Wert, wird von seinem Besitzer oft besser behandelt als sein eigener Körper. Die Autos erhalten den richtig gemischten Treibstoff, der Ölwechsel erfolgt regelmäßig, die Batterie, das Kühlwasser und der Luftdruck der Reifen werden regelmäßig überprüft, damit das Auto fehlerfrei fährt und uns nicht im Stich läßt. Auch die vom Hersteller empfohlenen Revisionen entsprechend der km-Zahl werden von den meisten Automobilbesitzern peinlich genau eingehalten, und alle zwei Jahre wird der Wagen dem TÜV vorgeführt. Wir haben scheckheftgepflegte Autos, aber keinen scheckheftgepflegten Körper, was eigentlich viel wichtiger ist. Warum lassen wir unseren Körper nicht auch regelmäßig vom Arzt durchchecken wie ein Auto vor einer größeren Reise, anstatt nur zu ihm zugehen, wenn man krank ist. Unser Leben ist eine lange Wanderschaft, schließlich eine sehr große Reise. Sie gehen ja auch nicht nur in die Werkstatt, wenn das Auto Probleme hat. Auch für den Arzt ist es viel angenehmer gesunde Patienten zu begutachten und gesundheitserhaltende Ratschläge zu geben.

Anders ist es mit unserem eigenen Körper. Wo sind da die regelmäßigen Revisionen? Sollte da nicht jedes Neugeborene bei der Registrierung auf dem Standesamt einen Gesundheitspaß für die ganze Lebenszeit in Form eines Scheckheftes bekommen, wie es auch die Fahrzeughersteller für ihre verkauften Autos tun. Darin könnten alle Impfungen, regelmäßige Kontrolluntersuchungen usw. von den Ärzten abgezeichnet werden. Haben wir uns schon einmal Gedanken gemacht, wie hoch eigentlich der Wert unseres eigenen Körpers ist? Sicherlich, der Wert ist unbezahlbar, und viele auf dem Sterbebett würden alles von ihrem Besitz hergeben, um einen neuen gesunden Körper zu erhalten. Aber zählen wir doch einmal theoretisch einige Wertposten unseres Körpers zusammen, und wir werden staunen, was für ein Wertobjekt unser Vehikel ist, welches wir für unsere irdische Reise vom Herrgott zur Verfügung gestellt bekamen.

Was kostet ein Auge? Was kosten zwei? Was ist der Wert eines Herzens bei der Transplantation? Was kosten die zwei Lungen, die Leber, die Nieren? Was kosten unsere Zähne? Lassen Sie sich mal neue anfertigen, Sie werden sich wundern! Was kosten unsere Haare? Wieviele würden ein Vermögen ausgeben, wenn sie ihre Glatze aufforsten könnten mit echten Haaren! Was kostet ein Quadratzentimeter unserer Haut? Was kostet ein neues Hüftgelenk? Oder eine Armprothese? Man könnte noch stundenlang weiteres Aufzählen und wir würden zu schwindelerregenden Zahlen kommen, die zwar theoretisch sind, jedoch mithelfen sollen, uns zum Nachdenken anzuregen. Unser Körper ist unbezahlbar, selbst Millionen und Abermillionen von Euro oder Dollar könnten unseren Körper nicht bezahlen. Wir können uns zwar schon heute eine Reihe von Ersatzteilen leisten, aber wir haben nur einen Körper und nur ein von Gott geschenktes Leben.

Behandeln wir eigentlich unseren Körper dem Werte entsprechend? Wird da nicht viel Schindluder von uns getrieben? Es sieht oft so aus, als wenn wir unser Auto schonender behandeln als unseren eigenen Körper. Sie können den rasantesten Sportwagen der Welt haben, aber wenn Sie ihn mit Bier betanken, wird er nicht fahren. Sie können den richtigen Wagen und den richtigen Treibstoff haben, aber wenn die Zündkerzen nicht richtig eingestellt sind, werden Sie keine besonderen Leistungen erreichen.

Die Suche nach der gesündesten Ernährung

Apropos Leistungen! Suchen wir nicht für unseren Körper die richtige Ernährung, um leistungsfähiger und gesünder zu werden? Die Energie hat eine große Bedeutung für uns. Je höher unser Energieniveau, desto leistungsfähiger ist unser Körper. Ich weiß aus eigener Erfahrung, was Energie bedeutet und welche Kräfte sie freisetzen kann. Früher habe ich mich nicht besonders darum gekümmert, mein Leben besser zu gestalten. Doch eines Tages wurde ich dieser Art zu leben überdrüssig, begann mich für gesündere Lebensweise zu interessieren und beobachtete Menschen, die eine gesunde Lebensweise hatten.

Als ich Dr. Anton Zwergal, einen eingewanderten Banater Schwaben einstellte, der bereits 70 Jahre alt war, gab es viele im Betrieb, die schimpften, wie ich so einen alten Herrn einstellen konnte. Alle, die damals 1975 protestiert hatten, sind inzwischen tot. Dr. Anton Zwergal lebt noch heute im Jahr 2000 und zählt 94 Jahre in recht guter Gesundheit. Von ihm habe ich sehr viel gelernt. Vierzehn Jahre habe ich die Ehre gehabt mit ihm im Betrieb zusammen am gleichen Tisch mittags zu speisen, bis er sich mit 84 Jahren beruflich zur Ruhe setzte. Seit fünf Jahren lebt er mit seiner Frau im deutschen Seniorenzentrum Butantan in São Paulo (Deutscher Hilfsverein) und macht seine täglichen Spaziergänge um den schönen See mit den von Hamburg gestifteten Schwänen, den japanischen Zierkarpfen und einer Insel, auf dem Affen herumtoben. Ein Paradies, das seit 115 Jahren in der 17-Millionenstadt Groß-São Paulo existiert. Er war früher Mitarbeiter im Kaiser-Wilhelm-Institut in Berlin in der Ernährungswissenschaft und war derjenige, der die erste komplette Knoblauch-Analyse vornahm. Die wochentags-mittaglichen Gespräche waren für meine Gesundheit und mein Wissen von unschätzbarem Wert. Auch Sie werden aus seinem Wissen Gesundheit schöpfen können. Ich begann in den Supermärkten beim Einkauf den äußerlichen Gesundheitszustand des Käufers mit dem Inhalt seines Einkaufswagens zu vergleichen, woraus ich wertvolle Schlüsse zog. Ich begann Bücher zum Thema Ernährung zu lesen und stellte fest, daß die meisten nur oft sinnlose Abmagerungsdiäten anpriesen, dabei aber die Gesundheit vergaßen.

Wichtig ist schließlich nur die Gesundheit. Nur sehr wenige Bücher klären wirklich auf und bringen keine Verwirrungen. Zu den vielleicht besten Büchern, die ich gelesen habe zu diesem Thema gehören die zwei Bände ¨Fit fürs Leben¨ und ¨Fit fürs Leben II¨ von Harvey und Marilyn Diamont, die meines Erachtens in keiner Familie fehlen sollten. Diese beiden Bücher kommen der Wahrheit für ein gesundes Leben durch richtige Ernährung am nächsten, und ich zitiere gerne aus ihnen in meinen Vorträgen und auch in diesem Buch. Auch das polemische Buch: "Willst Du gesund sein? Vergiß den Kochtopf" von Helmut Wandmaker ist empfehlenswert. Helmut Wandmaker ist zwar in seiner Ernährungslehre sehr fanatisch, aber wenn man nach seiner Lektüre das gesunde Mittelmaß findet, ist man auf dem richtigen Weg. Wichtig ist, daß einem mal die Augen richtig geöffnet werden. Ebenfalls ein Buch, daß in keinem Bücherschrank fehlen sollte und auch eine interessante Quelle für meine Vorträge und dies Kapitel.

Heute kann ich um ein oder zwei Uhr schlafen gehen, und wenn ich nach fünf oder sechs Stunden Schlaf aufwache, fühle ich mich kräftig und voller Energie. Früher mußte ich versuchen, meine nicht sehr ressourcevolle Physiologie so gut zu nutzen, wie es eben ging. Heute werde ich schon mit einer Physiologie wach, die es mir ermöglicht, alle meine physischen und geistigen Fähigkeiten zu mobilisieren.

"Natürliche Hygiene" eine gesunde Ernährungsform

Vieles was ich Ihnen heute sagen werde, mag an Ihren Überzeugungen rütteln. Manches wird mit Ihren bisherigen Vorstellungen von einer gesunden Lebensweise nicht übereinstimmen. Doch diese wertvollen Ideen, die ich Ihnen hier weitergebe, sind bereits von Millionen Menschen getestet und für richtig befunden worden. Diese Gesundheitserkenntnis ist unter dem Namen "Natürliche Hygiene" bekannt und, seit 200 Jahren zuerst von kleineren Gruppen praktiziert, inzwischen zu einer Volksbewegung aufgestiegen.

Überlegen Sie zunächst, ob Sie nicht auch bei Ihnen wirken könnte und ob Ihr aktuelles Gesundheitsverhalten die wirksamste Methode ist, mit Ihrem Körper umzugehen. Versuchen Sie einmal, zehn bis dreißig Tage nach diesen Prinzipien zu leben, und beurteilen Sie dann selbst anhand der Ergebnisse ihre Gültigkeit. Lernen Sie die Funktionsweise Ihres Körpers zu verstehen und zu respektieren. Wenn Sie für Ihren Körper sorgen, wird er auch für Sie sorgen. Es gibt Lehrgänge, in denen man lernt, wie man ein Gehirn beeinflussen kann. Desgleichen können Sie auch lernen, wie Sie Ihren Körper in den Griff bekommen. Es sind derartig einfache Gesetze logischer Art, daß der, der sie einhält belohnt wird durch ein gesünderes Leben, mehr Vitalität, vielleicht sogar richtiges Gewicht und ein längeres Leben in Gesundheit.

Beleuchten wir einmal die einzelnen Aspekte:

Luft, unser wichtigstes Nahrungsmittel

Beginnen wir mit dem Element, das wir am nötigsten brauchen. Nicht das Essen ist das wichtigste, denn wir können bis zu sieben Wochen fasten ohne zu sterben. Nicht das Wasser ist das wichtigste, denn wir können bis zu drei Tage ohne Flüssigkeit auskommen. Das wichtigste für unseren Körper ist die Luft, denn ohne Luft sind wir in fünf Minuten tot. Das kann Ihnen jeder Rettungsschwimmer der DLRG bestätigen. Auch ich gehörte jahrelang der DLRG an und machte den Leistungsschein in Berlin.

Luft ist für die Existenz lebendiger Organismen unter allen Umständen erforderlich. Die Hauptemährung der Bäume kommt aus der Luft, ebenso wie die der Aloe, die in wüstenähnlicher Umgebung lebt, also kaum etwas aus dem Boden ziehen kann, und spärlich Regen bekommt. Sie zieht ihr Wasser hauptsächlich aus der Luft, zusammen mit den vielen anderen wertvollen gasförmigen Elementen.

Noch vor 85 Jahren gab es Ärzte, die behaupteten, frische Luft sei für Kranke gefährlich. Luft wurde allen Ernstes gefürchtet, besonders die Nachtluft. Die Fenster wurden fest verschlossen gehalten und alle Luftlöcher verstopft, um nur ja keine Frischluft hereinzulassen. Die damaligen Anhänger der "Natürlichen Hygiene" versuchten begreiflich zu machen, daß man sich frischer Luft sogar bewußt aussetze und sie nicht meiden solle. Doch sie wurden wegen dieser "unwissenschaftlichen" Ansichten für verrückt erklärt. Wie gesagt: Neue Erkenntnisse haben es immer schwer, sich durchzusetzen, und da wird auch vor einer offensichtlichen Notwendigkeit, wie frische Luft, nicht halt gemacht. Glücklicherweise würde heute nicht einmal mehr der rückständigste "Experte" Experimente verlangen zum Beweis, ob frische Luft besser sei als schlechte; wir machen also schon gewaltige Fortschritte. Es ist auch nicht lange her, daß Ärzte sagten, Rauchen sei nicht schädlich. Vor wenigen Jahrzehnten wurde dann eingeräumt, daß Raucher im Durchschnitt etwas früher sterben als Nichtraucher. Dann kam man zu einer Zahl von fünf Jahren, vor zwanzig Jahren stieg der Unterschied auf zehn Jahre und inzwischen ist man bereits bei fünfzehn Jahren statistischer verminderter Lebenserwartung bei Rauchern angekommen. Trotz dieser erdrückenden Erkenntnisse soll es auch noch vereinzelt Ärzte geben, die rauchen! Teilweise kann ich sie sogar verstehen, da auch ich einmal starker Raucher war und weiß, wie schwer es ist mit dieser dummen Angewohnheit aufzuhören. Ich bin jedenfalls glücklich, daß ich mich 1964 von diesem Laster befreien konnte. Meine Lungen waren fast zusammengeklebt vom vielen Teer. Aber ich konnte mich befreien und atme schon seit Jahrzehnten wieder frei.

Seit 1964 habe ich stets das Geld, das ich sonst fürs Rauchen ausgegeben hätte, in mein Hobby, die Philatelie investiert. Heute habe ich eine recht bedeutende Briefmarkensammlung, habe einen monatlichen Briefmarkentauschtag im Kolpinghaus von São Paulo eingeführt, wo junge Sammler zur Förderung der Philatelie Marken von mir geschenkt bekommen. Ich erhielt schon von der brasilianischen Bundespost das Privileg für sechs Sonderstempel für Gedenktage der deutschsprachigen Körperschaften in Brasilien. Bei diesem Hobby, das ich zur Entspannung nutze, denke ich oft an das Rauchen zurück. Da wäre nur blauer Dunst verblieben und zwei schwarze Lungenflügel. So atme ich frei und freue mich an meinen kleinen Schätzen, die mir die wichtigsten Ereignisse der großen Welt illustrieren. Und was hinterlassen die derzeitigen eine Milliarde Raucher: 5,3 Billiarden (5.300.000.000.000) Zigarettenkippen pro Jahr. Gott sei Dank sammelt die keiner mehr in der 1. Welt. Erinnern wir uns nur an das beschämende Kippensammeln der Nikotinsüchtigen in den Nachkriegsjahren, wo die Zigarettensüchtigen in Deutschland warteten, daß ein rauchender Siegersoldat seine Kippe auf den Boden warf. Wie tief kann man in seiner

Sucht sinken! Manchmal hat dann noch ein Siegersoldat genüßlich die Kippe mit dem Schuh zerrieben, um die besiegten Süchtigen zur Weißglut zu bringen. Denken wir nur zurück an die Zigarettenwährung nach dem Krieg. Die Süchtigen haben alles hergegeben, bis zur Unschuld, um an dies Zigaretten-Rauschgift zu kommen. Heutzutage werden 500.000 Autos in Deutschland pro Jahr aufgebrochen, um das Radio zu entwenden, denn ein Autoradio ist der Preis für eine Rauschgiftportion. Für viele Süchtige unerschwinglich, wie damals die Zigaretten in der Nachkriegszeit. Vor einem Jahr ging ich einmal zu Fuß durch das Zentrum von Houston/Texas. In vielen dortigen Hochhäusern ist Rauchen verboten. Da standen dann Gruppen von Rauchern vor den Eingangstüren, die gierig und hastig ihre Nikotindosis inhalierten, um dann schnellstens wieder an ihren Arbeitsplatz im Hochhaus zurückzukommen. Ein erbärmlicher Anblick. Traurig ist es auch mit ansehen zu müssen, daß Frauen nun vermehrt mit diesem Laster begonnen haben, während Männer sich vom Rauchen befreien. Daher kommt auch der Witz, daß man einen rauchenden Mann anspricht mit den Worten: "Ich dachte, Du seist ein Mann!" Vielleicht sind die Frauen das Witwendasein im Alter überdrüssig, da die Frauen ja im Durchschnitt jünger sind als ihre Ehepartner und normalerweise auch eine höhere Lebenserwartung als die Männer haben. Wenn die Frauen jedoch nun rauchen, werden sie im Durchschnitt fünfzehn Jahre früher sterben als Nichtrauchende. So werden wir dann, wenn die Entwicklung so weitergeht, in Zukunft mehr Witwer haben als Witwen. Die Zahl der Raucher sank vernünftigerweise in den letzten beiden Jahrzehnten und die der Raucherinnen stieg. Ein lebensgefährlicher Sieg auf dem Wege zur Gleichberechtigung beim Lungenkrebs.

Übrigens sterben täglich 8.000 Menschen an den Folgen des Rauchens, das sind 3 Millionen Menschen pro Jahr. Nur der Himmel weiß, in welchem Ausmaß Krankheit und schlechte Gesundheit durch Rauchen verursacht werden. Was wir jedoch wissen, liest sich wie eine Horrorgeschichte, eine Geschichte des Schreckens: Krebs (15% der Krebsursache ist Rauchen), Herzkrankheiten, Lungenemphyseme, Bronchitis, Fehlgeburten, Säuglingstod, Geburtsfehler, Magengeschwüre, Schädigung des DNS, Blutzucker, Bluthochdruck, Unfruchtbarkeit, Impotenz, eingetrocknete Keimdrüsen, krankhaft beschleunigter Herzschlag und als Folge davon, Herzschädigung, Verengung und Absterben der Blutgefäße, Taubheit in den Händen und Armen, erhöhte Magensäure, Lähmung der Geschmacksnerven sowie massive Zerstörung vitaler Zellen von der Lippe bis zur Lunge; von der Verdickung und Verfärbung der Finger, der Vergilbung der Zähne, der Gardinen, der Tapeten, der Sessel, der Sofas, der Kleidung, der gestrichenen Wände, des Innenraumes ihrer Fahrzeuge und dem ekligen Geruche kalter Tabakreste ganz zu schweigen. Meist merken die Raucher gar nicht, was sie auch beim Küssen ihrem nichtrauchenden Partner zumuten. Oft brennen sie noch die Tischdecken durch, und einige verbrennen sogar selbst im Bett, wenn sie beim Rauchen einschlafen.

1913 gab ein Arzt aus Brooklyn Folgendes von sich: "Sowohl die Geschichte der Menschheit, als auch umfangreiche Forschungen, von hochqualifizierten Wissenschaftlern durchgeführt, lassen erkennen, daß mäßiges Rauchen weder für den Körper noch für den Geist schädlich ist."

Tabakrauch ist heißer als heißes Essen. Er vernichtet Zellen und Geschmacksnerven in großer Zahl. Haben Sie schon einmal bemerkt, wieviel Salz und Pfeffer Raucher verwenden? Sie tun das, weil sie stark geschwächte Geschmacksempfindungen haben. Diese Gewürze irritieren zusätzlich die Mundschleimhaut, die Lippen, die Zunge, Kiefer, Zahnfleisch und Kehle. Grundlage einer guten Gesundheit ist saubere Luft. Mit der sauberen Luft gelangt der Sauerstoff in unseren Blutkreislauf, und durch einen gesunden Blutkreislauf werden die Nährstoffe in jede Zelle Ihres Körpers transportiert. Mit einem gesunden Kreislauf werden Sie lange und gesund leben können. Die wichtigste Einflußgröße in diesem System ist und bleibt die Atmung. Sie versorgt den Körper mit Sauerstoff und bildet so die Grundlage für die elektrischen Prozesse in den Zellen.

Sehen wir uns das einmal etwas genauer an, wie unser Körper funktioniert. Die Atmung kontrolliert nicht nur die Sauerstoffversorgung der Zellen, sondern auch des Lymphsystems, in dem die weißen Blutkörperchen enthalten sind, die den Körper schützen. Das Lymphsystem kann man als die Kanalisation des Körpers betrachten. Jede Zelle der Körpers ist von Lymphflüssigkeit umgeben. Im Körper befindet sich viermal soviel Lymphflüssigkeit wie Blut. Das Blut führt Sauerstoff und Nährstoffe und pumpt diese vom Herzen durch die Arterien in die dünnen, porösen Kapillaren, von wo sie dann in die die Zelle umschließende Lymphflüssigkeit gelangen. Die Zellen, die genau wissen, was sie benötigen, nehmen den Sauerstoff und die Nährstoffe, die sie brauchen, auf und sondern Giftstoffe ab, von denen einige zurück in die Kapillaren gelangen. Tote Zellen, Blutproteine und andere toxische Stoffe können meistens nur von dem Lymphsystem ausgeschieden werden. Das Lymphsystem wiederum wird durch die Atmung aktiviert.

Die Körperzellen sind auf das Lymphsystem angewiesen, um die großen Mengen an Gift und überschüssiger Flüssigkeiten zu beseitigen, die sonst den Sauerstoffgehalt senken würden. Die Flüssigkeit fließt durch die Lymphknoten, in denen tote und sämtliche Giftstoffe neutralisiert werden. Wie wichtig ist das Lymphsystem? Wenn es vierundzwanzig Stunden ausfiele, würden wir, infolge der eingeschlossenen Blutproteine und der überschüssigen Flüssigkeit rund um die Zellen, sterben. Im Unterschied zu unserem Blutkreislauf hat das Lymphsystem keine Pumpe. Die Lymphe wird allein durch Atmung und die Bewegung der Muskeln weitertransportiert. Wenn Sie also einen gesunden Blutkreislauf und ein gut funktionierendes Lymph- und Immunsystem haben wollen, sollten Sie tief atmen und sich richtig bewegen. Auch für bettlägerige Patienten sollte man ein für den jeweiligen Fall ausgearbeitetes Bewegungsprogramm entwickeln. Ein sicherlich wertvolles Aufgabengebiet für Heilgymnastiker. Achten Sie bei jedem Gesundheitsprogramm darauf, ob es unterrichtet, wie Sie Ihren Körper durch wirksame Atmung reinigen können.

Um die Bedeutung des Sauerstoffes noch zu verstärken sollen noch zwei wichtige Versuche angeführt werden. Jack Shields, ein angesehener Facharzt aus Santa Barbara in Kalifornien, hat vor Jahren eine interessante Untersuchung des menschlichen Immunsystems durchgeführt. Er hat Kameras in den menschlichen Körper eingebaut, um zu sehen, wodurch die Säuberung des Lymphsystems angeregt wird. Er stellte fest, daß tiefes Atmen die wirksamste Methode ist, diese Reinigung zu erreichen. Es bewirkt eine Art Vakuum, von dem die Lymphe in den Blutstrom aufgesaugt wird, was den Ausstoß der Gifte beschleunigt. Durch tiefes Atmen und gymnastische Übung kann dieser Prozeß um das Fünfzehnfache beschleunigt werden. Man braucht nicht viel gesunden Menschenverstand, um sich darüber klar zu werden, daß von allen Elementen, die für eine Gesundheit notwendig sind, der Sauerstoff das wichtigste ist. Überlegen Sie nur einmal wieviel Liter bzw. Kilogramm Luft wir pro Tag benötigen. Dennoch wird die Luft als Nahrungsmittel von der Wichtigkeit und auch vom Gewicht her in ihrer Bedeutung oft total unterschätzt.

Otto Warburg, Nobelpreisträger und Leiter des Max-Planck-Institutes für Zellphysiologie, hat die Wirkung von Sauerstoff auf die Zellen untersucht. Es ist ihm gelungen, normale, gesunde Zellen in kranke Zellen zu verwandeln, indem er die Sauerstoffmenge, die ihnen zur Verfügung stand, herabsetzte. Seine Arbeit wurde später in den Vereinigten Staaten von Harry Goldblatt fortgeführt. Goldblatt hat die Experimente beschrieben, die er an Ratten durchgeführt hat, bei denen noch nie bösartige Tumore verzeichnet worden waren. Er entnahm neugeborenen Ratten Zellen und teilte sie in drei Gruppen ein. Eine der drei Zellgruppen kam unter eine Glasglocke, wo ihr jeweils Minuten lang Sauerstoff entzogen wurde.

Wie Warburg stellte auch Goldblatt fest, daß viele dieser Zellen nach Wochen Veränderungen zeigten und das Aussehen bösartiger Zellen annahmen. Die anderen beiden Zellgruppen wurden bei gleichbleibendem Sauerstoffgehalt in Glasbehältern aufbewahrt. Nach dreißig Tagen injizierte Goldblatt die drei verschiedenen Zellkulturen drei verschiedenen Gruppen von Ratten. Nach zwei Wochen, als die Zellen bereits von den Tieren absorbiert waren, zeigte sich bei den normalen Gruppen keine Veränderung. Alle Ratten der dritten Gruppe jedoch - deren Zellen vorübergehend der Sauerstoff entzogen worden war - entwickelten ein bösartiges Zellwachstum. Diese Untersuchung wurde ein Jahr lang weitergeführt. Die bösartigen Zellveränderungen blieben bösartig, und die normalen Zellen blieben normal.

Was lernen wir daraus? Die Forscher gelangten zu der klaren Überzeugung, daß Sauerstoffmangel ein wesentlicher Faktor in der Entwicklung von Krebsgeschwüren ist. Mit absoluter Sicherheit beeinflußt er die Lebensqualität der Zellen. Vergessen Sie nie: Ihre Gesundheit beruht auf der Gesundheit Ihrer Zellen. Die Sauerstoffversorgung Ihres Organismusses ist daher von wesentlicher Bedeutung bei der Bekämpfung des Krebses. Das Problem ist, daß die meisten Menschen nicht wissen, wie man richtig atmet. Die meisten atmen nur oberflächlich. Der Prozeß des Sterbens beginnt meist mit der Schwächung und Verminderung der Atmung.

Einer von drei Amerikanern bekommt Krebs. Doch nur einer von sieben amerikanischen Sportlern bekommt Krebs. Auch Sänger in den Gesangsvereinen und regelmäßige Kirchenbesucher, die kräftig jeden Sonntag mitsingen haben weniger Krebsprobleme. Warum? Die vorgenannten Untersuchungen geben uns eine Erklärung dafür. Sportler und Sänger versorgen das Blut mit dem wichtigsten und notwendigsten Element - mit Sauerstoff. Eine andere Erklärung besteht darin, daß Sportler das Immunsystem ihres Körpers durch die Bewegung der Lymphflüssigkeit maximal stimulieren, genau wie auch die Sänger durch die vermehrte Aktivität ihrer Lungen.

Ich möchte Ihnen nun die wirksamste Atemtechnik zur Reinigung Ihres Organismusses vorstellen. Sie ist international bekannt und in vielen Büchern ausführlich beschrieben, wie auch im Buch "Fit fürs Leben". Atmen Sie in folgendem Rhythmus: Atmen Sie ein, halten Sie Ihren Atem viermal so lange, wie Sie eingeatmet haben. Atmen Sie dann doppelt so lange aus wie Sie eingeatmet haben. Warum zweimal so lange ausatmen wie einatmen? Weil Sie in dieser Phase Giftstoffe über das Lymphsystem ausscheiden. Warum viermal so lange den Atem anhalten? Weil Sie auf diese Weise das Blut mit Sauerstoff versorgen und Ihr Lymphsystem aktivieren. Wenn Sie atmen, sollten Sie ganz tief unten im Bauch beginnen, wie ein Staubsauger, der dort alle Gifte wegsaugen will.

Wie hungrig fühlen Sie sich nach einer Körperübung? Ist Ihnen danach, ein großes Steak zu essen, wenn sie gerade 10 km gelaufen sind? Wohl kaum. Warum nicht? Weil Ihr Körper durch die gesamte Atmung bereits mit allem versorgt ist, was er benötigt. Das ist die erste Regel für gesundes Leben. Atmen Sie zehnmal auf die oben beschriebene Weise und wiederholen Sie das wenigstens 3 mal täglich. Zur Erinnerung hier noch einmal die Technik: Einatmen, Atem viermal so lange anhalten, doppelt so lange ausatmen. Atmen Sie tief durch die Nase ein und zählen bis sieben (oder nehmen Sie eine kleinere oder größere Zahl, je nach Ihren Fähigkeiten). Halten Sie den Atem viermal so lange an wie Sie eingeatmet haben, bei sieben also achtundzwanzig, und atmen Sie dann langsam durch den Mund aus, doppelt so lange wie Sie eingeatmet haben, bei sieben also vierzehn. Dabei sollten Sie sich nie anstrengen bzw. überanstrengen. Finden Sie heraus welche Zeiten Sie jetzt ohne Anstrengungen erreichen und steigern sich dann langsam. Machen Sie diese zehn Atemübungen dreimal täglich, und Sie werden Ihre Gesundheit deutlich verbessern. Besonders im hohen Alter ist dies eine vorzügliche Medizin. Es gibt keine Nahrungs- und keine Vitaminpille, die soviel für Ihre Gesundheit tun könnte, wie eine gute Atmung.

Die andere entscheidende Komponente des gesunden Atmens sind tägliche aerobische (aerob bedeutet sinngemäß: Sauerstoff zum Leben benötigend) Übungen. Wer einer beruflichen Tätigkeit mit geringer körperlicher Aktivität nachgeht, sollte sich pro Tag mindestens eine halbe Stunde lang körperlich bewegen und mindestens eine Stunde pro Woche eine intensive körperliche Tätigkeit ausüben. Es gibt beeindruckende Hinweise, daß für die Entwicklung chronischer Erkrankungen, darunter auch Darmkrebs, eine mangelnde körperliche Aktivität bedeutsam ist. Ein Grund dafür, aber bei weitem nicht der einzige, ist der geringe Energieverbrauch, der mit Inaktivität verbunden ist und bei einer über dem Verbrauch liegenden Energiezufuhr zu Übergewicht führt. Ein körperlich aktiver Lebensstil mit entsprechendem Energieverbrauch ist deshalb empfehlenswert. Beispiele für moderate körperliche Aktivitäten, die täglich für mindestens eine halbe Stunde ausgeübt werden sollten, sind: Zügiges Gehen (3 km/30 min.), Fahrrad fahren (6 km/30 min.), Tanzen. Beispiele für intensive körperliche Aktivitäten sind: Schwimmen (2,5 km), Laufen (8 km/ Stunde), Tennis spielen. Ich kenne eine sehr dynamisch aussehende Dame im Seniorenzentrum Butantan, die im Dezember 1999 ihre diamantene Hochzeit feierte und 87 Jahre zählt. Sie fährt jede Woche ganz alleine mit dem Bus 10 km bis ins Stadtzentrum von São Paulo, um dort wie schon seit fast 5 Jahrzehnten im Hallenschwimmbad vom ACM (CVJM) ihre regel mäßigen

Schwimmrunden zu drehen. Man sieht ihr richtig an, wie gut ihr das tut.

Eine der besten aerobischen Übungen, die sich bei jedem Wetter durchführen läßt, ist das Trampolinspringen, eine Sportart, die Ihren Körper nur minimal anstrengt, aber die Lymphflüssigkeit so richtig in Schwung bringt. Hierzu wurde in den USA ein kleines Trampolin von ca. 80 cm Kantenlänge auf den Markt gebracht, welches auch in Europa ein großer Erfolg ist. Es ist wichtig, daß das Trampolinspringen ohne unnötige Überanstrengung durchgeführt wird. Sie können langsam und vorsichtig üben, bis Sie dreißig Minuten durchhalten, ohne müde zu werden. Ältere Menschen, die nicht mehr so in Form sind, können auch ohne Trampolin z. B. Gänse imitieren und ihre ausgebreiteten Arme auf- und abwärts bewegen und dabei auch etwas mit dem Oberkörper kleine einknickende rhytmische Auf- und Abwärtsbewegungen machen, um Druck auf die Lungen zu machen in der Form wie ein Faltenbalg von der Esse eines Schmiedes. Auch der berühmte Ententanz kann die Lymphe in Schwung bringen, wie übrigens fast jeder Tanz. Tanzen ist gesund! Aber nicht in einem rauchgeschwängerten Nachtclub! Bereiten Sie sich gründlich vor, bevor sie anfangen zu joggen oder Trampolin zu springen. Wenn Sie die Übung richtig durchführen, können Sie das beschriebene Atemmuster beibehalten und einen beachtlichen Trainingseffekt erreichen. Es gibt schon viele Bücher über das beliebte Trampolinspringen, in denen außerdem bildlich dargestellt ist, wie es auf die einzelnen Organe wirkt. Nehmen Sie sich die Zeit diese Übungen zu machen. Sie werden bald froh sein, daß Sie damit begonnen haben. Sollten Sie kein Trampolin haben, dann hopsen Sie. Hopsen Sie mit einem Springseil oder hopsen Sie frohen Mutes die Treppen 'rauf und runter', statt für kurze Strecken den Fahrstuhl zu benutzen. Und wenn Sie auf der Straße das aufgezeichnete Hopsspiel "Himmel und Hölle" sehen, dann erinnern Sie sich Ihrer Kindheit und hopsen einfach noch einmal zur Erinnerung.

Die wichtigste Erkenntnis aus diesem ersten Abschnitt zum Thema Luft sollte sein, daß Luft für uns Energie ist, und wir stets ausreichend frische Luft zur Verfügung haben müssen. Vergessen Sie den dummen Spruch: "Es sind schon viele erfroren, aber noch nie einer erstunken!" Schlafen Sie daher stets mit offenem Fenster und suchen Sie oft die frische Luft auf. Unser Körper beginnt erst dann abzubauen und zu vergreisen wenn unsere Lunge immer schwächer wird und uns somit nach und nach die wichtigste Nahrungsquelle versiegt.

Die Wichtigkeit wasserhaltiger Nahrung

Die Erde ist zu 70% mit Wasser bedeckt. Unser Körper besteht zu 80% aus Wasser. Was sollte Ihrer Meinung nach Ihre Nahrung enthalten? Wasser! Ihre Ernährung sollte zu 70% aus wasserhaltiger Nahrung bestehen. Das bedeutet vor allem frisches Obst oder Gemüse und frisch ausgepreßte Säfte, die jedoch in kleinen Schlücken getrunken werden sollten, um dem Saft die Chance zu geben sich mit unserem Speichel zu vermischen. Richtiger ist jedoch, das Obst pur zu essen und in die Frucht zu beißen, da damit die absolute Gewähr besteht, daß die Mischung mit dem Speichel perfekt ist. Bedenken Sie, kein Tier läuft mit einer Saftpresse herum und kann sich einen Saft ausdrücken, und die Tiere der Wildnis sind durchweg alle gesünder als wir Menschen.

Wissen Sie übrigens was in den Texten der Heiligen Schrift steht über die für den Menschen vorgesehene Nahrung? Alles nur wasserreiche Nahrung, Obst und Gemüse! In Genesis 1:29 steht: "Und Gott sprach: Sehet da, ich habe Euch gegeben alle Pflanzen, die Samen bringen auf der ganzen Erde, und alle Bäume mit Früchten, die Samen bringen, zu Eurer Speise".

Der Mensch und seine engeren menschenähnlichen Vorläufer leben auf diesem Planeten ungefähr seit 15 Millionen Jahren. 14,95 Millionen Jahre lang davon (ca. 99,7 %) aß er fast nur rohe Pflanzennahrung: Früchte, Gemüse und Samen, alles frisch und unverarbeitet. Feuer und Werkzeuge, Kochtöpfe, Bratpfannen, Kühlschränke, Büchsenöffner und Saftpressen waren ihm unbekannt. Der Mensch mußte pflücken, sammeln und essen, was die Saison jeweils hergab! Forscher sind daher der Ansicht, daß der Mensch diese 14,95 Millionen Jahre lang hauptsächlich ein Früchteesser war. Man kam zu Forschungsergebnissen, die die frühmenschliche Ernährung in etwa 75 % Früchte, 20 % Gemüse und 5 % Nüsse aufteilte. Sicherlich wurden auch zur Abwechslung einige Insekten, Eier, Schnecken, Fische und auch kleine Tiere verspeist, die der Urmensch erhaschen konnte.

Also in der Zeit, in der der Herrgott den Menschen nach seinem Ebenbild formte (in der Bibel steht, daß er ihn aus Lehm formte, also aus etwas, das schon da war, aus einem Teil der Schöpfung). Wie ich einleitend berichtete, war die paradiesische Nahrung die beste und die gesündeste. Sind denn unsere Hände nicht ideal geformt, um Früchte zu pflücken? Alles ist doch so praktisch. Reife Früchte brauchen nicht vorbereitet zu werden. Man braucht keinen Ketchup auf den Apfel tun und auch keinen Mostrich auf die Banane. Der Mensch aß das, was gut aussah, was gut roch und was gut schmeckte. Und das 500.000 Generationen lang! Unsere Nahrungsumstellung erfolgte sehr langsam erst in den letzten 500.000 Jahren und ganz speziell und dann radikal in den letzten 10.000 - 20.000 Jahren nach der 'Vertreibung aus dem Paradies', nachdem der Mensch sich gezwungenerweise Werkzeuge schuf und das Feuer zu eigen machte. Diese für uns gewiß lange Zeit von 500.000 bzw. 10.000 - 20.000 Jahren ist aber in der Entwicklungsgeschichte eine sehr kurze Zeitspanne. Unsere Gene, unsere Anlagen sind noch voll auf pflanzliche Frischkost eingerichtet. Jedermann kann das sofort nachprüfen, indem er diese besten Lebensmittel für den Menschen wieder seinen Organen zuführt. Sie werden Wunder erleben! Früchte sind leicht verdaulich, wenn die Darmflora in Ordnung ist und nicht eventuell gerade durch Antibiotika geschädigt wurde bei der Behandlung einer schweren Infektion. Auch die richtige Magensäurekonzentration ist für die Obstverdauung von Wichtigkeit. Beim Obstverzehr steht uns dann bereits im Magen oder spätestens im oberen Dünndarm der wichtige Fruchtzucker als beste Energienahrung zur Verfügung. Aus der Frucht kommen 90 % Energie, bei nur 10 % Verdauungsverlust, aus dem Gemüse bekommen wir 70 % Energie, bei nur 30 % Verdauungsverlust, aus dem Fleisch nur 30 % Energie, aber 70 % Verlust!

Je weniger Energie wir für die Verdauung verbrauchen, desto mehr Kraft, d. h. auch Nervenkraft, steht für uns bereit. Und Früchte liefern uns das Wasser in der richtigen Form. Rein, sauber, ungechlort und sogar ohne Fluorid und in reichlichen Mengen. Manche Menschen empfehlen den Konsum von 8 bis 12 Gläsern Wasser pro Tag, um den Körper auszuspülen. Wissen Sie wie verrückt das ist? Unser Wasser ist zum größten Teil gar nicht so großartig. Es gibt sogar Mineralwasser, welches unsauberer ist als Leitungswasser von den Wasserwerken. Aber das Leitungswasser enthält gezwungenermaßen neben dem wichtigen Chlor auch Fluoride und andere chemische Stoffe. Anstatt Ihren Körper durchzuspülen, indem Sie ihn mit Wasser überfluten, brauchen Sie nur die Nahrung zu sich zu nehmen, die von der Natur her wasserhaltig ist. Wenn Menschen vorwiegend Nahrung zu sich nehmen, die wenig Wasser enthält, hat das fast zwangsläufig schädliche Auswirkungen auf den Körper. Alexander Bryce schreibt in seinem bekannten Buch: 'The Laws of Live and Health': "Wenn zuwenig Flüssigkeit zugeführt wird, hat das Blut ein größeres spezifisches Gewicht, und die giftigen Abfallstoffe des Gewebes oder des Zellaustausches werden nur sehr unvollkommen ausgeschieden. Der Körper wird dann von seinen eigenen Ausscheidungen vergiftet, und es ist nicht zuviel behauptet, wenn man sagt, daß der Hauptgrund dafür zu geringe Flüssigkeitsaufnahme ist, so daß die Abfallstoffe der Zellen nicht beseitigt werden können."

Sie sollten durch Ihre Ernährung Ihren Körper bei seiner Reinigung unterstützen, anstatt ihn mit unverdaulicher Nahrungszusammenstellung zusätzlich zu belasten. Die Ansammlung von Abfallprodukten und Stoffwechselmüll im Körper fördert Krankheiten. Eine Möglichkeit, den Blutstrom und den Körper so weit wie möglich von Abfallstoffen und Giften freizuhalten, besteht darin, die Einnahme von Nahrung bzw. Nahrungszusammenstellungen, die die Ausscheidungsorgane des Körpers belasten, einzuschränken; die andere Möglichkeit besteht darin, dem Körper genügend Wasser durch die Nahrung zuzuführen, um bei der Zersetzung und Ausscheidung dieser Abfallprodukte, dieser wahre Stoffwechselmüll, mitzuhelfen. Bryce fährt fort: "Es gibt keine bekannte Flüssigkeit, die so viele feste Stoffe auszulösen vermag wie Wasser. Es ist das beste bestehende Lösungsmittel". Wenn dem Körper also genügende Mengen in reiner Form davon zugeführt werden, wird der gesamte Verdauungsprozeß angeregt, indem die belastende Wirkung der toxischen Abfallprodukte durch ihre Auflösung und Ausscheidung über Niere, Haut, Darm oder Lunge stark vermindert werden kann. Wenn diese Giftstoffe aber Gelegenheit haben, sich im Körper anzusammeln, können sie eines Tages die verschiedensten Krankheiten verursachen, darunter auch Krebs! Wie Sie wissen, hängt Ihre Lebensqualität von der Lebensqualität Ihrer Zellen ab. Wenn das Blut mit Abfallprodukten überladen ist, können sich keine kräftigen und gesunden Zellen entwickeln und somit auch nicht die biochemischen Voraussetzungen für ein ausgewogenes emotionales Leben.

Alexis Carrel, Nobelpreisträger von 1912 und danach Mitglied des Rockefeller-Instituts, beschloß diese Theorie zu beweisen, indem er Gewebe von Hühnern entnahm (die normalerweise elf Jahre alt werden) und die Zellen unendlich lange am Leben hielt, indem er sie vor ihren eigenen Abfallprodukten bewahrte und mit Nahrungsstoffen versorgte, die sie benötigten. Diese Zellen wurden vierunddreißig Jahre am Leben gehalten, bis das Rockefeller-Institut davon überzeugt war, daß sie unbegrenzt weiterleben würden und sich daher entschloß, das Experiment zu beenden.

Wieviel Prozent Ihrer Speisen besteht aus wasserhaltiger Nahrung? Wenn Sie eine Liste all der Dinge aufstellen müßten, die Sie während der vergangenen Woche verdaut haben, wieviel würde davon reich an Wasser sein? Siebzig Prozent? Fünfundzwanzig? Fünfzehn? Bei Umfragen besonders in der 1. Welt wird immer wieder festgestellt, daß die Menschen nur fünfzehn bis zwanzig Prozent wasserhaltige Nahrung zu sich nehmen in Form von frischem Obst und Gemüse. Dieser niedrige Prozentsatz ist gerade selbstmörderisch. Überprüfen Sie einfach die Statistiken für Krebs- und Herzkrankheiten und lesen nach, welche Nahrung, laut der Akademie der Wissenschaften der Vereinigten Staaten, zu vermeiden ist und wie hoch der

Wassergehalt sein sollte. Bitte vergessen Sie nie, was ich schon vorher sagte, daß sich unsere Vorfahren durch fünfzehn Millionen Jahre fast nur von Obst, Gemüse und Nüssen ernährten und sich unser Körper noch gar nicht auf die neue sogenannte "gut bürgerliche Kost" umgestellt hat.

Wenn Sie sich in der Natur umsehen und die größten und kräftigsten Tiere betrachten, werden Sie entdecken, daß es sich dabei um pflanzenfressende Tiere handelt. Elefanten, Kamele, Pferde, Rinder, Giraffen, Nashörner und so weiter ernähren sich allesamt nur von wasserreichen Pflanzen. Pflanzenfresser leben länger als Fleischfresser.

Wußten Sie übrigens, daß alle fleischfressenden Tiere (ausgenommen bei Aas) im Normalfall nur pflanzenfressende Tiere reißen und sich dabei zuerst auf den Mageninhalt stürzen? Diese fleischfressenden Tiere haben nur einen sehr kurzen Darm, der ideal für Fleisch ist. Aus diesem Grunde holen sich diese Tiere das lebenswichtige Gemüse schon vorverdaut von den pflanzenfressenden Tieren, die einen entsprechend langen Darm dafür haben. Alle fleischfressenden Tiere in der Natur verzehren nur frisches rohes Fleisch (ungebraten, ungekocht, ungegrillt usw..). Nur die Aasfresser, Schakale, Hyänen, Aasgeier leben von nicht mehr ganz so frischer Nahrung; sie sind für unseren Begriff häßliche, furchtsame, schwache Tiere, die einen fürchterlichen Gestank um sich verbreiten. Es gibt ungefähr 700.000 verschiedene Tierarten, die alle von naturbelassener frischer Nahrung leben, ausgenommen die Menschen und ihre Haustiere, und diese sind die einzigen, die regelmäßig krank sind.

Die deutsche Illustrierte "Stern" brachte in ihrer Ausgabe vom 28, April 1994 einen großen Bericht über die Heilkraft von Obst und Gemüse zum Thema "Essen gegen den Krebs". Es wurde über die sensationellen Entdeckungen der Medizin berichtet. Auf einmal entdeckte die Medizin die Heilkraft von Obst und Gemüse. In dem Bericht wird z.B. erwähnt, daß etwa 330.000 Menschen in Deutschland pro Jahr an Krebs erkranken, davon mehr als die Hälfte auf Grund falscher Ernährung. (Dann kommen noch 17% durch die Genußmittel hinzu, - 15% auf Rauchen und 2% auf Alkoholmißbrauch).

Wie sagte noch Seneca: "Zähle die Kochtöpfe - Du wirst Dich nicht länger über die zahlreichen Unpäßlichkeiten der Menschen wundern".

Und Prof. Dr. med. Kollath schreibt: "Wer ungesund lebt und sich falsch ernährt, bereitet sich sein Leben lang auf den Krebs vor!" Aber so gut und umfangreich dieser großartige Bericht im "Stern" ist, enthält er doch eine Desinformation. Alle diese wichtigen Wirkstoffe zur Erhaltung der Gesundheit in Obst und Gemüse sind nur voll wirksam, wenn Obst und Gemüse roh und möglichst ganz frisch verzehrt werden. Gekocht und erhitzt ist alles denaturiert; auch wenn das rohe Gemüse alt ist, sind die Vitamine schon fast weg. Es sollte nach dem Ernten so schnell wie nur möglich genossen werden.

Wußten Sie überhaupt schon, wo zum ersten Male eine Gesundheitsdiät erwähnt und aufgeschrieben wurde? Sie werden erstaunt sein! In der Bibel! Und zwar im Alten Testament im Buch des Propheten Daniel 1:10 -17: Da ist die Geschichte von den Jünglingen, die stets am Tische des Königs essen mußten, wo es jeden Tag nur Festessen gab. Sie baten um eine andere Speise beim obersten Kämmerer, und dieser hatte Angst ihnen etwas anderes zu geben, da er glaubte den Jünglingen würde es dann schlechter gehen. Aber hören wir mal was die Bibel uns zu berichten weiß: Ich zitiere wörtlich: "Ich fürchte mich vor meinem Herrn, dem König, der euch eure Speise und euren Trank bestimmt hat. Wenn er merken würde, daß euer Aussehen schlechter ist als das der anderen jungen Leute eures Alters, so brächtet ihr mich beim König um mein Leben. Da sprach Daniel zu dem Aufseher, den der obere Kämmerer über Daniel, Hanaja, Mischaël und Asarja gesetzt hatte: Versuch's doch mit deinen Knechten zehn Tage und laß uns Gemüse zu essen und Wasser zu trinken geben. Und dann laß dir unser Aussehen und das der jungen Leute, die von des Königs Speise essen, zeigen; und danach magst du mit deinen Knechten tun nach dem, was du sehen wirst. Und er hörte auf sie und versuchte es mit ihnen zehn Tage. Und nach diesen 10 Tagen sahen sie schöner und kräftiger aus als alle jungen Leute, die von des Königs Speise aßen. Da tat der Aufseher die Speise und den Trank, die für sie bestimmt waren, weg und gab ihnen Gemüse". (Und nun kommt der schönste Teil in diesem Text): "Und diesen vier jungen Leuten gab Gott Einsicht und Verstand für jede Art von Schrift und Weisheit!" Und einige Sätze weiter heißt es: "Und der König fand sie in allen Sachen, die er sie fragte, zehnmal klüger und verständiger". (Wer will das nicht werden oder sein! Sind das nicht herrliche Worte in der Heiligen Schrift?!)

Pflanzliche Nahrungsmittel, insbesondere Gemüse und Obst, enthalten bioaktive Komponenten, die vor Krebsentwicklung in verschiedenen Organen schützen können. Zahlreichen Inhaltsstoffen (wie Vitamine, Mineralstoffe, Ballaststoffe, sekundäre Pflanzenstoffe) werden kanzeroprotektive Eigenschaften zugesprochen. Diese beruhen auf der Fähigkeit, spezifische pathogenetische Mechanismen der Kanzerogenese beeinflussen zu können. Dazu gehören das Abfangen von Radikalen, die Induktion von Enzymen, die Veränderung der Genexpression, die Beeinflussung der Zelldifferenzierung und des programmierten Zelltodes (Apoptose). Weiterhin geht eine Ernährungsweise, die reich an Gemüse und Obst ist, meist mit einer fettärmeren Ernährungsweise einher. Das vermindert das Risiko der Adipositas, eines wichtigen, das Krebsrisiko erhöhenden Faktors. Eine besonders positive Präventivwirkung einzelner Gemüse- oder Obstarten ist bisher nicht gefunden worden. Weder Cruciferen, zu denen Brokkoli gehört, noch die an Quercetin reichen Zwiebeln weisen in epidemiologischen Studien eine größere Wirkung auf als die Gesamtgruppe Gemüse. In experimentellen Studien wurden einzelne Inhaltsstoffe von Gemüse und Obst systematisch auf ihr kanzeroprotektives Potential untersucht. Für viele dieser Inhaltsstoffe konnten eindeutige tumorhemmende Effekte gezeigt werden. Die derzeit verfügbaren Daten zu Gemüse und Obst lassen, auch wenn sie überzeugen, noch viele methodische Fragen offen. Es gibt z.B. kein einheitliches Klassifikationssystem, so daß je nach kulturellem Verständnis unterschiedliche Lebensmittel zur Gruppe Gemüse und Obst gezählt werden.

Carotinoide, unter ihnen das am häufigsten vorkommende ß-Carotin, und Vitamin-C gehören zu den antioxidativen Inhaltsstoffen. Sie sind in der Lage, DNA und Zellmembranen vor oxidativen Schäden zu bewahren, und tragen so zum Schutz vor Mutationen und zur Erhaltung der Zellintegrität bei. Oxidativer Streß geht von reaktiven Sauerstoffmolekülen aus, die regulär im Stoffwechsel entstehen oder im Fremdstoffmetabolismus bei der Umsetzung von Karzinogenen gebildet werden. Das antoxidative Potential der Zelle setzt sich vor allem aus verschiedenen Enzymen (Superoxid-Dismutase, Katalase, Peroxidasen) sowie aus Eisen und Kupfer bindenden Proteinen und niedermolekularen Substanzen wie Vitamin C und E, Glutathion und sekundären Pflanzenstoffen (z.B. Carotinoiden, Flavonoiden) zusammen. Bisher liegen keine Hinweise darauf vor, daß eine Überversorgung mit antioxidativen Mikronährstoffen, so wie sie mit der naturbelassenen Nahrung aufgenommen werden, negative Auswirkungen haben kann.

Anders sieht es dagegen bei den synthetischen Nahrungsergänzungsstoffen aus, die einzelnen dieser Substanzen in pharmakologischen Dosen enthalten. In Interventionsstudien zur Chemoprävention mit Supplementation einzelner oder kombinierter Antioxidantien konnten sowohl protektive als auch die Krebsraten erhöhende Effekte beobachtet werden. Deshalb kann aus den derzeitigen Forschungsergebnissen keine Indikation zur Einnahme synthetischer antioxidativer Supplemente zur Krebsprophylaxe abgeleitet werden. Frisches Obst und Gemüse sind dagegen unübertroffen die gesündesten Lieferanten für natürliche Vitaminen, Mineralstoffen, Ballaststoffen, sekundären Pflanzenstoffen und reinem Wasser. Dabei fällt in Bezug auf die Ernährungsfaktoren auf, daß Gemüse und Obst als protektive Faktoren eine überragende Rolle spielen. Es gibt für fast alle Krebsarten Hinweise auf einen schützenden Effekt.

Das Deutsche Institut für Ernährungsforschung in Potsdam-Rehbrücke empfiehlt: Während des ganzen Jahres sollten täglich 400 - 800g, bzw. fünf oder mehr Portionen verschiedener Gemüse- und Obstsorten verzehrt werden. Diese Empfehlung ist eine zentrale Forderung an die tägliche Ernährung und wird als einzelne Maßnahme den größten präventiven Effekt erzielen. Bioaktive, möglicherweise das Krebsrisiko senkende Substanzen sind zahlreich in Gemüse und Obst zu finden. Für viele dieser Substanzen gibt es Nachweise tumorsenkender Effekte unter experimentellen Bedingungen. Mit dem derzeitigen Wissen können diese Befunde jedoch nur der gesamten Lebensmittelgruppe zugeschrieben werden und eignen sich nicht dazu, spezifische Supplemente zu empfehlen. Zu der Gruppe der Gemüse zählen keine stärkereichen Lebensmittel, wie zum Beispiel Kartoffeln.

Prof. Dr. Dr. h.c. mult. Harald zur Hausen, Vorsitzender und wissenschaftliches Mitglied des Stiftungsvorstandes des Deutschen Krebsforschungszentrums Heidelberg schreibt: "Der Report des World Cancer Research Fund ist demnach mehr als eine kritische Auflistung biomedizinischer oder epidemiologischer Forschungsergebnisse; er strebt das praktische Ziel einer weltweiten Krebsvorbeugung an. Er unterscheidet dabei klar überzeugende, wahrscheinliche und mögliche Zusammenhänge zwischen Krebsrisiko und Ernährung und schätzt, daß seine Ernährungsempfehlungen, verbunden mit körperlicher Bewegung und Vermeidung von Übergewicht, die Zahl der Krebsfälle um 30 bis 40 Prozent vermindern kann. Das sind weltweit drei bis vier Millionen Erkrankungen. Für Deutschland errechnen sich daraus 97 000 bis 132 000 Krebsfälle weniger."

"Wir müssen umdenken, wenn wir überleben wollen!" sagte Einstein, und Sokrates sagte: "Wenn jemand Gesundheit sucht, frage erst, ob er bereit ist, künftighin die Ursachen seiner Krankheit zu meiden. Erst dann darfst du ihm helfen!" (siehe die 50 Zitate).

Innerliche Reinigung und Entgiftung unseres Körpers

Nunmehr kommen wir zu dem wichtigsten Punkt der gesunden Ernährung. Ein Punkt, der der Hauptschlüssel für Ihre Gesundheit sein kann und für mich bereits seit einigen Jahren ist. Wenn man Sie fragen würde, was Ihrer Meinung nach die ungünstigste Zeit für eine Mahlzeit wäre, was würden Sie antworten? Wahrscheinlich "vor dem zu Bett gehen", wie so viele andere Menschen. Nun ist zwar Essen unmittelbar vor dem Schlafengehen tatsächlich eine schlechte Angewohnheit, aber auch wieder nicht so schlecht, wie das Frühstück gleich nach dem Erwachen am Morgen. Wie bitte? Bis hierher kann ich Ihre Ungläubigkeit und Ihre innere Entrüstung spüren! Ja, was ist denn mit all' den Ermahnungen, doch ja ein herzhaftes Frühstück zu essen, um genügend Energie für den Tag zu haben? Haben wir nicht von unseren Eltern, Großeltern und Urgroßeltern gelernt, daß man morgens wie ein Kaiser essen soll, mittags wie ein Bürger und abends wie ein Bettler! Auf einmal soll das alles nicht mehr wahr sein? Nun, was ist damit? Wissen Sie, was die überall übliche Kaffeepause bedeutet? Die Menschen essen ein herzhaftes, üppiges Frühstück (z.B. um 7.00 Uhr), um Energie zu gewinnen, belasten aber dabei ihren Körper mit soviel Verdauungsarbeit, daß Muntermacher wie Kaffee (um 9.00 Uhr) die einzige Möglichkeit sind, sich bis zum Mittagessen vor dem Einschlafen zu bewahren. Es ist mir durchaus bewußt, welchen Tiefschlag ich damit einer weit verbreiteten und tief verwurzelten Auffassung versetze.

Vergessen Sie für eine Weile alles, was Sie über das Frühstück zu wissen glauben. Vergessen Sie eine Weile all die guten Ratschläge der Ernährungsfachleute, Diätberater, Ärzte und anderer Experten. Verlassen Sie sich für einen Augenblick auf Ihren eigenen gesunden Menschenverstand, der Ihnen sagen wird, ob das Frühstück einen positiven oder negativen Einfluß auf Ihre Gesundheit haben kann.

Bedenken Sie, für das Leben brauchen Sie Energie! Wenn Sie am Morgen erwachen, sind Sie ausgeruht und auf der Höhe Ihres Energiepegels, vorausgesetzt, Ihr Organismus mußte sich nicht die ganze Nacht mit den Folgen eines Mitternachtsimbisses oder einer falsch zusammengestellten Mahlzeit (wir kommen noch zu diesem Thema) herumschlagen. Wie werden Sie diese morgendliche Energiereserve nutzen? Für ein herzhaftes Frühstück? Sie wissen sicherlich, daß die Verdauung einen großen Energieaufwand benötigt. Ein reichliches Frühstück, das meistens nicht einmal richtig zusammengestellt ist, kann Ihnen keine Energie verschaffen, sondern wird sie verbrauchen! Wie könnte die Nahrung verdaut werden, wenn nicht mit Energie? Das traditionelle Frühstück, bestehend aus Toast, Brötchen, Brot, Butter, Eiern, Käse, Schinken, Aufschnitt, Marmelade, Getreidegerichten mit Milch oder sogar Fleisch und Kartoffeln, ist total falsch zusammengestellt und bedeutet die größte gesundheitliche Bedrohung für unseren Körper. Schauen Sie sich einmal das Frühstück der Nordamerikaner an. Eine schlimmere und katastrophalere Zusammenstellung kann es nicht für den Körper geben, und als Prämie haben die Nordamerikaner die schlechteste Gesundheit der Welt. Sie haben die meisten Krankheiten, die meisten Krankenhausaufenthalte, die meisten

Medikamente und die meisten Krebsfälle. Die amerikanischen Kinder haben in den ersten zwanzig Jahren ihres Lebens 127 Erkältungen, gegenüber 79 Erkältungen bei deutschen Kindern. Bei amerikanischen Kindern ist die Haupttodesursache Krebs. Es gibt Länder, da ist Krebs bei Kindern unbekannt. Diese verkehrte Frühstückzusammensetzung der Amerikaner (das sog. "American Breakfast"), zwingt den Körper zu stundenlanger Verdauungsarbeit, bei der seine Energie verbraucht wird und den größten Stoffwechselmüll hinterläßt. Schon eine richtig zusammengestellte Mahlzeit bleibt ungefähr drei Stunden im Magen oder sogar noch länger. Und solange die Nahrung nicht vom Darm absorbiert wird, kann sie keine Energie bilden. Ist es also - vom Standpunkt der Energie her gesehen - überhaupt sinnvoll, nach dem Erwachen zu frühstücken? Ich kann mir nicht vorstellen daß die 500.000 Generationen unserer Vorfahren sich nach dem morgendlichem Aufstehen an einen Frühstückstisch setzten. Man hatte ja noch keinen Kühlschrank zum Frischhalten der Nahrungsmittel und nicht einmal Gefäße. Ich glaube, unsere Vorfahren haben sich am Vormittag irgendwie beschäftigt und wenn sie dann Hunger bekamen, sind sie mittags z.B. auf einen Baum geklettert und haben Früchte gegessen.

Erinnern wir uns mal, wie man sich nach einem richtigen Eisbeinessen (oder in Brasilien nach einer "Feijoada") fühlt! Man möchte sich am liebsten hinlegen und schlafen. Deshalb gibt es in Betriebskantinen auch normalerweise kein Eisbein, sonst würden noch mehr Unfälle im Betrieb passieren als sonst nach dem Mittagessen am frühen Nachmittag. Wieviele Menschen ertrinken beim Baden nach dem Essen! Wenn Sie also ein typisches American Breakfast einnehmen wird es Ihnen ähnlich gehen. Sie werden aber nicht in Ohnmacht fallen, wenn Sie Ihr Frühstück einmal ausfallen lassen, da der Körper ohnehin von der Nahrung des vergangenen Tages zehrt, sondern Sie werden sich im Gegenteil weit munterer und energiegeladener sehen.

Wissen Sie welche die z.Zt. beste Armee der Welt ist, die klein ist, aber sich gegen eine dutzendmal größere Übermacht behaupten muß? In dieser Armee ist es jedem Soldaten verboten bis 11.00 Uhr irgend etwas zu sich zu nehmen. Dies ist eines der Geheimnisse der Schlagkraft dieser Armee. Sicherlich können Sie sich schon denken um welche Armee es sich handelt: Es ist die Armee von Israel, die die wissenschaftlichen Daten und Quellen der ganzen Welt zur Verfügung hat und dessen Volk die meisten Nobelpreisträger stellt im Verhältnis zu seiner Volksgröße.

Wir haben es den Herausgebern der Bücher "Fit fürs Leben" zu verdanken, daß Sie in klarster Form das Geheimnis unseres Unwohlseins, unserer Krankheiten und deren Ursache lüfteten. Das im "Fit fürs Leben"-Buch vorgelegte Gesundheitsprogramm enthält als Hauptpunkt die Reinigung des Körpers durch Respektierung der sogenannten täglichen Ausscheidungsphase. Durch jahrelange Beobachtungen und Analysen ist man zur Überzeugung gekommen, daß jeder menschliche Körper jeden Tag eine Ausscheidungsphase hat. In dieser Phase sind alle Energien des Körpers gebündelt, um Stoffwechselmüll, Gifte, Schlacken usw. aus den Kapillaren, Blutbahnen und Geweben zu entfernen. Durch Blutuntersuchungen konnte festgestellt werden, daß alle Menschen jeden Tag ohne Ausnahme diese Phase durchmachen. In der Zeit von morgens um 4.00 Uhr bis 12.00 Uhr mittags ist unser Blut mit den meisten Abfallstoffen gemischt, die aus dem Körper entfernt werden müssen. Es wird also jeden Tag von unserem Körper ein Großreinemachen innerlich organisiert. Die dazu aufgewendete Energie ist derartig gewaltig und soll zusammengerechnet der Energie entsprechen, die ein Alpinist benötigt, um auf die Gipfel zu klettern. Das heißt also, daß von 4.00 Uhr morgens, wo wir normalerweise noch schlafen, bis zur Mittagsstunde unser Körper voll auf mit dem Reinemachen beschäftigt ist. Nun hat man festgestellt, daß, sobald irgend etwas in dieser Ausscheidungsphase in den Magen kommt, was ihm Arbeit gibt, in der gleichen Sekunde die Reinigungsarbeit eingestellt wird. Nun, da wir die Gewohnheit haben morgens nach dem Aufwachen zu frühstücken, provozieren wir die große Katastrophe für unsere Gesundheit. Unser Körper macht entsprechend des Zeitpunktes des Morgenfrühstückes nur etwa die Hälfte seiner Arbeit des Großreinemachens oder manchmal sogar nur ein Drittel. Somit bleiben jeden Tag Stoffwechselmüll, Giftstoffe und Schlacken in unserem Körper übrig, die durch das verkürzte Reinemachen liegengeblieben sind. Diese nicht weggeräumten Körperverunreinigungen akkumulieren sich rasch im Laufe der Monate, Jahre und Jahrzehnte und bilden somit die Ursache für 70 % aller Krankheiten und Gebrechen und weit über 50% der Ursachen des Krebses.

Nun hat man festgestellt, daß rohes reifes Obst, das einzigste Nahrungsmittel ist, welches diesen Reinigungsprozeß nicht stört. Reifes und frisches Obst ist in einer Form, als wenn es schon vorverdaut ist und bedarf des Magens nicht. Somit kann reifes und frisches Obst fast direkt ungehindert durch den morgendlichen leeren Magen innerhalb von 10-30 min. wandern, gelangt in den Darm und gibt dort Vitamine, Mineralsalze und Energie ab, die der Körper benötigt. Der Reinigungs- und Entgiftungsprozeß wird nicht dadurch gestört.

Zusammengefaßt merken Sie sich folgendes: Vom Augenblick des Erwachens am Morgen bis mindestens zur Mittagszeit sollten Sie nur frisches und reifes Obst essen oder frisch gepreßten Saft zu sich nehmen! Sie können davon essen und trinken, soviel Sie wollen, Sie brauchen sich in dieser Hinsicht keine Einschränkungen aufzuerlegen. Essen Sie, wann immer Sie wollen, aber hören Sie auf Ihren Körper. Überessen Sie sich nicht!

Wenn Sie tatsächlich nur frisches Obst und frischen Obstsaft zu sich nehmen, können Sie sich einen riesigen Energievorrat für den Tag anlegen, anstatt Energie zu verbrauchen, denn sie brauchen im Magen nicht verdaut zu werden; Obst muß allerdings immer gut gekaut werden, Obstsaft sollte stets in kleinen Schlücken genommen werden, und die Vermischung des Obstsaftes mit dem Speichel bewußt vorgenommen werden. Dies ist äußerst wichtig, damit sich unser Speichel mit dem Obstsaft vermischt, wodurch selbst der sauerste Obstsaft alkalisch wird, wenn er in den Magen gelangt. Also niemals Obstsaft in großen Schlücken oder zu hastig trinken, da sonst unser Speichel keine Möglichkeit hat seine wichtige Neutralisierungsaufgabe zu erfüllen. Am Besten ist es natürlich statt eines Saftes, die Frucht selbst, geschält oder nicht, Stück für Stück in den Mund zum Zerkauen zu stecken, weil dadurch die Vermischung mit dem Speichel viel perfekter garantiert ist. Bedenken Sie immer, daß kein Tier in der Wildnis eine Saftpresse besitzt und alle Tiere der Wildnis gesünder leben als wir. Vergessen Sie bei der Krebsvorbeuge und bei der Bekämpfung des Krebses, wie auch bei der Bekämpfung der meisten schweren Krankheiten, daß es auch Säfte aus Flaschen und Büchsen gibt. Die meisten dieser Getränke sind leider mit Wasser verdünnte Konzentrate, die schon einmal erhitzt wurden, also denaturiert sind. Täglich, wenn ich über die Autobahn Imigrantes zu meinem Betrieb fahre, sehe ich die herrlichen, blitzblanken Edelstahltanklastzüge, die das Konzentrat der Orangen Brasiliens im Werte von meheren Milliarden US Dollar zum Hafen Santos bringen. Diese Vitaminbomber transportieren auf der einen Seite ein überaus wertvolles weltweit geschätztes Getränk, welches sich jedoch niemals mehr mit den Heilqualitäten eines Saftes aus einer frisch verzehrten Orange messen kann. Die in den industrialisierten Säften enthaltenen Vitamine erbringen nur noch den Bruchteil ihrer ursprünglichen Wirkung. Deshalb sollte der Leitspruch zur Gesundung und zur Vorbeugung sein: "Iß roh und Du wirst froh, iß kalt und Du wirst alt!" Je mehr wir uns daran halten, desto gesünder leben wir.

In Bezug auf die Förderung der Gesunderhaltung mit dem Einsatz von Orangen wurde in den USA eine der größten und längsten Langzeitstudien gemacht. Die Universität von Los Angeles in Kalifornien verpflichtete 11.348 Personen, die 20 Jahre lang zusätzlich zu ihrer normalen Ernährung täglich 2 Orangen und 0,15 g Vitamin C einnahmen. Bei Männern sank die Sterbequote bei Herztod um 42 %, bei Frauen um 25 %. Weitere Ursachen wie z.B. Krebs gingen bei Männern um 35 %, bei Frauen um 23% zurück.

Nährstoffe werden erst im Darm absorbiert. Da Obst innerhalb von Minuten statt Stunden durch den Magen in den Darm übergeht, können seine Nährstoffe sofort aufgenommen und vom Körper verarbeitet werden. Durch den Verzehr von Obst wird Ihr Tag produktiver und energiegeladener werden, denn Sie haben Energie gesammelt statt verbraucht. Sie werden erstaunt sein, auf welch dramatische Weise sich Ihr ganzes Leben verändern wird, wenn Sie sich erst einmal daran gewöhnt haben, bis zum Mittag nichts als Obst und Obstsäfte zu sich zu nehmen. Wenn Sie diese Wohltat erst einmal erfahren haben, so wie ich, werden Sie sich fragen, warum Sie vorher jemals morgens eine schwere Mahlzeit zu sich genommen haben. Meine liebe Frau Mechtild bringt mir jeden Morgen einen herrlichen, bunten dekorativ zubereiteten Früchteteller ans Bett, voll mit der Nahrung aus dem Paradies. Und dies schon seit sechs Jahren, seit ich ¨Fit fürs Leben¨ gelesen hatte. Brasilien hat ja eine derartige herrliche Früchtevielfalt das ganze Jahr über, und wenn man sich an einen solch kaiserlichen und luxuriösen Fruchtteller gewöhnt hat, kann man nur noch über die Brötchen- Brot- und Müsliesser lächeln, die meist auch noch einen Kaffee zum Aufmuntern brauchen. Ich beobachte auch gerne wenn ich im Hotel frühstücke, was denn die anderen Gäste so alles essen und wie sie gesundheitlich aussehen. In Brasilien gibt es in den Hotels stets ein tolles Früchtebuffet neben dem American oder Continental Breakfast. Mit einem Blick kann man schon erkennen, wer schon auf der neuen Linie ist und das Hauptgeheimnis der Fröhlichkeit eines gesunden Lebens kennt. Nur wer Obst am Morgen ißt, ißt in Wirklichkeit wie ein Kaiser. Eine Weide für die Augen, eine Wohltat für unsere Nase und ein Genuß für unsere Zunge. Wir brauchen keinen Zucker, kein Salz, keinen Ketchup und keinen Mostrich. Es ist das Frühstück, welches uns Gott zur Verfügung gestellt hat. (Siehe Altes Testament, Genesis 1:29) Auch in Deutschland ist jetzt das Angebot das ganze Jahr über mehr als reichhaltig und bunt und wird jedes Jahr besser und internationaler. Dadurch, daß jetzt vieles aus den Tropen eingeflogen wird, erhält man die Früchte in sehr frischer Qualität. Man braucht nicht mehr einzuwecken für den Winter wie früher (war übrigens auch denaturierte Kost, da gekocht!).

Auf ein leichtes Frühstück folgt ein leichter, lebensfroher Tag und auf ein schweres Frühstück ein schwerer. Sie können während des ganzen Morgens soviel Obst essen wie Sie wollen, bis ungefähr 20-30 Minuten vor dem Mittagessen. Der ausschließliche Verzehr von Obst und Obstsäften am Morgen ist der Kernpunkt des ¨Fit fürs Leben¨-Programmes. Interessanterweise sagen viele Leute, daß sie das Gesamtprogramm nicht immer genau befolgen, dazu gehöre auch ich, den alleinigen Obstverzehr bis Mittag jedoch konsequent einhalten, denn alleine schon damit seien enorme Wohltaten für den Organismus verbunden. Ohne Frage handelt es sich um den wichtigsten Punkt der modernen Ernährungswissenschaft, die auch von der Armee Israels in noch verschärfter Form strickt eingehalten wird, denn da wird überhaupt nichts mehr gegessen in der Ausscheidungsphase. So konsequent bin ich allerdings nicht, aber beim erprobten Obst.

1993 habe ich mich einmal versuchsweise sechs Monate strikt nach dem kompletten ¨Fit fürs Leben¨-Programm (morgens Obst, mittags und abends Trennkost) ernährt. Dabei verbesserten sich meine vorher ungesunden Analysenwerte beim Cholesterin total von 398 auf 198, bei Cholesterin LDL von 262 auf 130, beim Cholesterin VLDL von 39 auf 16 und bei den Trigliceriden von 148 auf 78. Und das alles, ohne in diesem Zeitraum irgend ein Medikament zu nehmen.

Auch beim Früchteessen gibt es eine natürliche Ordnung. Es gibt zwar Ernährungsfachleute, die meinen, daß man bei dieser Gesundheitsdiät nur einen Typ einer Fruchtart jeweils essen soll. Kann eventuell besser sein! Ich bleibe jedoch bei den Ernährungsfachleuten, die gemischte Früchte empfehlen. Diese empfehlen jedoch bei der Fruchtmischung jeweils zuerst die wasserreichsten zu essen und zuletzt die wasserärmsten. Das bedeutet, daß man die Melone zuerst ißt und zuletzt die Banane. Nach ihren Berechnungen gehen die wasserreichen innerhalb von 10 Minuten durch den leeren Magen, während die wasserarmen 30 Minuten dafür brauchen. Sollte man also die Banane zuerst essen, würde sie die darauffolgende Melone für 30 Minuten blockieren. Je schneller der Magen wieder leer ist desto besser die Ausscheidungsphase und Entgiftung. Also auf die Reihenfolge achten. Die restlose Ausscheidung aller in Jahren und Jahrzehnten angesammelten Giftstoffe und Stoffwechselmüllsorten durch die Gesundheitsdiät kann sich über Monate und Jahre hinziehen, innerhalb von Tagen werden Sie jedoch unwahrscheinlich energiegeladen und lebensfroh sein. Gewöhnlich vollzieht sich die durch diese Diät eingeleitete Ausscheidung ohne weitere äußere Anzeichen oder Beschwerden. Nur wenige klagen in der ersten Zeit über leichtes Unwohlsein. Der größte Fehler wäre es in diesem Falle sofort die Flinte ins Korn zu werfen und zu Ihren alten Eßgewohnheiten zurückzukehren. Betrachten Sie diese Beschwerden als Zeichen, daß die Entgiftung begonnen hat. Diese kritische Phase sollten Sie durchstehen und nicht vereiteln. Sie haben doch ein klares Ziel vor Augen: Ihre Gesundheit!

Trennkost hilft, die Bildung von Stoffwechselmüll zu verringern

Während wir im vorherigen Kapitel erfahren haben wie wir unseren Körper entgiften können und Sie gesehen haben, wie leicht das ist, werde ich Ihnen nun auch erklären, wie Sie die Bildung neuer Giftstoffe in Ihrem Körper vermindern können. Auch das ist sehr einfach und scheint logisch zu sein.

Auch hier muß man etwas in die Geschichte zurückschauen. Unsere 500.000 Generationen von Vorfahren kannten keine Mischkost, da sie sich ja, wie bereits geschrieben, überwiegend von Obst (70%), Gemüse (25%) und Nüssen (5%) ernährten, sowie eventuell einigen Maden, Grashüpfern, Schnecken, Eiern oder auch mal einem kleinen Tier. Diese unsere Vorfahren sind vielleicht, wenn sie Hunger hatten, auf einen Apfelbaum geklettert und haben sich dort sattgegessen. Auf dem Baum gab es ja nichts zum Mischen. Da hingen keine Kartoffeln, keine Schalen von Reis, keine gebackenen Brote oder Fertiggerichte. Wenn sie dann gesättigt vom Baum kletterten haben sie vielleicht noch etwas frisches Gemüse zur Abrundung gegessen, welches auf ihrem Weg wuchs und eventuell noch einige wohlschmeckende Nüsse, die unter den Nußbäumen lagen. Das Mischen von verschiedenen Nahrungsmitteln, die nicht harmonisieren, begann erst vor Kurzem, vor einigen zehntausenden Jahren, als unsere Vorfahren beschlossen sich Gefäße aus Ton und später aus Metallen anzufertigen, um Nahrungsmittel zu horten oder zuzubereiten. Hinzu kam später noch das Feuer zur Speisenbereitung. Daß sich die Menschen schließlich aus der hauptsächlich für Vögel und Nagetiere vorgesehene Speise, die Körner, Mehl bereiteten und später daraus Brot, ist noch eine sehr neue Erfindung und erst 6.000 Jahre alt. Unser Verdauungssystem, durch 15 Millionen Jahre hindurch auf Obst, Gemüse und Nüsse eingespielt, hat sich in dieser so kurzen Zeit noch nicht auf die neue Mischkost umgestellt. Dazu benötigt unser Körper noch Millionen Jahre Anpassungszeit, um mit dieser Mischkost zurechtzukommen ohne dabei der Gesundheit zu schaden. Solange können wir jedoch nicht warten.

Wenn man das nun erkannt hat, sollte man aus dieser Erkenntnis die richtige Schlußfolgerung ziehen und unseren Körper respektieren durch vermehrte Einhaltung einer gesunden Trennkost. Diese entspricht unserer Entwicklung, ist gesund und kann unseren Körper vor Krankheiten schützen. Diese Ernährungsart erlaubt uns sogar fast alles zu essen und zu genießen, wenn man die einfachen Ernährungsregeln der "Natürlichen Hygiene" kennt und sich danach richtet.

Vor nicht langer Zeit feierte ein Arzt namens Steven Smith seinen hundertsten Geburtstag. Als er gefragt wurde, was dazu geführt habe, daß er so alt werden konnte, erwiderte er: "Wer sich während der ersten 50 Jahre um seinen Magen kümmert, um den wird sich sein Magen während der nächsten 50 Jahre kümmern".

Viele große Wissenschaftler haben die Kombination verschiedener Nahrungsmittel untersucht. Herbert Sheldon ist der bekannteste von ihnen. Vielleicht wird es Sie überraschen, zu erfahren, wer der erste Wissenschaftler war, der sich eingehend mit dieser Frage beschäftigt hat? Es war Iwan Pawlow, der Mann, der vor allem wegen seiner bahnbrechenden Arbeiten über die "Bedingten Reflexe" bekannt wurde. Manche Menschen halten das Kombinieren von Nahrungsmitteln, die sogenannte Trennkost, für sehr kompliziert, doch im Grunde ist es denkbar einfach: Manche Nahrungsmittel sollten nicht in Verbindung mit anderen gegessen werden. Verschiedene Arten der Nahrung erfordern verschiedene Arten von Verdauungssäften, und nicht alle Verdauungssäfte sind miteinander verträglich. Essen Sie beispielweise Fleisch und Kartoffeln zusammen? Wie steht es mit Käse und Brot oder Milch und Getreideprodukten oder Fisch mit Reis? Was, wenn ich Ihnen sage, daß diese Kombinationen für Ihren Körper absolut schädlich sind, Ihnen Energien rauben und den Boden für unzählige Krankheiten vorbereiten? Ich will Ihnen erklären, warum diese Kombinationen schädlich sind und wie Sie große Mengen an Energie sparen, die Sie gegenwärtig vergeuden und wie Sie Gesundheit tanken können. Verschiedene Nahrungsmittel werden auf verschiedene Weise verdaut. Stärkereiche Nahrung wie Reis, Brot, Kartoffeln und so fort, benötigen ein alkalisches Verdauungsmittel, das im Mund durch das Enzym Ptyalin geliefert wird. Proteinreiche Nahrung wie Fleisch, Milchprodukte, Nüsse, Getreide und ähnliches erfordern zur Verdauung Säure und zwar Salzsäure und Pepsin. Nun wissen wir aus der Chemie, daß zwei gegensätzliche Mittel wie Säure und Laugen nicht gleichzeitig wirken können. Sie neutralisieren sich gegenseitig. Wenn Sie protein- und stärkehaltige Nahrung gleichzeitig essen, wird die Verdauung beeinträchtigt oder wird vollkommen unterbrochen. Unverdaute Nahrung ist aber der Nährboden für Bakterien, die sie zur Gärung bringen und zersetzen, was zu Verdauungsstörungen, Blähungen, Stoffwechselmüll, Schlacken und Giftbildungen führt. Miteinander unverträgliche Nahrungskombinationen nehmen Ihnen die Energie, und alles, was zum Verlust von Energie führt, ist ein potentieller Krankheitserreger, inklusive für Krebs. Diese Mischung von Nahrungsmitteln, die nicht zusammen verdaut werden sollen, bewirken ein Übermaß an Säure, was dazu führt, daß das Blut verdickt, langsamer zirkuliert und so dem Körper Sauerstoff entzieht. Erinnern Sie sich noch, wie Sie sich letztes Jahr nach dem Weihnachtsfest gefühlt haben? Wie förderlich ist so etwas wohl für Ihre Gesundheit, einen gesunden Blutkreislauf, eine kraftvolle Physiologie? Wie förderlich ist das für die Resultate, die Sie im Leben erreichen wollen? Wissen Sie, wo es das am schlechtesten zusammengestellte Essen der Welt gibt? Sie werden staunen? In vielen Krankenhäusern! Unter den Augen der Ärzte! Krankenhausessen macht oft krank. Die Anzahl der Krankenhäuser, die sich den neuen Ernährungserkenntnissen anschließen ist zwar dankenswerterweise im Ansteigen, aber man hat manchmal den Eindruck, daß einige Krankenhäuser Angst haben ihre Kunden zu verlieren wenn diese gesund werden. Hier sollten die Ärzte auch einmal korrigierend eingreifen und ein Machtwort reden. Auch in Klöstern, Kantinen und Mensas sieht es oft nicht besser aus!

Ich selbst habe acht Schwestern und drei Brüder. Eine Schwester, die Ordensfrau war, ist bereits tot. Nach meiner Meinung trug die Gemeinschaftsküche im Kloster Mitschuld an ihrem frühen Tod. Sie war Krankenschwester und pflegte fast ihr Leben lang Menschen, die im Sterben lagen. Nach ihrem 65. Lebensjahr wurde sie zu den geistig behinderten Kindern versetzt. Wenn ich sie besuchte, gab es immer die typische ¨gut bürgerliche Kost¨. Alles gekocht! Viel zu wenig frische Salate, viel zu wenig frisches Obst. Vorschläge, wie sie ihren Gesundheitszustand durch Änderung ihrer Ernährung verbessern könnte, nahm sie nicht an, denn schließlich war sie Krankenschwester. Eine andere Schwester von mir ist in die USA ausgewandert. Es sieht fast so aus, als ob sie von Krankheiten verfolgt wird. In jedem Jahresbrief wird von derartig vielen Krankheiten und Operationen berichtet, so daß ich gezwungenermaßen die amerikanische Kost dafür mitverantwortlich machen muß. Aus Gesundheitsgründen ißt sie statt der guten Butter nur Margarine. Da sieht man, was die Propaganda schafft. Ich vermute auch, daß in ihrer Ortschaft die herrlichen Wochenmärkte mit taufrischer Ware fehlen, im Gegensatz zu São Paulo, wo sie wahre Augenweiden und Touristenattraktionen sind.

Wissen Sie welches Medikament in den Vereinigten Staaten am häufigsten verschrieben wird? Früher war es Valium, jetzt ist es Tagamet, ein Medikament für die Magenverstimmung. In Deutschland kostete es DM 61,39 und reichte für 10 Tage. Weltweit (ich zitiere DER SPIEGEL vom 23.5.1994), schätzen Pharmakenner, werden jährlich - getreu der ärztlichen Lehre: "Ohne Säure kein Ulcus"- für rund 10 Milliarden Dollar säurehemmende Anti-Ulcus-Arzneien geschluckt, meist eine profitable Dauermedikation. Dabei ist schon seit 16 Jahren bekannt, daß die meisten Fälle (90 % laut DER SPIEGEL 17/1997 S.246) von einem spiralförmigen Bakterium, der *Helicobacter pylori*, verursacht werden. Wenn der *Helicobacter pylori* weltweit besiegt sein wird, wird der Magenkrebs sicherlich um viele Prozentpunkte zurückgehen. Kennen Sie ein Tier, das solcher Tabletten oder Antibiotika bedarf? Scheinbar sind die Tiere vernünftiger beim Essen als die Menschen und benutzen ihre Instinkte.

Einfache Trennkostregeln zur Gesunderhaltung

Vielleicht gibt es auch bei uns den gesunden Menschenverstand und eine vernünftige Ernährungsweise, die uns davor schützen, ungesund zu leben. Genau darum geht es bei der Kombination von Nahrung. Es gibt eine einfache Möglichkeit, sich die Regeln einzuprägen: Nehmen Sie pro Mahlzeit eine konzentrierte Nahrung zu sich? Was ist eine konzentrierte Nahrung? Die Antwort ist leicht zu behalten: Alles was nicht Obst, Gemüse oder Salate sind, ist konzentrierte Nahrung!!! So einfach ist die Regel, die man sich merken muß. Alles ohne Ausnahme. Essen Sie zu jeder Mahlzeit stets nur eine konzentrierte Nahrung und Sie werden sich wohl fühlen, Sie essen Gesundheit und dem Krebs die Nahrung weg. Wenn Sie also das nächste Mal Appetit z.B. auf Eisbein haben, essen Sie einmal nur das Fleisch und dazu nur das Sauerkraut. Sie werden vom Tisch aufstehen und sich wohl fühlen. Wenn Sie jedoch in diesem Falle noch die Kartoffeln und das Erbspürree mitessen, werden Sie einen Stein im Magen haben. Essen Sie was Ihnen gefällt, denn Sie können einfach fast alles essen mit dieser Gesundheitsdiät, aber jeweils nur eine konzentrierte Nahrung zu jeder Mahlzeit. Wenn Sie sagen, das funktioniert bei mir zu Hause, aber wie ist es im Restaurant? Jeder Gastwirt wird alles machen um seine Kunden zufriedenzustellen. Sie sollen ja wiederkommen. Sie als Gast bestimmen was Sie essen wollen und Sie sagen Ihre Speisewünsche bzw. Ihre Speisenzusammenstellung dem Kellner. Wenn Sie jedoch noch Vorspeisen nehmen, noch zusätzlich Brot mit Butter, eine tolle Nachspeise und dann noch einen Kaffee und etwas Gebäck, dann brauchen Sie sich nicht zu wundern, daß Sie dem Krebs die Tür öffnen und daß der Krebs sich bei Ihnen wohlfühlt.

Wachen Sie morgens müde auf, selbst wenn Sie sechs, sieben oder auch acht Stunden geschlafen haben? Wissen Sie warum? Weil Ihr Körper, während Sie schlafen, Überstunden macht, um die unverträglichen Speisekombinationen zu verdauen, die Sie in sich hineingestopft haben. Viele brauchen für die Verdauung mehr Energie als für alles andere. Wenn unverträgliche Speisen im Verdauungstrakt zusammenkommen, kann es bis acht, zehn, zwölf und vierzehn Stunden und manchmal auch länger dauern, bis sie verdaut sind. Wenn Speisen richtig kombiniert werden, kann der Körper seine Arbeit wirksamer verrichten, und die Verdauung dauert durchschnittlich drei bis vier Stunden, so daß Sie nicht Ihre ganze Energie darauf vergeuden müssen.

Zusammengefaßt möchte ich den wichtigen Lehrsatz noch einmal hervorheben: Jeweils nur eine konzentrierte Nahrung pro Mahlzeit zu sich nehmen. Was ist konzentrierte Nahrung? Alles was nicht Obst, Gemüse oder Salate sind, ist konzentriert! Wenn Sie danach leben, verhindern Sie die Vergiftung

Ihres Körpers mit dem Stoffwechselmüll, der die Saat für schwere und schwerste Krankheiten ist. In Brasilien gibt es ein Sprichwort: "Der Fisch stirbt durch den Mund" , dazu möchte ich ergänzend hinzufügen.... "aber der Mensch auch!" Übrigens sind in den Büchern "Fit fürs Leben" herrliche Rezepte für die Trennkost!

Nunmehr kommen wir zu einem weiteren wichtigen Thema:

Obstessen hat seine Regeln.

Obst ist vollkommenste Nahrung. Unser Körper benötigt zur Verdauung von Obst am wenigsten Energie, bezieht daraus jedoch mehr Nährstoffe als aus jeder anderen Nahrung. Die einzige Nahrung, die Ihr Gehirn braucht, ist Traubenzucker. Obst besteht hauptsächlich aus Fruchtzucker, der leicht in Traubenzucker umgewandelt werden kann, und häufig aus neunzig bis fünfundneunzig Prozent Wasser. Das bedeutet, es reinigt und nährt zugleich.

Im Zusammenhang mit dem Verzehr von Obst gibt es allerdings ein Problem: Die meisten Menschen wissen nicht, wie sie es essen sollen, um dem Körper die enthaltenen Nährstoffe am wirksamsten zuzuführen. Obst muß immer auf leeren Magen gegessen werden. Warum? Obst wird vor allem im Dünndarm und nicht so sehr im Magen verdaut. Das Obst gelangt innerhalb weniger Minuten durch den Magen in den Dünndarm, wo es den Zucker abgibt. Wenn der Magen aber mit Fleisch, Kartoffeln oder Stärke angefüllt ist, wird das Obst dort festgehalten und beginnt zu gären. Ein Schnellzug stößt auf einen Bummelzug! Haben Sie schon einmal nach einer üppigen Mahlzeit zum Nachtisch Obst gegessen und festgestellt, daß Sie für den Rest des Tages einen unangenehmen Geschmack im Munde hatten und aufstoßen mußten? Obst sollte immer auf leeren Magen gegessen werden! Niemals als Nachtisch! Obst kann bis zu 20 Minuten vor jeder Mahlzeit gegessen werden, also als Vorspeise. Und wie wir schon vorher lernten, sollte Obst am Vormittag bis um 12.00 Uhr exklusiv gegessen werden!

Kennen Sie die zwei typischsten Beispiele des Fehlens von frischem Obst in der Ernährung? Ich werde Sie Ihnen erzählen: Im Ersten Weltkrieg mußte das deutsche kaiserliche Kriegsschiff "Kronprinz Wilhelm", welches im Nordatlantik im Einsatz war, einen amerikanischen Hafen anlaufen (im Kriege durften Kriegsschiffe der kriegsführenden Nationen bis zu drei Tage lang neutrale Häfen anlaufen. Die USA waren zu dieser Zeit noch neutral), weil alle an Bord krank waren. Es fehlte nicht an Essen, und Eingemachtes war genügend an Bord, Konserven in Hülle und Fülle. Aber alles war gekocht und eingekocht. Denaturierte Nahrung also, ohne Vitamine. Die saure, man kann sogar sagen "tote" Kochkost hatte die gesamte Mannschaft lahmgelegt. Man besuchte in Amerika im Hafen einen Markt, kaufte frisches Obst und Gemüse ein, und in Kürze war die ganze Besatzung wieder gesund.

Das andere Beispiel ist aus Brasilien, aus dem Jahre 1910/1912. Die Arbeiter der Eisenbahnlinie "Madeira-Mamoré-Railway", die ursprünglich Brasilien mit Bolivien verbinden sollte, kamen aus vielen Ländern, auch viele Deutsche waren darunter. An Geld fehlte es nicht. Das gesamte Essen wurde in Konserven aus Europa mitgebracht. Alles denaturierte Konservennahrung, Mehl für weißes Brot, süße Marmelade, Zucker, Schmalz, Kräcker, Trockenbeef und noch reichlich Kaffee dazu. Eine ganz tolle Mischung. Die Kost war 100% denaturierte Kochkost, ohne eine einzige Frucht, ohne ein einziges grünes Blatt Salat. Diese Ernährung kostete 4.000 Menschen das Leben. Der Friedhof "Candelária Graveyard" zeugt noch heute von ihrem Sterben. Obgleich vierzig Ärzte die Arbeiter begleiteten, starben sie wie die Fliegen. Man erkannte damals den Grund nicht. Selbst der Chefingenieur P.H. Ashmed wurde wegen Arbeitsunfähigkeit nach England zurückgeschickt. Das war seine Rettung. Auf seiner Rückkehr bekam er einen unwiderstehlichen Drang nach Orangen. Glücklicherweise hatte das Schiff eine große Ladung Orangen aus Brasilien an Bord. Ashmed aß davon und wurde schnell wieder gesund.

Aber wie konnten Ärzte und Arbeiter nur so blind sein und nicht von der Natur um sie herum lernen. Brasilien ist das Land der Vitamine. Tausende Affen und andere wilde Tiere tollten sich bei reichlicher tropischer Obstkost gesund und fröhlich in ihrer nächsten Nähe! Aber wie sagt man so schön in Deutschland: "Was der Bauer nicht kennt, das ißt er nicht!" Der Mensch hatte sich derartig an die Kaffee/Weißbrot- und Marmeladenkost gewöhnt, daß er mit Blindheit geschlagen war. Dr. Shelton hat diese Erfahrung in einem Zitat zusammengefaßt, das wie folgt lautet: "Lies das Etikett! Ernährungsexperten und Gesundheitsschreiber bitten uns, die Etiketten zu lesen, damit wir wissen, was in den Packungen oder Flaschen ist. Aber die wirkliche Wahrheit entgeht allen: Wenn eine Nahrung den Inhalt auflistet, kaufe sie nicht! Ein Apfel, eine Banane, eine Melone, Kirschen, Johannisbeeren usw. brauchen keine Etiketten mit Inhaltsangabe. Das ist die Nahrung aus dem Paradies, das ist die Nahrung für unsere Gesunderhaltung und unsere Nahrung als Schutz gegen den Krebs."

Weniger denaturierte Nahrung

Am besten lassen Sie diese unbekömmliche Nahrung im Krankheitsfalle möglichst völlig beiseite. Da viele das nicht für möglich halten, wählen Sie die zweitbeste Lösung: Vermindern Sie drastisch den Anteil denaturierter

Nahrung in Ihrem Ernährungsprogramm. Je höher der Anteil frischer und naturbelassener Nahrung in Ihrer Diät ist, desto höher sind die Heilungschancen. Ich selbst würde auf Grund meiner Erfahrungen und Beobachtungen im schweren Krankheitsfall 100%ig auf frische Nahrung übergehen.

Jede erhitzte Nahrung ist leider denaturisiert. Das Kochen, Braten, Backen, Pasteurisieren, Rösten und Grillen zerstört im Moment der Hitzeanwendung viele Wertstoffe unserer Lebensmittel. Das Erhitzen vernichtet und verändert ihre Amimosäuren. Stärke und Zucker werden zu Dextrinen umgewandelt, sie karamelisieren und oxidieren. Vitamine werden vernichtet oder verändert und ihre Wirkung auf einen Bruchteil herabgesetzt. Mineralsalze kehren in ihre anorganische Form zurück und können in dieser Form nicht mehr vom Körper voll und ganz assimiliert werden. Jedes erhitzte Essen vermindert unsere Chance die verlorene Gesundheit wieder zu erlangen und unseren Körper besser gesundzuerhalten. Beweis ist die Verdauungsleukozytose, die nur bei erhitzter Nahrung erscheint. Der Name ist vom Wort "Leukozyt" abgeleitet, die wissenschaftliche Bezeichnung der weißen Blutkörperchen. Von denen gibt es normal 6000 per Kubikmillimeter; essen wir aber denaturierte Nahrung - insbesondere süße Sachen und Kuchen - dann kann die Zahl der weißen Blutkörperchen im Blut auf das Dreifache ansteigen, d.h. auf 18.000, und da nun weiße Blutkörperchen als die Schutzleute des Organismusses immer zur Stelle sind, wenn Gefahr vorhanden ist, sehen wir, daß das Blut durch denaturierte Nahrung, die wir gegessen haben, stark vergiftet wird.
Die vollständige, also 100prozentige Rohkost, erzeugt keine Verdauungsleukozytose. Die frische, rohe Pflanzenkost, wie Nüsse, Obst und Gemüse, ist basisch; auch frische, rohe, nicht pasteurisierte Milch ist basisch; werden diese Produkte aber erhitzt, bekommen sie alle einen Säureüberschuß, was äußerst ungünstig für unseren Organismus ist.

Soweit die Zähne gut genug sind, wird die Rohkost gegessen, wie sie ist, nur gereinigt. Kann man sie nicht gut kauen, muß man sie unmittelbar vor dem Essen zerkleinern, aber dadurch verliert sie sofort einen Teil der Vitamine. Äpfel können in Stückchen geschnitten, Wurzeln und Knollen gerieben, keimende Getreidekörner und grüne Blätter gehackt werden; sie dürfen nicht zerdrückt werden, indem sie durch eine Maschine getrieben werden. Durch das Zusammenpressen und Zusammenquetschen der Blätter in der Maschine verlieren die grünen Blätter ihre lebende Kraft. Zerkleinertes Gemüse muß sofort gegessen werden. Ein Stehenlassen verträgt es nicht, auch nicht zugedeckt. Wenn man z.B. rohgeriebene Mohrrüben und Rote Beete nur eine halbe Stunde der Luft aussetzt, verlieren sie nicht nur ihre frische Farbe, sondern auch den Geschmack und graduell mit der Zeit ihre Vitamine. Rohkost muß sorgfältig gekaut werden, am besten so gut, daß sie von selbst in die Speiseröhre hinuntergleitet. Und selbst die zerkleinerte Rohkost muß in jedem Fall gut eingespeichelt werden.

Woran liegt es nun, daß die reine Rohkost auf fast alle Menschen eine so gute Wirkung hat? Zuerst daran, daß die Rohkost lebendige Nahrung ist, so wie sie aus der Hand der Natur gereicht wird. Wir wissen ja, daß alles Leben hier auf Erden vollständig von unserer Sonne abhängig ist. Hätten wir die Sonne nicht, wäre die Erde ohne Leben; dunkel und eiskalt. Lebenskraft ist deshalb gleichbedeutend mit Sonnenenergie! Nun ist aber nur die Pflanze mit ihren breit entfalteten, feinen grünen Blättern imstande, das Sonnenlicht einzufangen und es in Wurzeln und Knollen, Früchten und Samen zu deponieren. Wir Menschen und Tiere mit unseren massiven Körpern können das gar nicht in genügendem Umfange tun. Deshalb brauchen sowohl Menschen als auch Tiere Pflanzen als Vermittler zwischen sich und der Sonne.

Frische, rohe Pflanzenkost ist lebendige Nahrung, ist Sonnenlichternährung, ist die Lebensquelle selbst! Deshalb besitzt frische, rohe Pflanzenkost den höchsten Nährwert, und dieser kann durch gar keine Maßnahme vermehrt oder erhöht, sondern nur verringert werden, und das geschieht, indem die Pflanze stirbt, sei es, daß dies durch Trocknen und Welken, durch Lagerung oder Gärung und Verwesung geschieht, oder weil wir sie kochen, backen, braten oder sterilisieren. Und wenn das Leben aus der Nahrung fort ist, ist der Geschmack fort. Gekochtes Gemüse schmeckt an sich nach nichts, etwas muß dazugetan werden, damit das Essen wenigstens nach irgend etwas schmeckt, und das tun wir denn auch.

Die Rohkost ist leicht verdaulich, gibt eine gute harmonische Ausnützung und nur wenige Schlacken bzw. Stoffwechselmüll; sie schont und stärkt auf jede Weise den Organismus durch ihren Gehalt an Leben, an Basen, Vitaminen und Mineralsalzen in ihren natürlichen, lebendigen Verbindungen und im richtigen Verhältnis zueinander. Wer denken kann und will, muß begreifen können, daß unsere heutige Ernährung in hohem Grade verderblich ist - die gewöhnlichste und ernsteste Ursache körperlicher und seelischer Krankheit und konstitutioneller Degeneration. Kein Wunder, daß die Krankheiten florieren und der Krebs immer häufiger zuschlägt nicht nur bei den immer älter werdenden Bürgern sondern auch schon vermehrt bei Kindern.

Wieviele Kinder nehmen schon Schaden vor der Geburt, weil sich die Mutter falsch ernährt und sich dadurch die Kinder von dem schlechten Blut im Mutterleib ernähren müssen. Krankheiten können dadurch vorbereitet werden, ja, sie können im Mutterleibe entstehen, so daß das Kind bereits krank zur Welt kommt. Nach der Geburt verschlimmert sich sein Zustand auch dadurch, daß die Muttermilch zumeist weniger gut ist, sowohl quantitativ als qualitativ. Alle Neugeborenen in der ganzen zivilisierten Welt werden als Schwächlinge in leichterem oder schwererem Grade geboren, und wer kann die Folgen davon im späteren Leben beurteilen?

Deshalb, je früher wir die Rohkost vermehrt in unseren Speiseplan einführen, desto besser und schneller wirkt sie. Kinder haben es von Natur aus leichter, sich an Rohkostbeilagen zu gewöhnen, und diese sollten bei keiner Mahlzeit fehlen. Die ältere Generation hat es schwerer, sich umzustellen, da der Organismus durch verkehrte, denaturierte Nahrung oft und zugleich medizinvergiftet und dadurch nicht mehr so schnell aufnahmefähig ist für einen höheren Rohkostanteil bzw. anpassungsfähig für eine eventuelle totale Rohkost.

Die berühmte dänische Ärztin, Dr. Kirstine Nolfi, heilte alle von den Ärzten aufgegebenen Kranken in ihrer Klinik "Humlegaarden" durch Nahrungsumstellung, frische Luft und Sonnenbäder. Sie berichtete über kränkliche Säuglinge die wenig Muttermilch und daher Zusatz von verdünnter gekochter Kuhmilch erhielten: Mutter und Kind erholten sich jeweils schnell, als ihnen totale Rohkost verordnet wurde. Die Mutter bekam dadurch umgehend genug Milch und innerhalb von vierzehn Tagen wurde das Kindchen, das vorher blaß, apathisch, schlapp, abgestumpft und nicht zum Lächeln zu bewegen war, wieder voll gesund. Es war nunmehr sonnengebräunt, lachte, strampelte und verhielt sich springlebendig mit einem Lächeln zu allen, die es anguckten. Es grenzt ans Unbegreifliche, daß es so schnell gehen kann, bloß weil ein Kind erstklassige Muttermilch bekam, so viel, wie es bedarf und späterhin abwechselnd Obst und Beerenfrüchte nebst Gemüse, zu Mus frisch gerieben, aber nur so viel, wie es freiwillig nehmen will. Es ist ein großer Fehler der Mütter, daß sie immer das Kind nötigen wollen, mehr zu essen, als es verlangt. Das Kind fühlt, wenn es genug bekommen hat, und danach soll man sich richten. Und dann müssen die Kinder außerdem Bewegung, Licht, frische Luft und gute Hautpflege haben. Die Ärztin berichtet, daß durch Rohkost selbst eine große Kinderschar in wenigen Monaten sich in frische, frohe und gesunde Kinder verwandelte, die sich viel besser als früher vertrugen und viel umgänglicher waren.

1999 bekam ich in São Paulo Besuch von meinem Neffen Bernhard aus Berlin, seiner Frau und seinen beiden Kindern. Er ist Anhänger der gesunden und natürlichen Ernährung, und seine Kinder bekommen keine unnötigen Süßigkeiten. Noch nie hatte ich solch liebe und friedliche Kinder erlebt, wie seine beiden.

Die dänische Ärztin Kirstine Nolfi berichtet über ihre persönlichen Erfahrungen mit Rohkost und Krebs: "Im Winter 1940/41 fühlte ich mich auffallend müde und schlapp, aber eine bestimmte Krankheit konnte ich nicht feststellen. Im Frühjahr entdeckte ich zufällig einen ganz kleinen Knoten in meiner rechten Brust. Müde und schlapp wie ich war, beachtete ich ihn nicht. Groß war deshalb mein Entsetzen, als ich fünf Wochen später, wieder ganz zufällig, entdeckte, daß der kleine Knoten an meiner Brust jetzt etwa die Größe eines Hühnereies hatte und in die Haut hineingewachsen war. Und das tut nur der Krebs." Frau Dr. Nolfi schreibt weiter: "Auf dem Cancer-Kongress, der vor einigen Jahren in Helsingfors in Finnland tagte, sagte Prof. Dr. Holst aus Oslo u.a.: Die gewöhnliche Behandlung des Krebses (Operation, Röntgen- und Radiumbehandlung) ist nur eine Surrogatbehandlung. Die Ursache des Krebses kennen wir nicht. So war ich mir sofort ganz klar darüber, daß ich diese Behandlung jedenfalls nicht anwenden wollte. Aber was dann? Etwas Ernstes, und zwar das Richtige mußte ich tun, sonst würde ich bald an Krebs sterben. Und da fühlte ich es beinahe als etwas Selbstverständliches, daß ich die Rohkost ganz bis auf 100 Prozent durchführen mußte. Ich mußte mit meinem eigenen Leben als Einsatz beweisen, was 100prozentige Rohkost zu bewirken vermag.

Müde war ich und blieb ich auch noch die beiden ersten Monate, und während dieser Zeit verminderte sich der Knoten in der Brust nicht. Er hielt sich unverändert; aber dann kam die Besserung. Der Knoten wurde kleiner, die Kräfte kehrten zurück, ich erholte mich offensichtlich und fühlte mich so wohl, wie seit vielen Jahren nicht mehr." Dr. Nolfi weiter: "Vorher hatte ich mich mit Dr. M. Hindhede beraten, mit dem ich oft zusammen war. Dr. M. Hindhede war mit mir darüber einig, daß ich Krebs gehabt habe, riet mir aber unter allen Umständen von einer Biopsie ab; wir wußten ja beide, daß eine solche die Blutbahn öffnen und der Krebs sich dann verbreiten würde, und deshalb habe ich das nicht getan. Als ich mich etwa ein Jahr lang mit 100prozentiger Rohkost gutbefunden hatte, versuchte ich es, auf dringende Aufforderung von Dr. Hindhede, wieder mit vegetarischer Kost, und zwar teils gekocht, teils Rohkost; etwa 60-75 Prozent Rohkost, das ging aber nicht. Nach drei bis vier Monaten fühlte ich stechende Schmerzen in der Brust in dem nach meinem Krebs entstandenen narbenartigen Gewebe an dieser Stelle, wo er ursprünglich an der Haut festgewachsen war. Es ist nämlich so, daß wenn die Krebszellen auch sterben, diejenigen Krebszellen, welche die Bindegewebezellen zusammenhalten, nicht sterben; denn die sind wie normale Zellen, und die bilden dies narbenartige Gewebe. In den darauffolgenden Wochen nahmen diese Schmerzen stark zu, und nun verstand ich plötzlich: Jetzt beginnt der Krebs wieder zu wachsen. Wieder kehrte ich zur 100prozentigen Rohkost zurück, wodurch die Schmerzen schnell verschwanden und auch die beginnende Müdigkeit wich. Und der Krebs, der sich in der Haut über der Brust bei der gewöhnlichen vegetarischen Kost verbreitet hatte, kam zum Stillstand."

Frau Dr. Nolfi folgerte daraus: "Und was nun? Ich war ja Ärztin, also mußte ich jetzt in größerem Maßstabe meine gewonnene Erfahrung benutzen, um meinen kranken Mitmenschen zu helfen; das war mir ganz klar. Auch mein Mann hatte Interesse dafür gewonnen. Wir bauten ein Solarium an unserem Hause an, so daß wir im kommenden Sommer vier bis fünf Patienten bei uns einlogieren konnten. Wir haben alle 100prozentige Rohkost gegessen, und alles ging gut. Die Patienten erholten sich. Dann verkauften wir unser Haus im äußersten Stadtbezirk von Kopenhagen und kauften "Humlegaarden" beim Sund, acht Kilometer südlich von Helsingör, und richteten das Haus als Rohkost-Kuranstalt ein." Ausführlich zu lesen in ihrem Buch "Meine Erfahrungen mit Rohkost", erschienen im "Medizinalpolitischer Verlag Hilchenbach". Frau Dr. med. Kirstine Nolfi verstarb am 29. April 1957 im Alter von 76 Jahren.

Ähnliches berichtete auch Dr. med. et phil. Bernhard Detmar in seinem 1951 in der Schweiz erschienenem Buch "Iß richtig, und du bleibst gesund!" Er beginnt sein Buch mit dem Spruch: "Der Fraß tötet mehr Menschen als das Schwert!" hat der große griechische Arzt Galen schon vor 1700 Jahren gesagt. Seitdem ist es eher noch schlimmer geworden; denn ein großer Teil unserer Nahrung wird heute so hergerichtet, daß unser Körper nichts mehr damit anfangen kann. Zahlreiche schwere Gesundheitsschäden sind die Folge. Das zeigt dies Buch an vielen Beispielen mit aller Deutlichkeit. Es zeigt aber auch den Weg zurück zur Gesundung durch einfache unverfälschte Kost." Auch Dr. Detmar heilte alle seine schwer erkrankten Patienten durch Abänderung ihrer Diät.

Paracelsus (1497-1543), wahrscheinlich bis heute der größte unter den Ärzten des Abendlandes und deren tiefster Denker, hat mit Stolz bekannt, daß er sein Wissen bei den Kräuterfrauen und in allen Winkeln des Volkes holte. Die Wissenschaft seiner Zeit war Spekulation und papierne Überlieferung. Die Wissenschaft unserer Zeit ist "Natur"-wissenschaft ohne Natur. Sie braucht dringend Wandlung auf allen Ebenen. Das heißt in der Medizin, daß naturgemäßes Denken und die Hilfe des Einfachen dort wieder einkehren, wo sie berechtigt sind. Der Arzt und auch der Patient müssen wieder lernen, natürlich zu denken und in medizinischen Dingen ihrem Instinkt und gesundem Menschenverstand zu vertrauen, ohne deshalb in dümmliche Besserwisserei zu verfallen. Wir alle wissen, daß die Verunstaltung der Nahrungsmittel ebenso wie der Genußkonsum, der Mißbrauch von Arzneimitteln und die Verseuchung von Wasser und Lebensluft, kurz, die Chemisierung des Lebens, zur Verkrebsung oder allgemeinen Verkrankung der Kulturvölker führt.

Kein anderes der 700 000 verschiedenen Lebewesen auf dieser Erde erhitzt sich sein Essen und zerstört es dadurch. Humorvoll eingeblendet kann man berichten: "Nicht einmal der Pinguin, der auf dem Eis des Südpols wochenlang steht und auf seinen Füßen die Eier ausbrütet, kocht sich eine Suppe oder einen heißen Tee. Er bekommt nicht einmal einen Schnupfen." Die Art unserer heutigen "gutbürgerlichen Kost" ist eine reine Modetorheit, da sie zuwenig naturbelassene Nahrungsmittel beinhaltet. Die Bestrafung durch die Natur erleben wir täglich in der Arztpraxis, den Krankenhäusern, Alters-, Pflege- und Siechenheimen!

Weltberühmt sind die großangelegten Tierversuche mit Kälbern, Katzen und Ratten. Man versuchte Kälber mit pasteurisierter Milch aufzuziehen, also mit einmal kurzzeitig erhitzter Milch. 60 % starben. Man bildete Gruppen von Katzen; die eine Gruppe erhielt nur rohe Nahrung, die andere die gleiche Nahrung, jedoch alles nur einmal vorher kurz erhitzt. Die Katastrophe war vorprogrammiert. Während die eine Katzengruppe mit der natürlichen Ernährung völlig gesund lebte durch Generationen hindurch, erlitt die andere Katzengruppe die verschiedenartigsten Krankheiten, und eine Anzahl davon konnte sich in der dritten Generation nicht einmal mehr vermehren. Ähnliches konnte auch bei Ratten beobachtet werden in Bezug auf die Häufung der Krankheiten bei ausschließlicher erhitzter Nahrung.

Wissen Sie eigentlich wieviel Vitamine und Spurenelemente der Mensch pro Jahr benötigt? Sie werden staunen! Die Menge von wenigen Kubikzentimetern. Aber diese Vitamine und Spurenelemente sollten aus der reinen, nichterhitzen Natur kommen. Aus der lebendigen und organisch intakten Natur. Wenn diese Vitamine und Spurenelemente aber erhitzt sind oder aus synthetischer Fertigung der Industrie kommen, benötigen wir oft die zehn-, hundert- oder tausendfache Menge, um auf gleiche Wirkungen im Organismus zu kommen. Gehen Sie einmal in einen amerikanischen Supermarkt. Da ist die Nahrung zum größten Teil denaturisiert. Fast alles wunderschön in Dosen, Flaschen und praktischen Schachteln einladend und traumhaft verpackt. Alles bereits fertig vorbereitet und dabei erhitzt. Also sind die Vitamine bereits aus ihrer natürlichen Form in die denaturierte Form umgewandelt worden. Da diese Vitamine und Spurenelemente nun in der Nahrung vermindert wurden oder oft gänzlich fehlen, sehen wir im gleichen Supermarkt jedes Jahr mehr und mehr größere Packungen von Vitaminen und Spurenelementen, die man dann separat kaufen kann. Das gleiche gilt sinngemäß auch für die Mineralsalze.

Man kauft schon jetzt in Kilopackungen die Vitamine, Spurenelemente und Mineralsalze. Ein Wahnsinn! Denn diese sind ja teilweise auch bereits hitzebehandelt, so daß man im Endeffekt diese kiloweise im Jahr schlucken müßte, um den an sich mengenmäßig kleinen Mangel der naturbelassenen so wichtigen Nahrungsbestandteile auszugleichen. Die Mineralsalze und besonders die Spurenelemente werden in so geringer homöopathischer Dosis benötigt, wo sie als Kommandogeber für die chemischen Prozesse in unserem Körper dienen. Sie geben am Besten jedoch diese Kommandos, wenn sie in naturbelassener Form in unseren Körper gelangen. Kein anderes Lebewesen hat die Möglichkeit in einen Supermarkt oder eine Apotheke zu gehen, um sich dort die fehlenden Vitamine und Mineralsalze zu kaufen. Alle Lebewesen in der freien Natur bedienen sich aus der Apotheke Gottes, unsere Natur. Deshalb geht an alle der Aufruf, Gesunde und Kranke: Vermindert die denaturierte Nahrung und vermehrt drastisch den Anteil an naturbelassener Kost. Sie können durch vermehrte Gesundheit belohnt werden.

Einige Worte zum Thema Milch

Tradition und Literatur haben uns beigebracht, daß Milch und Honig fließen müssen, daß gerade für Kinder die Milch eine freundliche, gefällige und notwendige Nahrung sei. Das versucht uns besonders die Milchwerbung fast täglich über alle Medien vor Augen zu führen. In der Tat hat die Kuhmilch mehr Kalk, mehr Fett, mehr Cholesterin und auch mehr Substanzen, die Allergien erzeugen. Das Fett macht bei Vollmilch 49% der Kalorien aus. Ferner hat Milch einen Überfluß an Protein in Form von Kasein, mit dem unser Körper aus Mangel an dem Enzym LAB sehr schwer fertig wird. Dazu kommen die Kohlehydrate, Milchzuckermoleküle, die ebenfalls von Erwachsenen nicht verdaut werden können, weil sie das Enzym Laktase ab der Entwöhnung von der Mutterbrust nicht mehr besitzen. Wenn man bei Milch von perfekter Nahrung spricht, vergißt man, daß Milch keine Faserstoffe enthält und einen großen Mangel an Linolsäure, Eisen, Niacin und Vitamin-C hat. Sie ist sicherlich ein perfekter Stoff, aber nur für das Kalb bis zur Zahnbildung, das sehr schnell wächst, Horn und Hufe hat, aber ein verhältnismäßig kleines Gehirn. Im Gegensatz dazu wächst der Mensch langsam, unser Gehirn wächst umfangreicher, und unsere Lebensspanne ist mehrfach höher als diejenige einer Kuh. Die Milch ist eine exklusive Nahrung für den Säugling und das Saugkalb. Nur bis zum 3. Lebensjahr kann ein Kind die Milch einigermaßen richtig aufnehmen und verarbeiten, wenn sie von der Kuh kommt. Muttermilch dagegen kann ein Kind bis zum 5. und 6. Lebensjahr problemlos verarbeiten und Kinder, die lange gestillt wurden, sind erfahrungsgemäß im Durchschnitt gesünder als andere. Die pasteurisierte

Kuhmilch ist das am meisten verkleisternde Produkt, bringt die höchste Verstopfungsrate und erzeugt, neben den Getreideprodukten, die meisten Allergieprobleme.

Wie steht es mit dem Kalk, der in der Milch enthalten ist und so gut für den Aufbau und die Stärkung der Knochen sein soll? Eine Untersuchung an insgesamt 78 000 amerikanischen Krankenschwestern zeigte bei denen, die täglich mindestens zwei Gläser Milch tranken, sogar ein leicht erhöhtes Risiko sich die Knochen zu brechen. Anti-Milch-Gruppen, entsprechend einem Bericht im Stern 49/99, sprechen angesichts solcher Forschungsergebnisse und gleichzeitiger Pro-Milch-Propaganda von „Milchkonsumrassismus" - in den sonst politisch so korrekten USA ein hartes Wort. Die Autorin des Stern-Berichtes "Sauer macht gebrechlich" Jattua von Campenhausen schreibt weiter: Darüber, warum die Knochen im Alter so porös und brüchig werden, sei allerdings wenig bekannt. Jetzt mehren sich die Anzeichen dafür, daß die Auswirkungen des pH-Wertes im Körper bislang unterschätzt wurden. Milch versäuert den Körper und läßt den pH-Wert des Körpers im sauren Bereich. Westeuropäer und Nordamerikaner haben den höchsten Milchkonsum der Erde und müßten der Milch-Proganda entsprechend die besten Knochen der Welt haben, richtige Superknochen, unzerbrechlich! Aber genau das Gegenteil ist wahr. Diese milchtrinkenden Völker haben im Alter mehr morsche Knochen, da die Milch der größte Kalkräuber ist. Zuerst wird ja die Milch erhitzt durch die Pasteurisierung. Durch die Pasteurisierung wird die Milch für den Körper im Magen sauer und bildet im Magen einen Klumpen. Die Milch versäuert den Körper und der eigene Körper benutzt daher zur Entsäuerung, also zur Neutralisierung der Säure, den Kalk von unseren Knochen. So ist an der ganzen Milchgeschichte genau das umgekehrte wahr. Wir lesen regelmäßig Berichte in den Zeitungen, die vermutlich von der Lobby der Milchproduzenten bezahlt sind, wie wichtig die Milch ist, besonders im hohen Alter, wegen des Kalkgehaltes. Am besten wäre es, so wird es empfohlen, gleich 3 Liter jeden Tag zu trinken. Das wäre natürlich ideal für die Milchindustrie aber wahrscheinlich schlecht für unsere Gesundheit. Nun gibt es Völker, die überhaupt keine Milch trinken. Und wie sieht es dort aus mit ihren Knochen? Alles perfekter und besser als bei den milchtrinkenden Völkern. Die bekannten Ärzte Dr. K.A. Oster und Dr. D. Ross haben kürzlich den XO-Faktor entdeckt. Sie berichteten, daß die Milch bei den zahlreichen bisher bekannten Ursachen beim Herzinfarkt noch vor Cholesterin und Nikotin liegt. Das sollte doch zu denken geben.

Übrigens, als eine Hauptursache beim Herzinfarkt wurde vor einigen Jahren die Bakterie *Chlamydia pneumoniae* entdeckt, eine Erkenntnis, die sich erst jetzt langsam in Europa durchsetzt. Die *Chlamydia pneumoniae* setzt sich auf die weißen Blutkörperchen und greift die Wände der Blutbahnen an. Diese angegriffenen Wände veranlassen die weißen Blutkörperchen zur Hilfestellung zur Abwehr der Gefahr. Aber mit mehr weißen Blutkörperchen kommen auch vermehrt die Bakterien *Chlamydia pneumoniae*. Je mehr die Wände der Blutbahnen um Hilfe ansuchen, desto schlimmer wird es mit dem Angriff auf die Wände, bis die Wände der Blutbahnen erkennen, daß die Hilfe durch die weißen Blutkörperchen nichts bringt. Deshalb nehmen dann die Wände der Blutbahnen alle nur in der Nähe zur Verfügung stehenden Abdichtungsmittel, wie z.B. Cholesterin, Stoffwechselmüll, usw., wodurch die Blutbahnen zwangsläufig verengt und sogar verstopft werden. So kann zum Beispiel ein völlig gesunder Sportler, der gerade sein Check-up gemacht hat und für topfit erklärt worden ist, plötzlich vierzehn Tage danach einen Herzinfarkt erleiden. Durch diese neue Erkenntnis ist der Herzinfarkt sogar zu einer ansteckenden Krankheit geworden. Man arbeitet jetzt schon an einer Impfung gegen die *Chlamydia pneumoniae*, also an einer Schutzimpfung gegen den Herzinfarkt.

Einige Worte zum Thema Fleisch.

Der Fleischkonsum betrug in Deutschland am Anfang des vorigen Jahrhunderts 8 kg/Jahr pro Kopf. In den 90er Jahren stieg er auf 40 kg und am Ende des Jahrhunderts, an der Schwelle des Jahres 2000, ist er unter die 40 kg gesunken. Tendenz nunmehr sinkend! Proportional zu dem Ansteigen des Fleischkonsumes sind auch proportional die Krankheiten gestiegen. Der Mensch ist zwar von der Entwicklungsgeschichte her nur ein gelegentlicher Fleischesser, denn erst seit er sich Waffen und Steinmesser fertigte, konnte er anfangen Tiere zu jagen und zu töten. Wie konnte er auch vorher ohne Waffen, ohne Messer, ein Tier erlegen und zerteilen. Unsere Vorfahren in der Frühgeschichte werden ja z.B. nicht hinter einem Kaninchen hergerannt sein, um es mit der Hand zu fangen, zu töten, ins Fell zu beißen, um es dann roh zu essen mit Haut und Haaren.

Der Mensch ist kein Karnivore, also Fleischesser, denn wir haben nicht das Enzym Urikae, um die bei der Fleischverdauung entstehenden Harnsäuremengen ausscheiden zu können. Echte fleischfressende Tiere kauen nicht, sie schlingen das rohe, frische Fleisch mit Innereien hinunter. Sie können diese rohen Fleischmengen dennoch gut verdauen, weil ihre Salzsäurekonzentration im Magen 1100fach größer ist als beim Menschen.

Übrigens ist der Fleischgenuß ernährungswissenschaftlich die dümmste Ernährung für den Menschen. Zum einen liefert sie uns nur 30% Energie und raubt uns dafür 70%. Ist das rationell bei den teuren Fleischpreisen? Jetzt kommt hinzu, daß zur Erzeugung von Fleisch, Unmengen von Nahrungsmitteln für die Tierzucht verbraucht werden. Ein Rind alleine frißt pro Jahr Nahrungsmittel, die zehn Menschen theoretisch ernähren könnten. In Brasilien gibt es 160 Millionen Rinder auf der Weide, so daß pro Brasilianer ein Rind zur Verfügung steht. Ohne Rinder hätte Brasilien aber zusätzliche Nahrungsmittel für 1,6 Milliarden Menschen. Schauen wir nach Indien. Da laufen 250 Millionen Rinder herum, die theoretisch gerechnet das Essen für 2,5 Milliarden Menschen verzehren. Also die Ernährung würde sich in Indien, praktisch gesehen, besser gestalten ohne die große Zahl Rinder.

Der Mensch kann und darf Fleisch zur Abwechslung essen, die Länge seines Darmes gestattet es ihm auch etwas Fleisch zu essen. Im Krankheitsfall Krebs, empfiehlt es sich erfahrungsgemäß jedoch sofort jeden Fleischkonsum zu stoppen. Dafür lieber Gemüse essen und viel Obst. In gesunden Tagen ist Fleisch erlaubt in der richtigen maßvollen Quantität und natürlich unter Beachtung der vernünftigen Trennkost. Dann dankt der Körper es Ihnen mit guter Gesundheit. Weniger Fleisch ist in gesunden Tagen immer besser als viel Fleisch. Früher gab es Fleisch nur zu Festtagen, heute gibt es schon viele Menschen, die zweimal am Tage Festtagsessen zu sich nehmen. Man darf sich dann über die Folgen nicht wundern.

Vorbild in der Ernährung: Das Hunzavolk

Wir haben ein strahlendes Beispiel vor Augen im Hunzavolk, das so ausgezeichnet beschrieben worden ist von Sir Mac. Carrison, der wegen seiner hohen Verdienste als Ernährungsforscher vom englischen Staat geadelt worden ist und sieben Jahre lang als englischer Arzt in Indien die Gelegenheit hatte, dies kleine Volk von 14.000 Einwohnern zu studieren. Mac. Carrison schreibt unter anderem wie folgt: "Hunza ist ein kleiner Staat im äußeren, nördlichen Indien. Der Ursprung dieses Volkes hat etwas von einem Mysterium. Es unterscheidet sich sowohl in der Physis als in der Sprache von seinen Nachbarn und in Wirklichkeit von allen anderen Völkern Indiens. Nur eins scheint sicher. Es wohnt seit uralter Zeit in seinem Tal. Die massiven Steinwände, deren Bau ihrem bewunderungswürdigem Terrassenackerbau vorausgegangen sein muß, haben nur eine Parallele, und zwar das Mauerwerk, das ein Nachlaß der peruanischen Zivilisation ist, die der Eroberung von Peru seitens der Inka vorausging.

Das Hunzatal ist eine tiefe, breite Kluft, die in einer turmhohen Gebirgskette, Himalaja, in Ost-West-Richtung verläuft. Das Klima ist im Sommer subtropisch und im Winter bitterlich kalt; aber infolge des Berieselungssystems ist die Gegend außerordentlich fruchtbar und hat eine ungeheure Variation von Obst und Gemüse, gezogen von diesem kleinen, tüchtigen

Volk. Alle diejenigen, die auf ihren Reisen ihr Tal passieren, sprechen von der prachtvollen Gesundheit der Hunzas und von ihrer unvergleichlichen Physis, von ihrem Mut und ihrer guten Laune. Sie leben lange, sind kräftig, Alte wie Junge, sehr ausdauernd und können sich im allgemeinen einer bemerkenswürdigen, ständigen Gesundheit erfreuen.

In der Periode, als ich mit diesem Volk zu tun hatte, habe ich nie einen Fall von Dyspepsie, Geschwür im Magen oder Zwölffingerdarm gesehen, auch keine Blinddarmentzündung oder einen Dickdarmkatarrh noch Krebs. Das Bewußtsein von diesem Teil ihrer Anatomie beschränkte sich in der Regel lediglich auf das Hungergefühl. Unter diesem Volk gab es keine nervösen, müden oder ängstlichen Leute. Erkältung war unbekannt. Die Hunzas sind bewunderungswürdige Ackerbauer, ihren Nachbarn weit voraus. Ihre großen Berieselungsanlagen sind über ganz Zentralasien berühmt. Als Zimmerleute, Maurer, Büchsenmacher, Eisenarbeiter, ja selbst als Goldschmiede, als Ingenieure für Straßen, Brücken und Kanalanlagen sind sie etwas ganz Eigenartiges.

Das Hunzavolk ist mit seinem fruchtbaren Tal begünstigt, aber die vollkommene Gesundheit der Menschen kann nicht von dem Land herrühren, wo sie wohnen; denn die nächste Tür zu ihnen ist ein anderes und ebenso fruchtbares Tal, das auch in Ost-West-Richtung verläuft und nur durch eine 20.000 Fuß hohe Bergwand von dem Hunzavolk getrennt ist. In diesem Tal lebt das Ishkomanisvolk. Obgleich dieses Volk anscheinend unter denselben Bedingungen lebt wie seine Nachbarn, ist es arm, die Menschen sind klein, unterernährte Geschöpfe. Es gibt Land und Wasser genug, aber die Ishkomanen sind viel zu indolent, um dies wirklich auszunutzen, und die Aussicht auf eine schlechte Ernte genügt nicht, um ihren Schlendrian zu überwinden. Es gibt keine Maurer, Zimmerleute oder andere Handwerker in ihrem Land. Viele von ihnen zeigten Anzeichen von Krankheiten.

Wir können demnach das Klima als das Geheimnis der guten Gesundheit des Hunzavolkes ausschalten. Betrachten wir nur ihre Ernährung und Lebensweise. Man kann wohl sagen, daß sie die zehn Monate des Jahres in der frischen Luft leben; denn Männer, Frauen und Kinder arbeiten alle auf dem Felde. Nur während der Zeit der strengen Winterstürme halten sie sich im Hause auf; aber die Häuser sind besser und auch besser ventiliert als die ihrer Nachbarn. Ihre sanitären Verhältnisse sind auch besser. Ungewöhnliche Sorgfalt haben sie auf ihr Trinkwasser verwendet, es wird in besonderen, abgedeckten Zisternen aufbewahrt. Ihre Kost ist sehr abwechslungsreich; sie besteht aus Weizen, Gerste und Buchweizen, Getreidesorten, die sie meistens grün oder gekeimt oder frisch vermahlen unerhitzt essen; wenn sie Brot essen, ist es ein ganz leicht angebackenes Vollkornbrot. Sie essen viele grüne Blätter, Kartoffeln, anderes Wurzelgewächs und Gemüse, Erbsen, Bohnen, Schoten und sonstiges Grünzeug und zwar in der

Regel roh und immer mit Schale. Wenn sie das Essen kochen, benutzen sie möglichst wenig Wasser, das sie immer trinken. Sie sind große Milchtrinker, trinken jedoch die Milch frisch und roh (nicht pasteurisiert und daher nicht denaturisiert), machen auch Butter zu ihrem Brot und trinken dann die Buttermilch. Sie essen eine Menge rohe Früchte, kochen sie nie, sondern trocknen sie in der Sonne für den Winterbedarf, besonders Aprikosen und Maulbeeren, knacken die Steine und essen die Kerne. Sie essen äußerst selten Fleisch und dann in der Regel zusammen mit Gemüse und Getreidekörnern in möglichst wenig Wasser geschmort. Bisweilen bekommen sie Wein aus Trauben. Auch die Tiere fressen das Obst roh; man kann beobachten, wie Esel, Kühe und Ziegen herabfallende Maulbeeren fressen. Die Hunde essen Obst und sind gute Kenner davon.

Die Hunzas stillen ihre Kinder die ersten drei Lebensjahre hindurch, und es wird als Unrecht gegen das lebende Kind angesehen, wegen einer Schwangerschaft früher damit aufzuhören. Man denke, welche große Bedeutung das hat für das ganze Leben. Die Nahrung der Hunzas ist fast ausschließlich natürliche Nahrung, die gegessen wird, wie sie ist, frisch und mit Schalen. Aber das Fundamentalste liegt vielleicht in der Art und Weise, in welcher die Nahrung gezogen wird. In ihrem seit Jahrhunderten fortgeführten Ackerbausystem gibt es zwei Hauptfaktoren, die für ihre Pflanzennahrung gelten. Erstens findet eine fortdauernde schwache Erneuerung des Bodens statt, indem er mit dem schwarzen Eisbergsand berieselt wird, der zusammen mit dem Wasser durch ein Röhrensystem den Feldern zugeführt wird. Zweitens machen sie Kompost für den Erdboden. Die Hunzas verwenden für ihren Kompost alles, was an die Erde zurückkehren kann. Sie sammeln sorgfältig den Dünger des Viehs auf, sammeln alles Grünzeug, das weder Menschen noch Tieren als Nahrung dienen kann, auch herabgefallenes Laub, das die Tiere nicht fressen wollen. Sie begießen die Komposthaufen mit Urin. Sie benutzen auch Jauche für den Kompost; diese ruht jedoch ein halbes Jahr, bis sie dem Kompost beigemischt wird. Sie verwenden auch die in ihren Berieselungsrohren vorhandene Erde und die Asche von ihrem Feuer. Sie streuen basische Erde aus ihren Anhöhen auf ihre Gemüsefelder an den Tagen aus, wo dieselben berieselt sind.

Das Hunzavolk hat keine Ärzte und keine Krankenhäuser, es hat weder Polizei noch Gefängnisse; es ist nicht moralisch defekt, wie es die ganze zivilisierte Welt ist. Von ihm können wir lernen, daß lebende Nahrung und die dementsprechende einfache Lebensweise, die automatisch daraus folgt, der gerade Weg zu einer Welt sind, und zwar der einzige, der zu Freiheit und Frieden für uns alle führen kann." Soweit der interessante Bericht vom Ernährungsforscher Sir Mac. Carrison über dies gesunde Volk.

Übrigens habe ich mir mal die krebsbezogene Literatur in einem der größten deutschen Krebsinstitute angesehen. Von den dort vorhandenen

406 Büchern zum Thema Krebs befaßten sich nur 26 (6,4%) mit der Ernährung und nur 16 (4,0%) mit den Genußmitteln wie Rauchen und Alkoholmißbrauch. Alle nur möglichen und unmöglichen Krebsursachen wurden wissenschaftlich unter die Lupe genommen, aber den Hauptursachen des Krebses wurde nur herzlich wenig Aufmerksamkeit geschenkt.

Zusammenfassende Merksätze für die gesunde Ernährung.

Die drei Hauptgebote

1. **Von morgens um 4.00 Uhr bis 12.00 Uhr mittags nur frisches und reifes Obst essen! (Nicht die Reinigungsphase des Körpers stören).**

2. **Bei den Mahlzeiten niemals zwei oder mehrere konzentrierte Nahrungsmittel mischen. Was ist konzentrierte Nahrung? Alles was kein Obst, Gemüse oder Salat ist !**

3. **Obst darf nur auf leeren Magen gegessen werden! Niemals als Nachspeise! Obst kann bis zu 20 min. vor jeder Mahlzeit gegessen werden!**

10 Empfehlungen

1. **Den Anteil von Rohkost drastisch erhöhen!**
2. **Kuhmilch ab dem 3. Lebensjahr vermindern!**
3. **Mehlspeisen und Brot vermindern!**
4. **Immer bei offenem Fenster schlafen!**
5. **Fleischkonsum vermindern!**
6. **Richtig atmen lernen!**
7. **Nicht Rauchen und auch passives Rauchen vermeiden!**
8. **Statt Erfrischungsgetränke vermehrt wasserhaltiges Obst konsumieren!**
9. **Genußmittel (Kaffee, Tee, Bier, Wein und Spirituosen) einschränken.**
10. **Täglich wenigstens 30 min. leichte sportliche Übungen machen!**

B. Ernährungsvorschläge für den Krebsfall

Wer aufmerksam die sehr ausführlichen Texte über die gesunde Ernährung gelesen hat, kann sich schon jetzt denken, wie die richtige Reaktion sein sollte wenn der Verdacht auf Krebs aufkommt, bzw. der Krebs vom Arzt bestätigt wird. Jetzt sind keine großen Erklärungen mehr nötig!

Zur Unterstützung der Maßnahmen, die der Arzt im Rahmen der erprobten Hochschulmedizin vornimmt, sollte der Patient, in Absprache mit seinem Arzt, seinerseits alles tun, um die Genesung durch Umstellung seiner Lebensgewohnheiten zu fördern und dem Krebs die Ursprungsquelle zu nehmen. Da über 70% der Krebsursachen in der Ernährung und den Genußmitteln ihren Ausgangspunkt haben, sollte der Patient von sich aus prompt reagieren und die ärztlichen Anstrengungen durch eine Einleitung einer Entgiftungsphase unterstützen, dazu gehören:

1. **Radikal die Ernährung umstellen! Am besten morgens nur frisches Obst, mittags nur frisches Gemüse mit kalt gepreßtem hochwertigen Speiseöl (z.B. Traubenkernöl, Sonnenblumenöl, Olivenöl und Extragabe von jeweils drei 500 mg Kapseln Nachtkerzenöl nach jeder Mahlzeit als Ernährungsergänzung) und abends nur frisches Obst! Personen, die kein frisches Obst vertragen, da ihre Darmflora durch die Verabreichung von Antibiotika bei schwerer Infektion geschädigt wurde, oder deren Säuregehalt im Magen nicht normal ist, können auch gedünstetes oder gekochtes Obst in diesen Ausnahmefällen zu sich nehmen. Essen Sie soviel Sie wollen! Sie brauchen nicht zu hungern! Solange wie nur möglich durchhalten während der Krebsbehandlung, mindestens aber zwei Monate bis der Krebs reagiert! Danach dann stets morgens nur Obst und mittags und abends Trennkost, jedoch mit Verzicht auf Fleisch über möglichst längere Zeit. Wenn Sie glauben, die 100prozentige Rohkost nicht schaffen zu können, dann mindestens morgens nur frisches Obst und mittags und abends Trennkost mit viel Rohkost.**

2. **Rauchen sofort einstellen und wenn es noch so schwer ist! Stecken Sie sich eine Knoblauchzehe in den Mund zwischen Zähnen und der Wange. Dann schmeckt Ihnen keine Zigarette mehr!**

3. **Viel Sonne, dabei jedoch die direkte grelle Sonne zwischen 10.00-16.00 Uhr vermeiden um den Sonnenbrand vorzubeugen, viel frische Luft und Bewegung! Je mehr, desto besser!**

4. **Sofort in Absprache mit Ihrem Arzt mit der Aloe-Zusatzernährung auf Ba-**

sis der bewährten brasilianischen Formel des Franziskanerpaters Romano Zago beginnen! Üblicherweise dreimal einen Eßlöffel der Aloe/Honig/ Alkohol-Mischung pro Tag. Jeweils einen Eßlöffel auf nüchtern Magen vor den Mahlzeiten. Jeweils nach zehn Tagen Einnahmekur eine Einnahmepause von 10 Tagen. In diesem Rythmus fortfahren bis zur Heilung. Vor Einnahmebeginn Allergietest vornehmen, durch Aloe-kontakt auf einer empfindlichen Hautstelle für 1-2 min. z.B. hinter dem Ohr auf der Kopfhaut. Kommt es zu einer Rötung der Haut, Aloe nicht anwenden.

5. **Positiv denken! Weniger Zeitung lesen, dafür lieber humorvolle Bücher, weniger wahlloses Fernsehen, dafür lieber nur ausgewählte fröhliche Filme. Meiden Sie negative Menschen, ziehen Sie positiv denkende Freunde vor, schenken und erhalten Sie Liebe und vergessen Sie das Gebet nicht und bitten Sie auch um ein Gebet.**

Einem Bericht in der "Frankfurter Allgemeine Zeitung" vom 4.11.1998 können wir entnehmen: "Obwohl nach einer Erhebung des Amtes 40 Prozent der Menschen in Deutschland auf die Gesundheit achten und an gesunder Ernährung interessiert sind, **lebten nur 4 Prozent konsequent gesundheitsbewußt**. Nur knapp die Hälfte der Deutschen hielt regelmäßigen Sport für notwendig. Das Interesse an ausgewogener Ernährung nehme im Alter zu. Ursache vieler Krankheiten sei übermäßiger Konsum von Alkohol und Zigaretten. Vor allem Jugendliche rauchten mehr als vor zehn Jahren."

"Wer die Gesundheit erwerben will, der muß sich von der Menge der Menschen trennen; denn die Masse geht immer den Weg gegen die Vernunft und versucht immer, ihre Leiden und Schwächen zu verbergen. Laßt uns nie fragen: Was ist das Übliche, sondern: Was ist das Beste!"

Seneca, Philosoph und Rohköstler

Das Nachtkerzenöl in der Krebsheilung

Herkunft und Geschichte

Die "*Oenothera biennis*", im deutschen Sprachraum Nachtkerze genannt, ist eine in Nordamerika beheimatete, nachts gelb aufblühende, zwischen 0,30 und 2,40 m hohe Blume und wurde 1614 zuerst von Botanikern als botanische Kuriosität von Virginia nach Europa gebracht. Nach der von Experten vorgenommenen Klassifizierung gehört die Nachtkerze zur Ordnung der Myrtiflorae, Familie Onagraceae, Gattung *Oenothera*. Der Gattungsname leitet sich aus dem Griechischen von „*oinos*" (Wein) und „*thera*" (Kur/Heilung) ab. Kräuterbüchern nach handelt es sich um ein Gewächs, vermutlich ein Weidenröschen, dessen Wurzeln den Geschmack von Wein hatten. Eine andere Interpretation, die mehr den Ergebnissen der modernen Forschung entspricht, lautet, daß die Pflanze die unangenehmen Folgewirkungen des Weingenusses vertreibt.

Die meisten Nachtkerzenarten kamen als "blinde Passagiere" auf mit Baumwolle beladenen Frachtern nach Europa. Da Baumwolle leicht ist, verwendete man Erde als Ballast bei den Segelschiffen, die dann in den Häfen von Europa entladen wurde und mit ihr der Streusamen der Nachtkerze. So verbreitete sich die Nachtkerze von den Häfen Europas auf weite Teile der Länder aus. In Europa war die Nachtkerze bei denjenigen, die ihre nahezu magischen medizinischen Eigenschaften kannten, als "königliches Allheilmittel" bekannt, besonders aber an den Höfen. Die Indianer Nordamerikas benutzen bereits seit Jahrtausenden die Blüten in Form von Kompressen zu Heilzwecken und die Wurzeln, die das Aussehen von Schinken (Schinkenwurzel) haben, als Lebensmittel.

Gammalinolensäure (GLA) erstmals auch außerhalb der Muttermilch nachgewiesen

Erst im 20. Jahrhundert begannen Wissenschaftler sich mit der Nachtkerze zu beschäftigen. 1917 stellte der deutsche Wissenschaftler Unger fest, daß die Samen 15% Öl enthalten. Dr. Heiduschka, der Doktorvater meines langjährigen Mitarbeiters Dr. Anton Zwergal, veröffentlichte zusammen mit Luft im Jahre 1919 in "Archives of Pharmacology" eine Studie, deren Gegenstand die erste detaillierte Analyse des Nachtkerzenöls war. Sie extrahierten 14% Öl und stellten außer der normalen Öl- und Linolsäure eine neue Fettsäure fest, die sie als Gammalinolensäure bezeichneteten. So wurde zum ersten Male außerhalb der menschlichen Muttermilch in der Natur Gammalinolensäure entdeckt, was als medizinische Sensation galt. 1927 wurde der Test von Heiduschka und Luft von drei deutschen Wissenschaftlern wiederholt. Das Ergebnis war eine detaillierte Analyse der chemischen Struktur der Gammalinolensäure.

Deutsche Entdeckung ging nach England

Nach dem Zweiten Weltkrieg brachten die Siegermächte die deutschen wissenschaftlichen Unterlagen nach England, wo Dr. J.P. Riley sie später fand. Dadurch angeregt, machte sich Dr. Riley auf den Weg zu den Sandhügeln in der Nähe von Southport in Lancashire und pflückte einige Nachtkerzensträuße. Er trocknete die Pflanzen, isolierte den Samen und extrahierte das Öl. Zu seiner großen Befriedigung gelang es ihm selber auch, die einzigartige Gammalinolensäure nachzuweisen.

Erfolgreiche erste klinische Versuche

Erst 1960 begannen englische Wissenschaftler das Nachtkerzenöl auf seine potentiellen medizinischen Nutzungsmöglichkeiten zu untersuchen. Hierbei wurden bei folgenden Krankheitsbildern überraschende und beachtliche Heilungen und Besserungen beobachtet: Beim prämenstrualen Syndrom (PMS), unter dem 40% aller Frauen zwischen 15 und 50 Jahren leiden, bei der gutartigen Brustdrüsenkrankheit (Brüste fühlen sich knotig und empfindlich an und das Gewebe ist körnerartig beschaffen), Herzkrankheiten, Gefäßleiden und Bluthochdruck, Adipositas, Ekzemen, Asthma, Allergien und Mukoviszidose, bei überaktiven Kindern, bei Problemen der Haut, Haare, Augen, den Nägeln, von Mund, rheumatischer Arthritis und anderen Entzündungen, Multiple Sklerose, Schizophrenie, Alkoholismus und Krebs.
(Lt."Das Nachtkerzenöl" von Judy Graham im Semmelweis-Verlag, Übersetzung des in englischer Sprache im Verlag Thorsons Publishers Inc. New York erschienenen Buches "The Evening Primrose")

30-40 % der Menschen leiden an Stoffwechselstörungen

Der medizinische Erfolg von Nachtkerzenöl liegt in der Tatsache, daß bei 30-40% aller Menschen der westlichen Welt der Stoffwechsel gestört ist. Störfakten behindern die normale übliche stufenweise Umwandlung der durch die Nahrung aufgenommenen Linolsäure in die höherwertige Gammalinolensäure, die dann über die Dihomo-Gammalinolensäure das Prostaglandin E 1 bildet. Die Prostaglandine sind so wichtig wie die Vitamine, und ihr Fehlen kann unzählige Krankheiten verursachen, ähnlich wie auch ein Vitaminmangel Krankheiten verursacht.

Störfaktoren sind: Zu hoher Nahrungsanteil an gesättigten Fettsäuren, Cholesterin und Transfettsäuren, mittlere bis hohe Mengen von Alkohol, Diabetes (Insulinmangel), Alterungsprozeß, Virusinfektionen, Strahlungen, Krebs und Zinkmangel. Nur die Babys leiden nicht an diesen Stoffwechselproblemen. Da ihnen durch die Muttermilch bereits die fertig gebildete hochwertige Gammalinolensäure zukommt, wird bei ihnen die schwierigste Hürde des Stoffwechsels einfach übersprungen.

Nachtkerze und Krebs

Das hervorragende Buch von Judy Graham "Das Nachtkerzenöl", welches den Ärzten gewidmet ist, die sich mit der Erforschung der zahlreichen Kulturkrankheiten beschäftigen, schreibt: „Es ist gar nicht so unsinnig anzunehmen, daß Nachtkerzenöl auch bei Krebs, eine der gefürchtetsten Krankheiten der Humanmedizin, helfen könnte". Bisher wurden alle Forschungen über Nachtkerzenöl und seine Wirkung auf Krebszellen nur im Labor durchgeführt, aber auch so weisen die fast unglaublich erscheinenden Resultate auf eine vielversprechende Entwicklung hin.

Untersuchungen in Südafrika (die zuerst im "South African Medical Jornal" veröffentlicht wurden) haben ergeben, daß die Gammalinolensäure des Nachtkerzenöls das Wachstum der Krebszellen um bis zu 70% reduzieren kann. Die Gammalinolensäure wurde drei verschiedenen bösartigen Zelltypen, die sowohl Menschen als auch Mäusen entnommen worden waren, zugeführt. Die Krebszellen der Mäuse wurden unterdrückt und die menschlichen Krebszellen, die dem Oesophagus entnommen waren, getötet. Die Untersuchungen zeigten, daß Gammalinolensäure auf bösartige, nicht aber auf normale Zellen, toxisch wirkt.

Die Untersuchungsresultate wurden im "Newsletter of the Northwest Academy of Preventive Medicine" in den USA mit folgendem Kommentar veröffentlicht: „Die Ergebnisse können für die Prävention und die Therapie von Krebserkrankungen von weitreichender Bedeutung sein. Während bei den herkömmlichen Methoden der Krebsbekämpfung die bösartigen Zellen zerstört werden, ist die Gammalinolensäure in der Lage, den bösartigen Prozeß umzukehren oder zu verzögern. Außerordentlich wichtig ist die Tatsache, daß Gammalinolensäure ein natürlicher Metabolit und ungiftig ist."

Funktionsweise vom Nachtkerzenöl bei Krebs

Krebszellen vermehren sich, wenn das Abwehrsystem des Körpers sie nicht wirksam bekämpfen kann. Das Nachtkerzenöl kann helfen, indem es zu PGE 1 (Prostaglandine E 1) umgebildet wird. Es ist das PGE 1, das eine große

Wirkung auf das Immunsystem ausübt, indem es die T-Zellen stimuliert und die Zellmembranen gesund erhält. Das Immunsystem kann nur dann effektiv arbeiten, wenn es die richtigen Rohstoffe, und diese in ausreichenden Mengen, erhält. Neben Gammalinolensäure benötigt der Körper zur Produktion ausreichender PGE 1-Mengen auch Vitamin C, Vitamin B 6 und Zink.

Labortests haben gezeigt, daß gerade das PGE 1 eine außerordentlich starke Wirkung auf Krebszellen ausübt. Werden menschliche und andere Zellen mit krebsauslösenden Agenzien wie Strahlen, bestimmten Chemikalien und krebsauslösenden Viren in Berührung gebracht, verändern sie sich. Das bedeutet, daß sie sich unter Reagenzglasbedingungen nahezu wie bösartige Zellen verhalten. Sie vermehren sich schnell, ihre Struktur wird zerstört und ihre Funktion beeinträchtigt. Aufgrund dieser Transformation sind die Zellen nicht mehr in der Lage, Cis-Linolsäure in Gammalinolensäure umzubilden, das heißt, PGE 1 zu bilden. Fügt man diesen entarteten Zellen PGE 1 oder Gammalinolensäure hinzu, beginnen sie, sich wieder normal zu verhalten.

Krebszellen produzieren große Mengen an Prostaglandinen der Serie 2, sind aber nicht in der Lage, PGE 1 zu bilden. Es besteht die Möglichkeit, daß bösartige Veränderungen durch den Mangel an PGE 1 hervorgerufen werden und die betreffenden Zellen wieder normal werden, wenn sie ausreichende Mengen PGE 1 erhalten. Ein weiterer, vielversprechender Forschungsansatz basiert auf der Hypothese, daß bei einigen Krebsarten beim Menschen die Tätigkeit des entscheidenden Enzyms, Delta-6-Desaturase, die für die Umbildung von Linolsäure in Gammalinolensäure benötigt wird, nicht ausreicht. Wird dieses Enzym nicht aktiv, kann der Körper nicht genug PGE 1 bilden. Durch das Nachtkerzenöl, das als aktiven Bestandteil Gammalinolensäure enthält, kann die Blockierung der Delta-6-Seaturase umgangen werden; das heißt, daß unabhängig von dem Ausmaß der Enzym-Blockierung eine normale PGE 1-Bildung erfolgen kann. Wenn diese Hypothese richtig ist, dann sollte Gammalinolensäure in Kombination mit andere Ko-Faktoren eingenommen werden, die den Umbildungsprozeß der Cis-Linolsäure zu Prostaglandin E1 fördert.

Nachtkerzenöl in Kapseln

In Deutschland wird das Nachtkerzenöl von vielen Herstellern in Kapseln in hervorragender Qualität angeboten. Ich selbst habe sehr gute Erfahrungen sammeln können mit dem Nachtkerzenöl der Firma Biofrid GmbH

& Co. KG. in Hoya/Weser, das unter der Marke "biofrid-PLUS Kapseln" verkauft wird. Die Zusammensetzung ist folgende: 1 Kapsel biofrid-Plus enthält 500 mg Öl aus den Samen der Nachtkerze (*Oenothera biennis*) mit ca. 350 mg Cis-Linolsäure, mindestens 40 mg Gammalinolensäure und ca. 10 mg Vitamin E. Das heißt, daß es sich hier um die reinste Form des Nachtkerzenöles handelt, welchem zur Stabilisierung lediglich Vitamin E zugefügt wurde. Nachtkerzenöl in der gleichen Qualität findet man auch in Brasilien z.B. unter dem Namen "Óleo de Oenothera" in den Firmen Rigel (011) 591-0145, Rolim (011) 7085-30 11, Winner (011) 6193-8930, E.H. Altenbernd (051) 337-63 29, T.J. (011) 539 18 90 und MVN (019) 232 85 85.

Das Nachtkerzenöl wird nicht nur als Medikament benutzt, sondern auch als wertvolle Nahrungsergänzung, zumal die Gammalinolensäure (GLA) 163mal wirksamer ist als die schon so wertvolle Cis-Linolsäure, die mit der Nahrung vom Menschen zu sich genommen wird. Besonders im Alterungsprozess des Menschens ist die Gammalinolensäure ein wertvolles Hilfsmittel zur Zellerneuerung und Verjüngung und sollte von allen gesundheitsliebenden Menschen eingenommen werden. Der hervorragendste und in kürzester Zeit erzielte Heilerfolg wird beim Prämenstrualen Syndrom (PMS) beobachtet, unter dem 30-40% aller Frauen zwischen 15 und 50 Jahren leiden. Hierbei ist das Nachtkerzenöl weltweit die anerkannt beste, schnellste und natürlichste Direktlösung.

Das Nachtkerzenöl wird weltweit wegen seinem wertvollen Gehalt an Gammalinolensäure auch "Muttermilch für Erwachsene" genannt. Die Einnahmeempfehlungen der Hersteller liegen bei 3 x 1-2 Kapseln von 500mg pro Tag. Kleinkindern, die keine Kapseln schlucken können, wird der Inhalt der aufgestochenen Kapsel in die Haut der Oberschenkel eingerieben, wo die Haut das Nachtkerzenöl schnell einsaugt. Besonders Frauen benutzen auch das Nachtkerzenöl zur Schönheitspflege und massieren das hochwertige Öl in die Gesichtshaut ein. Es empfiehlt sich für den Arzt und auch für den Laien das Buch "Das Nachtkerzenöl" von Judy Graham zu erwerben, welches ausführlich über den Einsatz bei sehr vielen Krankheiten berichtet.

Krebs geheilt, aber an Krankenhausinfektion gestorben. Das muß nicht sein!

Heute sterben weltweit hunderttausende Patienten an Infektionen, die sie sich in Krankenhäusern zugezogen haben. Die Deutsche Presse-Agentur (dpa) meldete am 5. 2. 2000 aus Düsseldorf: „Etwa zehntausend Patienten sterben nach Expertenmeinung in Deutschland jedes Jahr durch Krankenhauskeime an Infektionen". Trotz immer besserer Hygiene und konzentrierten Anstrengungen einer jeden Krankenhausverwaltung, steigt die Zahl der Opfer, da die Bakterien und Viren sich auf unsere Antibiotikum-Palette eingestellt haben und immer resistenter werden.

Im Krankenhaus finden sich alle nur denkbaren Bakterien und Viren zusammen, die dort auf Kranke treffen, deren Abwehrkraft vorübergehend geschwächt ist. Dort finden sie natürlich auch offene oder frische Wunden, ein idealer Tummelplatz für diese kleinen Geschöpfe. Das Krankenhauspersonal wie Ärzte, Krankenschwestern, Krankenpfleger, Reinigungspersonal, die Handwerker der Instandhaltung und die Besucher sind höchstwahrscheinlich mitverantwortlich für die Verbreitung und Vermischung der Bakterien und Viren unter den Kranken.

Bakterien und Viren können selbst nicht fliegen! Sie brauchen dazu ein "Flugzeug". Das kann z.B. Staub sein, ein nebelfeines Feuchtigkeitströpfchen vom Niesen oder eine der Millionen Hautzellen, die der Körper abstößt. Wir haben sechs Millionen Hautzellen pro Quadratzentimeter Hautoberfläche, die ständig erneuert werden.

Der Patient, der in seinem Bett liegt und genau wie der gesunde Mensch seine Hautzellen abstößt, erzeugt eine für uns unsichtbare Wolke von Hautzellen. Diese segeln durch das Krankenzimmer und fallen für das Millionenheer der Milben, die wie "Schafherden" auf den Betten weiden, wie ein "Mannaregen" herab. Die Milben mästen sich daran wie "glückliche Kühe".

Nun, die Viren und Bakterien haben auch ihren Spaß. Diese eilen mit bis zu 6 cm/Minute zu den bereitstehenden "Flugzeugen", besteigen scheinbar gerne diese abgestoßenen Hautzellen und Staubgebilde und fliegen und segeln damit sicherlich vergnügt stunden- und tagelang umher und nutzen die für sie günstigen Aufwinde wie die Segelflieger aus.

Nun kommen die Besucher ins Krankenzimmer, die Schwestern, der Krankenpfleger, das Reinigungspersonal, die Ärzte und sogar der Chefarzt mit seinem Stab. Jeder wirbelt Staub auf, stößt ununterbrochen seine Hautzellen ab und sorgt dadurch für vermehrten Luftverkehr der Hautzellen und Staubgebilde, so daß die Bakterien und Viren ihre wahre Freude haben, denn das Angebot von startbereiten "Flugzeugen" ist immer mehr als ausreichend.

So machen die Bakterien und Viren mit ihren "Flugzeugen" auch schon mal Zwischenlandungen auf der Kleidung, den Haaren und der Haut der Personen, die ins Krankenzimmer kommen. Dadurch lernen sie neue Welten, d.h. andere Krankenzimmer kennen und vielleicht sogar ganze Stationen, Abteilungen oder das ganze Krankenhaus. So treffen sich alle nur möglichen Stämme und Völker von Viren und Bakterien eines Krankenhauses wie auf einem Jahrmarkt und verbreiten die tollsten Mischinfektionen, gegen die oft noch kein "Kraut" gewachsen ist. Der Mediziner ist dann meist hilflos, und der Tod hat eine reiche Ernte.

Eine verwandte Krankenschwester aus Oberschlesien erzählte mir öfters, welche Probleme sie im Kriege in Frankfurt/Oder hatte bei der Betreuung von Soldaten mit Scharlach und Diphtherie. Peinlichst wurde auf höchsten Hygienestandard geachtet. Alles war getrennt per Stockwerk. Vor jeder Tür eines Krankenzimmers war eine Waschschüssel mit Desinfektionsmittel und ein Kittel für die Person, die in das Krankenzimmer wollte. Auch im Zimmer war stets eine Waschschüssel mit Desinfektionsmittel. Die Schwestern der entsprechenden Abteilungen lebten getrennt, um ja keiner Mischinfektion den Weg zu bereiten. Vor dem Krankenhaus stand immer ein bekannter Spaßvogel, der, wenn die Straßenbahn hielt und Personal vom Krankenhaus einstieg, sogar laut ausrief: „Scharlach nach vorne bitte und Diphtherie bitte hinten einsteigen!"

Trotz der ständigen Vorsorge im Krankenhaus kam es doch zu den gefürchteten Mischinfektionen, aber die verzweifelte Suche nach der undichten Stelle wurde, Gott sei Dank, eines Tages von Erfolg gekrönt. Ein Soldat der Scharlachabteilung seilte sich immer nachts mit dem Bettlaken in die Diphterieabteilung ab, die eine Etage tiefer lag, um dort mit den Kranken Skat zu spielen.

Wußten Sie, daß ein Kubikmeter Stadtluft zwischen 330 -1540 Bakterien und Viren enthält, und die Bakterien im Durchschnitt alle dreißig Minuten eine Zellteilung vornehmen, sich sozusagen verdoppeln? Wenn man dies ungehindert geschehen lassen könnte unter den günstigsten Bedingungen für die Bakterien, würden sich theoretisch nach 1 ½ Tagen aus lediglich einer einzigen Bakterie eine solche Menge Bakterien gebildet haben, daß man für deren Abtransport einen Eisenbahngüterzug mit hundert Waggons haben müßte. Infolge von Nahrungsmangel kann es in Wirklichkeit nie zu solcher Vermehrung kommen (lt. Der Grosse Brockhaus).

Nun, die oben beschriebene Mischung der Viren und Bakterien im

Krankenhaus durch die ¨Flugzeuge¨, ließe sich unterbinden; Man braucht ihnen nur ihre ¨Flugzeuge¨ wegzunehmen!

Und wie macht man das? Denkbar einfach! In jedes Krankenzimmer, in jeden Raum, in jeden Korridor eines Krankenhauses gehört heutzutage als selbstverständliche Ausstattung ein elektrostatischer (mit kleinem Gebläse) oder ein elektrostatischer-statischer (ruhend ohne Gebläse) Luftfilter, durch den die Luft permanent umgewälzt wird. Alle festen Partikel, wie z.B. Hautzellen, Staub, Fasern des Bettzeuges, der Fußmatten, Teppiche, Gardinen und der Kleidung, Tabakrauch usw. werden bei der Flugreise durch den Filter, der aus einer Gruppe parallel eng installierter Aluminiumblech-Platten (Anoden und Kathoden) besteht, bei hoher Spannung von 5.000 - 9.000 Volt und nur 30 VA, ionisiert. Die bei ihrem Flug durch den Filter nunmehr ionisierten ¨Flugzeuge¨ werden dadurch an der Kathode abgeschieden und durch Verglühen vernichtet. Eine perfektere Flugabwehr ist unmöglich! Zusammen mit dem ¨Flugzeug¨, welches dabei Totalschaden nimmt, werden natürlich auch alle Passagiere (sprich: Bakterien und Viren) verschmort und getötet.

So erringen wir wieder die Luftherrschaft im Krankenzimmer und im Krankenhaus, und die Krankenhausinfektion wird rasch erheblich abnehmen, so daß Hunderttausende Menschen weltweit gerettet werden könnten.

Ein leichter Ozongeruch beim Dauerbetrieb läßt sich durch einen eingebauten Aktivkohlefilter sehr einfach beseitigen. Die modernen elektrostatischen Filter sind heutzutage schon sehr klein, nachdem durch das bereits abgelaufene Patent von Hayashi aus den 70er Jahren die Kanten der ionisierenden Anodenbleche mit nagelförmigen Spitzen versehen wurden. Dadurch konnte die Leistung entweder verdreifacht bzw. der Apparat auf ein Drittel verkleinert werden. Die elektrostatischen-statischen Filter, die z.B. an der Krankenzimmerdecke angebracht werden könnten, lassen auch ohne Gebläse die Luft sehr gut zirkulieren, da der unter Spannung stehende Filter die ¨Flugzeuge¨ sprichwörtlich regelrecht wie ein Magnet anzieht. Der elektrostatische Filter arbeitet auch als Bakterizid, da an den Eletroden O_2 zu O_3 verwandelt wird, welches sich für 15 Sekunden halten kann, bevor es wieder zu O_2 wird. Dieses ständig kurzzeitig gebildete positive Ozon ist ein starkes Bakterizid und hilft ebenfalls mit, die Krankheitskeime zu vernichten. Diesen Standard sollte sich heutzutage jedes Krankenhaus leisten. Eine Investition, die sich sofort, durch gerettetes Leben bezahlt macht, denn ein einziges gerettetes Leben ist viel wertvoller als hunderte oder tausende dieser kleinen elektrostatischen Filter pro Krankenhaus. Es wäre ja eine Tragik, wenn z.B. ein Krebskranker durch die hohe Kunst der Ärzte von seiner Krankheit geheilt wird und dann an einer Krankenhausinfektion stirbt.

Übrigens, wenn der "Mannaregen" der abgestoßenen Hautzellen durch Einsatz eines elektrostatischen Filters versiegt, verhungert auch das Millionenheer der Milben auf den Bettdecken und in den Matratzen. Auch lassen sich dadurch verschiedene Allergien vermeiden, so daß der Einsatz dieser Filter sich sogar im privatem Schlafzimmer lohnt, wo die Anzahl der Milben noch erheblich größer ist, da dort nicht so oft die Bettwäsche gewechselt wird wie im Krankenhaus.

Um die jährliche Zahl der Verkehrstoten in Deutschland von 20.000 auf unter 10.000 zu vermindern, wurden jahrzehntelang Milliardensummen investiert. Mit einem Bruchteil dieser Investitionen läßt sich auch bei der Krankenhausinfektion ein ähnlicher Sieg erringen.

Bei der Krankenbetreuung wird häufig auch folgender Fehler gemacht. Zur Desinfektion duscht der Kranke, während sein Bett frisch bezogen und seine Wäsche ausgetauscht wird. Die Zahnbürste dagegen, voll mit Viren und Bakterien, bleibt unberücksichtigt, und über Nacht "vermehren sich diese Mikroben wie die Karnickel" im wohligen feuchten Biotop der Borsten. Am nächsten Morgen, wenn der Kranke bereits durch die medikamentöse Behandlung seine Bakterien und Viren besiegte, erfolgt eine erneute frische Selbst-Infektion durch die verseuchte Zahnbürste. Deshalb sollte man sie im Infektionsfall täglich wechseln oder zumindest desinfizieren.

Elektrostatische Filter sind weltweit seit über hundert Jahren in der Industrie und seit drei Jahrzehnten im modernen Haushalt (z.B. Dunstabsaugung in der Küche, oder als Beseitiger von Tabakrauch aus der Wohnungsluft) im Einsatz. Während meiner dreiundzwanzig Jahre langen führenden Tätigkeit in der chemischen Industrie Brasiliens, lieferte unsere Anlagenbauabteilung zehntausende elektrostatische Filter für Haushalte, Restaurants und Industrien in Brasilien. Der höchste Schornstein von Lateinamerika, der 150 m hoch ist und dem Glashersteller Cebrace in Jacareí im Bundesland São Paulo, Brasilien gehört, wurde von uns mit einem elektrostatischen Filter versehen. Wo vorher tonnenweise die blauen Schwefeldioxyddämpfe hervortraten, die für sauren Regen sorgten, kommt nun nichts mehr heraus außer warmer, sauberer Luft. Die Nachbarn dachten schon, daß die Fabrik ihre Produktion eingestellt hätte, da kein Rauch mehr zu sehen war. Jedesmal wenn ich auf der Autobahn von São Paulo Richtung Rio de Janeiro fahre und an Jacareí vorbeikomme, schaue ich nach rechts und freue mich diesen Schornstein zu sehen, der mich nun schon seit mehr als 10 Jahren umweltfreundlich grüßt.

Die Macht des Gebetes

Viele Leser werden jetzt ungläubig den Kopf schütteln, besonders in unserer heutigen hochtechnologischen Zeit, die Zeit des Wohlstandes und der Macht des Geldes, die Zeit der "Single-Haushalte" und der "Lebensabschnittspartnerschaften", die Zeit der leeren Kirchen! Viele werden in ihrer Geschäftstüchtigkeit derartig abgelenkt, daß sie vollkommen den Schöpfer vergessen und überhaupt nicht wissen oder sich Gedanken machen, warum sie überhaupt auf der Erde sind und eingeladen wurden ein Leben mitmachen zu dürfen.

Unser Leben ist im Endeffekt nur eine Aufnahmeprüfung, eine Reifeprüfung und sicherlich schwierige Prüfung. Den Hl. Schriften entsprechend wurden vor den Menschen Heerscharen von Engeln geschaffen, die die sichtbare Gegenwart Gottes erlebten. Trotzdem fielen viele Engel ab. Die Prüfung der Menschen, als Geschöpfe Gottes, hat noch zusätzliche Schwierigkeitsgrade. Unsere Prüfung ist zwar meist nur kurz, es handelt sich schließlich oft nur um Jahrzehnte, aber wir leben und erleben nicht die persönliche sichtbare Gegenwart Gottes wie seinerzeit die Engel. Wir sehen zwar die Schöpfung Gottes und erahnen aus ihr seine Größe und Macht, werden aber durch das alltägliche hektische Leben zu sehr abgelenkt. Uns fehlen leider Zeit und Muße sich auf uns selbst zu besinnen. Manche finden die Muße dafür erst auf dem Krankenbett. Auch dies sollte man als Gnade empfinden.

Wir wissen vom Himmel, wissen aber nicht wo er ist. Ist er außerhalb der Schöpfung, außerhalb des unermeßlichen Weltalls? Obwohl wir nicht die Distanz wissen, können wir mit Gott direkt sprechen. Drahtlos, ohne Hilfe eines Handy's und sogar gebührenfrei, trotz Ferngespräch. Selbst wenn der Himmel außerhalb der Schöpfung wäre, ist uns der Schöpfer stets nah. Selbst wenn der Himmel beispielsweise 15 Milliarden Lichtjahre entfernt wäre, sind wir im direkten Kontakt mit Gott durch das Gebet, denn die größte Geschwindigkeit, die es gibt, ist die Gebetsgeschwindigkeit! Wenn unsere Gebete den Naturgesetzen gehorchen müßten und dadurch nur mit der angeblich schnellsten Lichtgeschwindigkeit in Richtung Himmel eilten, würde bei der von mir beispielsweise genannten Entfernung Erde - Himmel von 15 Milliarden Lichtjahren unser Gebet erst in 15 Milliarden Jahren dort ankommen. Die Antwort würde ebenfalls so lange dauern, also insgesamt 30 Milliarden Jahre. Die Gebete, die den Gesetzen der Geschwindigkeit der Naturgesetze unterliegen, würden dadurch sinnlos werden. Aber Gott, der Schöpfer aller sichtbaren und unsichtbaren Dinge ist durch die Gebetsgeschwindigkeit immer sofort und schnell zu erreichen, ganz gleich in welcher Entfernung sich der Himmel befindet.

Deshalb sollten und dürfen wir das Gebet, das Gespräch mit Gott unserem Schöpfer nicht vergessen, ganz gleich welcher Religion wir angehören oder auch nicht angehören.

Interessanterweise wurden kürzlich klinische Forschungen mit Gebeten durchgeführt, wie die Zeitung "*O ESTADO DE SÃO PAULO*" vom 12. Dezember 1999 meldete. Der Reporter Luiz Roberto de Souza Queiroz brachte einen ausführlichen Bericht, mit dem wissenschaftlich bewiesen wurde, daß bei Patienten, für die gebetet wurde, die Heilung besser und schneller war. Er berichtete folgendes unter dem Titel "Ärzte studieren den Zusammenhang zwischen Gebeten und Heilung": Forscher vom amerikanischen Krankenhaus Saint Luke mit Sitz in Kansas City im Staate Missouri, haben gerade festgestellt, daß Gebete die Gesundung der Patienten beeinflussen können. In einer Forschung, die mit fast tausend Patienten mit Herzproblemen durchgeführt wurde, stellte man fest, daß diejenigen, für die gebetet wurde sich besser erholten als die, für die nicht gebetet wurde.

Diese Forschung, welche starke Polemik hervorrief, wurde von William Harris geleitet und 1999 in der wissenschaftlichen Zeitschrift *American Medical Association* veröffentlicht. Die Arbeit begann mit der Auswahl aus dem Archiv von fast tausend Patienten mit Herzproblemen, angefangen mit Herztransplantationen bis zu kurzen Internierungen von nur 24 Stunden. Jeder Name wurde mit einer Nummer versehen und separat den Ärzten übergeben. Während diese nur mit der Nummer arbeiteten, erhielt eine Gebetsgruppe von Freiwilligen Namenskarten von der Hälfte der Versuchsgruppe der Patienten mit der Auflage, vier Wochen lang personenbezogen eine bestimmte Anzahl "Vater unser" und "Ave Maria" zu beten.

Alle Patienten wurden informiert, daß für sie gebetet würde. Aber es war nicht die Wahrheit. In Wirklichkeit wurde nur für 466 Patienten gebetet. Für die anderen war die Gebetsmeldung nur ein Plazebo. Später stellte man bei der Überprüfung fest, daß die Gruppe der Patienten, für die gebetet wurde, eine wirklich bessere Genesung erfuhren als die andere Gruppe. Die bessere Genesung wurde von zehn Ärzten analysiert, die eine Bewertungstabelle von 1 - 10 benutzten, die exakten Resultate wurden jedoch noch nicht veröffentlicht. Dies soll demnächst erfolgen, wenn alles wissenschaftlich hieb- und stichfest ist.

Übrigens war dieser Test nicht der erste seiner Art. Bei einem anderen Test, der im Jahre 1988 durchgeführt wurde, wurden weder die Patienten noch die Ärzte vorher von den Gebeten informiert. Die Gebetsgruppe bestand darauf die Namen der Patienten zu wissen, da sie der Meinung war, daß bei der himmlischen Anrufung der persönliche Name wichtig ist. Einige berichteten, daß bei der Anrufung von Heiligen mit der Bitte um Fürsprache bei Gott, die Nennung des Namens im Gebet vorgenommen wurde.

Kritiker dieses Forschungtestes behaupten, daß das Punktsystem nicht präzis genug ist. Es wurden auch nur die Punkte von Patienten gezählt, wenn bei der Beurteilung des klinischen Zustandes des Patienten mindestens 90% Übereinstimmung bei den zehn Ärzten vorlagen. Durch diese ersten Teste sind nunmehr andere Institutionen ebenfalls bereit, wissenschaftliche Arbeiten über die Wirksamkeit der Gebete zu erstellen, so daß wir in naher Zukunft exakte wissenschaftliche Ergebnisse vorliegen haben.

Auch ohne auf diese zukünftichen Resultate warten zu müssen, sollte ein jeder schon jetzt von der Kraft der Gebete profitieren, selbst beten und auch andere um ein Gebet für sich bitten, nicht nur erst bei einer schweren Krankheit.

Eine Hypothese der Logik des Krebses

Auf Grund der praktischen Erfahrungen, Beobachtungen, gesammelten Berichte sowie der Auswertung der Weltliteratur kann man in Bezug auf Entstehen des Krebses und zu seiner erfolgreichen Behandlung eine vielleicht logische Hypothese aufstellen, die sich auf folgende Fakten stützt:

1. Bei den Naturvölkern ist Krebs eine äußerst seltene Erscheinung. Was unterscheidet uns von den Naturvölkern? Die "Natürliche Hygiene", d.h. gesunde, richtig zusammengestellte und naturbelassene Ernährung sowie das Fehlen der Umweltgifte der Zivilisation.

2. Bei den in freier Natur lebenden Tieren ist Krebs eine äußerst seltene Erscheinung. Bei den Tieren, die zusammen mit den Menschen leben und erhitzte oder denaturierte Nahrung erhalten, findet man Krebserkrankungen häufig.

3. Menschen, die sich mit überwiegend frischer Nahrung im naturbelassenen Zustand ernähren, d.h. die "Natürliche Hygiene" und eine für die Verdauung vorteilhafte Zusammenstellung der Nahrung beachten, weisen weniger oder sogar fast keine Krebsfälle auf, als diejenigen, die der "gut bürgerlichen Kost" (gekochte und damit denaturierte Kost) anhängen, die in den meisten Fällen auch noch für die Verdauung ungünstig zusammengestellt wird. (Siehe "Krebsprävention durch Ernährung" des Deutschen Instituts für Ernährungsforschung Potsdam-Rehbrücke, des World Cancer Research Fund und des American Institut for Cancer Research).

4. Menschen, die sich Giften und möglicherweiser Stoffen aussetzen, die unter dem Verdacht stehen krebserzeugend (kanzerogen) zu sein wie: aromatische Amine, Arsen, Asbest, Benzol, Chromsalze, Teer, Nickelsalze, Ruß, Nitrosamine (die aus mit Nitrit in geräucherten Nahrungsmitteln entstehen), Aflatoxine (ein Gift, das durch eine Schimmelpilzart produziert wird und auf Lebensmitteln, z.B. Erdnüssen zu finden ist), bestimmte Pflanzenschutzmittel und Medikamente mit krebserzeugenden Substanzen, Busulphan (Lost-Gas), hochdosiertes Östrogen (früher in Anti Baby Pillen), Schmarotzer (Schistosoma), Alkohol, Tabakrauch (auch passives Rauchen), UV-Licht, Strahlungen, Radioaktivität, erleiden statistisch gesehen eine weit aus höhere Krebshäufigkeit als Menschen, die mit den genannten Produkten nicht in Berührung kommen. In Tierversuchen wurden weitere 76 Stoffe als krebserzeugend eingestuft, und ein Verdacht auf ihr krebserzeugendes Potential besteht bei

weiteren 56 Stoffen.

5. Es wird immer wieder beobachtet, daß kurze Zeit vor dem Krebsausbruch, Patienten häufig einen seelischen Schock miterleben mußten, wie z.B. Verlustsituation durch Tod eines nahen Angehörigen, Auszug oder Heirat der Kinder, Zerbrechen einer Liebesbeziehung, Geschäfts- oder Berufsaufgabe, Konkurs, Leiden unter einer Partnerbeziehung sowie Angst oder Streß mit irgendeiner Situation nicht fertig zu werden. Man spricht dann von einem ¨biologischen Konfliktschock¨, der häufig der letzte Anstoß zur Krebsbildung ist. Bei fröhlichen und glücklichen Menschen trifft man weniger auf Krebs, als bei Personen, die mit ihrem Schicksal stets hadern. Bekannt ist auch der Ausdruck, daß jemand an Gram gestorben ist.

6. Die dänische Ärztin Dr. Kirstine Nolfi (1881-1957), die im Winter 1940/41 an Brustkrebs erkrankte, hat durch Eigenversuche festgestellt, daß ihr Krebs mit der ¨Natürlichen Hygiene¨ (100 % Rohkost) zurückging und mit nur 60-75% Rohkost wieder zurückkam. Sie heilte dann mit 100%iger Rohkost, frischer Luft und Sonnenbädern und lebte völlig gesund noch 16 Jahre. Sie starb mit 76 Jahren. Nach ihrer Krebsheilung durch 100% Rohkost gründete sie in Humlebaek am Sund in der Nähe von Kopenhagen ein Sanatorium mit Namen ¨Humlegaarden-Raakost-Kursted¨, in dem sie hauptsächlich aufgegebene Krebspatienten aufnahm, die sie ausnahmslos mit 100% Rohkost, frischer Luft und Sonnenbaden heilte. Dieses Sanatorium leitete sie 12 Jahre lang bis zu ihrem Tode.

7. Dr. med. et phil. Bernhard Detmar, der berühmt wurde durch die Heilung seiner Patienten von schweren Krankheiten durch Diätänderungen, schrieb schon vor mehr als einem halben Jahrhundert in seinem Buch: ¨Iß richtig, und du bleibst gesund!¨: „Jahre- und jahrzehntelange Stoffwechselstörungen infolge falscher Ernährung führen mit Sicherheit zu schweren Folgeerscheinungen. Für mich besteht heute kein Zweifel mehr, daß auch der Krebs letzten Endes die Wirkung einer Fehlernährung darstellt. Nicht nur werden die Verdauungsorgane durch Überfüllung über ihre Kraft belastet, die Nahrung ist gewöhnlich auch noch falsch zusammengestellt. Ich sage an anderer Stelle, daß eine gesunde Ernährung nur dann gewährleistet ist, wenn etwa zehnmal mehr Kohlehydrate als Eiweißstoffe zugeführt werden. Nun ist aber nicht nur die Quantität entscheidend; die Qualität ist von ebenso großer Bedeutung. Eiweißstoffe, Fette, Kohlehydrate, Mineralsalze und Vitamine müssen in einem bestimmten Verhältnis zueinander stehen. Die gewöhnliche Ernährung des Durchschnittseuropäers läßt diese

wichtige Tatsache außer acht. Einer Überhäufung mit Eiweißstoffen und Fett steht auf der anderen Seite ein Mangel an Mineralsalzen und Vitaminen gegenüber. So tritt zu der quantitativen Überernährung eine qualitative Unterernährung hinzu. Einer derartigen falschen Ernährung kann auch der kräftigste Körper auf die Dauer nicht widerstehen. Es muß zu krankhaften Störungen und schließlich zur Katastrophe kommen. Hält man sich weiter vor Augen, daß zu den Störungen durch falsche Ernährung noch die mannigfachsten Schädigungen durch viele Genußmittel (Alkohol, Tabak und Kaffee usw.) hinzukommen, bekommt man langsam einen Begriff von der Bedeutung gesunder Verdauungsorgane, einer gesunden Lebensweise und einer gesunden Ernährung im besonderen."

8. Durch die Wiedervereinigung Deutschlands im Jahre 1990 kam es in den neuen Bundesländern zu einer "Wiedervereinigungs-Krebswelle", die klar aufzeigt woher der Krebs kommt. Während zu DDR-Zeiten die biedere DDR-Kost zu niedrigeren Krebsraten führte als in der alten Bundesrepublik, kam es durch den verständlichen Nachholbedarf der DDR-Bevölkerung nach dem Fall der Mauer zu einer "Freßwelle westlicher, ungesunder industrialisierter Nahrung", die man vorher nur vom West-Fernsehen kannte. Vorher träumte man nur davon, und auf einmal konnte man alles selbst kaufen. Man war nicht mehr angewiesen auf Westpakete. Vieles wurde nun durcheinander gegessen, man wollte alles testen und probieren. Gleichzeitig brach für viele Menschen in den neuen Bundesländern die Welt zusammen. Parteiposten, die vorher lebenslang Sicherheit boten waren weg, Existenzen wurden ruiniert, Stasispitzel fürchteten ihre Entlarvung, die bewaffneten Kräfte der DDR lösten sich in Nichts auf. Diese außerordentlichen seelischen Belastungen quälten die Menschen, und der unvorbereitete Sprung vom Staatssozialismus in den Kapitalismus war schließlich wie ein Sprung ins kalte Wasser. Der "biologische Konfliktschock" löst vermehrt spontan Krebs aus und wurde noch verschärft durch die plötzliche in medizinischer Hinsicht qualitative Nahrungsverschlechterung. Auch die damalige Wiedervereinigungs-Selbstmordwelle spiegelte die damaligen Zustände wieder.

9. Krebs-Patienten, die das 100%ige Naturprodukt Aloe/Honig/Alkohol lt. der Formel der brasilianischen Volksmedizin zu sich nahmen, kamen in rund 70% der Fälle entsprechend der Aussage von Pater Romano Zago OFM zu einer vollständigen Heilung. Diese Prozentzahl stützt sich auf die vielen Behandlungsfälle, die er in fast zwei Jahrzehnten persönlich begleitete, und bei denen er sicher war, daß die richtige Aloe in der

vorgeschrieben Art und Weise zubereitet wurde und die Einnahme ordnungsgemäß erfolgte. In einigen wenigen Fällen wurden in den ersten 2-3 Tagen der Einnahme Reaktionen beobachtet, die auf eine richtige Entgiftung des Körpers hinweisen könnten, wie leichtes Fieber, leichter Ausschlag, weicherer Stuhlgang bis Durchfall, dunkelbrauner bis schwarzer Urin, Bildung eines großen Furunkels, aus dem große Mengen eitrige stinkende Flüssigkeit hervortrat. Wenn auf die Furunkelwunde dann ein aufgeschnittenes Aloeblatt gelegt wurde, konnte der Austritt der eitrigen Flüssigkeit beschleunigt werden und die Wunde danach sehr schnell durch die typische Wundheilwirkung der Aloe schließen. Diese extremen Reaktionen treten nur in sehr niedriger Prozentzahl auf, zeigen aber recht klar die positive Reaktion des Körpers bei der eingeleiteten Entgiftung und Befreiung von der Krebsursache.

Hypothese als Schlußfolgerung aus diesen 9 Fakten

1. In der Zeit der Formung des heutigen Menschen, die etwa 500.000 Generationen umfaßte, machte der menschliche Organismus verschiedene Entwicklungsstufen durch, die sehr sinnvoll waren. Um zu dem heutigen Hochleistungs-Menschen zu gelangen, hat sich der Durchmesser der Kapillaren unserer Vorfahren in den Jahrmillionen stetig vermindert, bis der heutige Punkt erreicht wurde, bei dem die roten Blutkörperchen sich nur noch in Einerkolonne durchzwängen können. Unser Organismus enthält 150.000 km Kapillaren, das entspricht einer Länge von 3 ½ mal dem Erdumfang. Zusätzlich sind diese Kapillareninnenwände mit einem Schwellkörper ausgestattet, so daß die Kapillaren zusätzlich unter bestimmten Bedingungen ihren Innendurchmesser regulieren können. Diese Selbstregulierung ist äußerst sensibel. So kann man beobachten, daß dieser Schwellkörper den Durchmesser der Kapillaren vermindert bei:
   a) verkehrter Ernährung
   b) verkehrter Ernährungszusammenstellung
   c) Nikotin
   d) Alkoholmissbrauch
   e) bestimmten Chemikalien und der Chemotherapie
   f) Exzeß von Sonnenstrahlen, radioaktive Strahlungen, Röntgenstrahlen, Erdstrahlen und der Strahlentherapie
   g) bestimmten Viren (z.B. das Aidsvirus)
   h) bestimmten Parasiten
   i) schlechten Nachrichten, Streß, Ärger, Verlust eines nahen Angehörigen, Eheproblemen und dem "biologischen Konfliktschock".
   j) Hormonumstellungen (z.B. Pubertät/Akne, Menopause/Hitzewelle)
   k) Bewegungsmagel

2. Wenn durch die Reaktion der Kapillaren deren Durchmesser verringert wird, dann kommt es zur Minderversorgung der Gewebe mit Blut, Sauerstoff, Mineralien, Spurenelemente und Vitaminen. Besonders die Unterversorgung der Zellen mit Sauerstoff durch die roten Blutkörperchen ist die größte Bedrohung für unsere Gesundheit. Es kann sogar zum vollkommenen Zusammenbruch der Sauerstoffversorgung in einigen Bereichen kommen. Bei der Chemo - und der Strahlentherapie kennen wir die Folgen dieser Versorgungsstörung z.B. durch die Verödung der Kapillaren. Da fallen häufig die Haare aus und bei der Strahlentherapie im Kopf- und Halsbereich kann es zum Zerbröseln der Zähne kommen. Wenn die Zellen keinen Sauerstoff mehr bekommen, gehen diese ersatzweise zur Zellgärung über. Diese Zellgärung, die bereits von Prof. Dr. Otto Warburg beobachtet und beschrieben wurde, ist mit der Entstehung des Krebses eng verbunden. Unser Organismus reagiert auch auf die Verengung, Verstopfung und Verödung der Kapillaren, und läßt sofort neue Kapillaren in die unterversorgten Gewebeteile wachsen. Deshalb findet man im Krebsgewebe besonders viele Kapillaren. Da jedoch die neugebildeten Kapillaren nicht alle un- und unterversorgten Gewebezellen erreichen können, bleiben trotz neuer Kapillaren ein Teil der Zellen vom rettenden Sauerstoff abgeschnitten. Diese Zellen sterben nicht ab, sondern im Gegenteil, sie gewinnen sogar mehr Energie aus der dadurch einsetzenden Zellgärung, und beginnen, da sie dadurch über mehr Energie verfügen, sogar mit einer vermehrten Zellteilung, die zur unkontrollierbaren Wucherung übergeht. Man spricht dann von Krebs. Da die Hauptursache des Krebses eine Verminderung der Sauerstoffversorgung ist, verursacht durch eine Verminderung des Durchmessers der Kapillaren, kann man davon ausgehen, daß im Krebsfall der ganze Körper davon betroffen ist. Entsprechend der Verringerung des Durchmessers der Kapillaren in den einzelnen Bereichen, wird ein Organ nach dem anderen vom Krebs befallen, wenn nicht sofort eingeschritten wird. Bei Krebs, sollte Alarm immer für den ganzen Organismus gegeben werden und die Behandlung sollte ganzheitlich und von vier Seiten aus erfolgen, so wie in diesem Buch beschrieben um zur höchstmöglichen Heilungsrate zu kommen. Wie wir wissen, bewirkt die Mitverwendung des Vitalgetränkes der Aloe nach der brasilianischen Formel von Pater Romano Zago OFM die Wiederherstellung des normalen und gesunden Kapillarendurchmessers. Da die Hauptursache des Krebses (und auch vieler anderer Krankheiten) die Beeinträchtigung der Sauerstoffversorgung der Zellen durch die verengten Kapillaren ist, muß das Hauptaugenmerk bei der Therapie auf diesen Punkt gelenkt werden, um nicht nur den Krebs, sondern auch seine Ursache zu beseitigen.

3. Nun heißt es so schnell wie möglich die Krebszellen durch die be-währten zahlreichen Mittel der Hochschulmedizin zu entfernen; aber noch wichtiger, ist die sofortige Einleitung der Entgiftung des Körpers. Man muß die Ursache des Krebses beseitigen, nicht nur den Krebs. Das bekannteste Mittel dazu, um die Giftstoffe zu neutralisieren und aus dem Körper zu bekommen, ist die reine Natur.

a) Sofortige Umstellung der Ernährung auf 100% Rohkost. Morgens nur Obst. Mittags Gemüse mit einem guten kalt gepreßten Speiseöl wie z.B. Sonnenblumenöl, Traubenkernöl oder Olivenöl. Abends nur Obst, alles roh, reif und frisch, ohne Ausnahme. Man kann dabei soviel essen wie man will, keiner braucht zu hungern.
Für Patienten, bei denen die Darmflora, die sich aus 400 bis 600 verschiedenen Arten und bis 100 Billionen zählenden einzelligen Mikroorganismen zusammensetzt, gestört oder geschädigt ist, z.B. durch die Verordnung eines rasch wirkenden Antibiotikums bei schwerer Infektion, empfiehlt sich eine andere Diät. Da die Zellulose nur vom Bakterienrasen auf einer intakten Darmschleimhaut gespalten (verdaut) werden kann, ist es in diesen Fällen sogar notwendig Obst, Gemüse und Salate zu dünsten oder zu kochen, damit diese weiterverdaut werden können. Das gilt auch für Patienten, die keine Rohkost vertragen bzw. einen nicht normalen Salzsäuregehalt des Magens aufweisen. Empfehlenswert ist immer die zusätzliche Verabreichung von Nachtkerzenöl in Kapseln (in Brasilien: Óleo de Oenothera) als eine der wertvollsten Nahrungsergänzung. Nicht umsonst wird das Nachtkerzenöl als ¨Muttermilch für Erwachsene¨ bezeichnet. Ebenso wurde bei der Verordnung von Nachtkerzenöl eine Verlangsamung bei der Ausbreitung des Krebses beobachtet.

b) Sofortige Gabe der Ernährungsergänzung durch die brasilianische Naturformel Aloe/Honig/Alkohol, die der brasilianische Franziskanerpater Romano Zago OFM als erster international bekannt gemacht hat. Eine harmonische gemeinschaftliche Aktion des bewährten und umfangreichen Therapiespektrums der Hochschulmedizin, bei gleichzeitiger Änderung der Diät und einer ebenfalls sofort beginnenden ergänzenden Behandlung (additive Behandlung) durch den Einsatz der Aloe, die Kaiserin der Heilpflanzen, in Form einer Zusatzernährung, können vielleicht auf Grund der vorstehend beschriebenen Hypothese die wahrscheinlich höchstmöglichen Heilungsergebnisse bringen.

Aufruf zur Überprüfung der Heilkraft der Aloe durch Randomisation und Doppelblindstudie.

Im Kapitel '*Aloe vera* L. im erfolgreichen Einsatz in weiteren Krankheitsbildern' sind schon zahlreiche Einfach- und Doppelblindstudien für den Beweis der Wirksamkeit der Aloe beschrieben, die weltweit durchgeführt wurden. Solche Studien fehlen dagegen bisher noch völlig bei dem parallel zur Therapie der Hochschulmedizin vorgeschlagenen Einsatz der Aloe bei der Krebsbehandlung, entsprechend der in diesem Buch erfolgten Beschreibung. Die in diesen Berichten erwähnten, verbesserten Heilergebnisse durch die Mitverwendung der Aloe und die beobachteten Milderungen der Nebenwirkungen bei der Chemo- und Radiotherapie bedürfen noch ihrer wissenschaftlichen Bestätigung.

So schreibt Fritz Herbert vom Dokumentationszentrum für Forschung in der Naturheilkunde in Berlin-Marzahn: „Der Ruf erschallt unüberhörbar: Die Forschungsszene der unkonventionellen medizinischen Richtungen bedarf der wissenschaftlich effizienten Infrastruktur! Die Informationsnachfrage zu den evidenten Forschungsaktivitäten auf naturheilkundlichem Sektor ist so beträchtlich, wie - diametral dazu - das real zur professionellen Verfügung stehende Wissenschaftspotential bestenfalls als spartanisch deklariert werden kann.

Trotz saisonal wiederkehrender Bemühungen engagierter, zumeist auf eigene Faust handelnder Institutionen oder Einzelpersonen gab es in Deutschland oder im deutschsprachigen Raum bis dato keine Einrichtung, die die Forschung im Bereich der Naturheilkunde erfaßte und dokumentierte - so waren also die Protagonisten der deutschen Naturheilkundeforschung weit davon entfernt, Kenntnis über gegenseitige Forschungsaktivitäten zu besitzen.

Das konzertierte Projekt eines Kommunikationsnetzes für Forschung in der Naturheilkunde - de facto eine Koproduktion zwischen Prof. Joachim Hornung vom Universitätsklinikum Berlin-Steglitz, Mitarbeitern des 'Münchener Modells' und dem Dokumentationszentrum für Forschung in der Naturheilkunde in Berlin-Marzahn - vollzog die überfällige Tat."

Wissenschaftliche Forschung in der Naturheilkunde - Widerspruch in sich oder Notwendigkeit?

Prof. Dr. Joachim Hornung vom Universitätsklinikum Berlin-Steglitz schreibt dazu: „Die vielfältigen Therapieformen der Naturheilkunde sind immer noch nicht allgemein anerkannt. Weitgehend abgelehnt werden sie von den Universitäten, den Ministerien, den Ämtern usw., kurz, vom Establishment.

Im Gegensatz dazu wenden sich immer mehr Patienten und niedergelassene Ärzte der sanften Medizin zu. Die Umsätze der entsprechenden Pharmahersteller steigen europaweit stark an. Die besonderen Therapierichtungen sind durch das deutsche Arzneimittelgesetz legitimiert. Seit 1993 wurden Naturheilkunde und Homöopathie Pflichtfächer im Medizinstudium. Dennoch wird den ganzheitlichen Therapieformen immer wieder angelastet, ihre Wirksamkeit sei wissenschaftlich nicht bewiesen. Dieses Argument benutzen auch die Krankenkassen, um naturheilkundliche Maßnahmen und Präparate nicht bezahlen zu müssen (sog. Wissenschaftlichkeitsklausel). Auch für den Arzneimittelmarkt der EU spielt der wissenschaftliche Wirksamkeitsnachweis eine entscheidende Rolle.

Die meisten naturheilkundllich arbeitenden Ärzte schätzen die wissenschaftliche Forschung gering. Sie argumentieren:

1. Wir benötigen keine wissenschaftliche Forschung, denn wir wissen ja aus Erfahrung, daß unsere Methoden wirksam sind.
2. Ein statistischer Wirksamkeitsnachweis ist für unsere Methoden wegen der Individualität der Therapie nicht möglich.

Das letzte Argument ist offenkundig falsch, denn z.B. Brigo und Serpelloni (The Berlin Journal on Research in Homoeopathy 1 (No. 2) März 1991, S. 98-106) haben die Wirksamkeit individuell verordneter Homöopathie bei Migräne überzeugend nachgewiesen. Diese Prüfung war sowohl methodisch einwandfrei und zeigte auch ein klares positives Ergebnis. Mit dem ersteren, selbstgefälligen Argument („Wir brauchen die wissenschaftliche Forschung nicht,....") wird man wohl kaum eine allgemeine Anerkennung erreichen. Wenn die Methoden so gut sind wie behauptet, sollten sie dann nicht allen Menschen zugute kommen?

Des weiteren: Sind genauere Kenntnisse über Indikationen, Dosierungen, Wirk-Mechanismen, Risiken, Interaktion nicht wünschenswert? Der im Arzneimittelgesetz verankerte Methodenpluralismus ist eine politische Errungenschaft, klärt aber nicht, welche Medizin den Kranken wirklich hilft.

Trotz mancher Schwierigkeiten gehe ich davon aus, daß sich mit wissenschaftlichen Methoden klären läßt und geklärt werden sollte, welche Therapien wirksam sind und welche nicht. Letztlich sollten die Heilerfolge sichtbar sein. Es darf aber nicht übersehen werden, daß es methodische Probleme gibt. Randomisation und Doppelblind sind in gewisser Hinsicht notwendig, zerstören aber das natürliche Arzt-Patienten-Verhältnis, welches gerade für die Ganzheitsmedizin wichtig ist. Überdies ist hier die gleichzeitige Anwendung verschiedenster Maßnahmen üblich, so daß die Wertigkeit einzelner Komponenten eines komplexen Gesamtkonzeptes schwerlich feststellbar ist. Beide Probleme lassen sich vielleicht durch eine konkurrierende Therapieprüfung lösen, bei der ganze Systeme, nicht einzelne Teile, untereinander verglichen werden."

Fragenkatalog zu klinischen Studien

Dr. Klaus Linde und Dr. Dieter Melchard vom Projekt 'Münchener Modell' haben folgenden Fragenkatalog zu klinischen Studien in der Homöopathie ausgearbeitet:

Fragen zur internen Validität

1. Wurden nachvollziehbare Ein- und Ausschlußkriterien definiert?
2. Erfolgte die Zuteilung zu Verum- und Placebogruppe streng zufällig und waren die Gruppen bei Studienbeginn tatsächlich vergleichbar?
3. Waren Patienten und Ärzte blindiert?
4. Wurden die vorgenommenen Interventionen ausreichend beschrieben?
5. War die Beurteilungsmethode aussagefähig und zuverlässig?
6. War die Auswertung der Ergebnisse korrekt?

Falls keine statistische Signifikanz ermittelt werden konnte:

War der Stichprobenumfang ausreichend, um einen klinisch relevanten Unterschied mit befriedigender Sicherheit zu eruieren?

Fragen zur Modellvalidität

1. Erfolgte die Therapieverordnung individuell entsprechend der Simileregel?
2. Existiert zu dem Arzneimittel eine Arzneimittelprüfung?
3. Verfügt der Behandler über ausreichende Kenntnisse und Erfahrungen in der Homöopathie?

Fragen zur externen Validität und zu Implikationen für die Praxis

1. War die untersuchte Stichprobe repräsentativ für die zugrundeliegende Gesamtpopulation?
2. Ist zu erwarten, daß Ärzte aufgrund des beobachteten Ergebnisses ihr Therapieverhalten verändern?
3. Ist die Therapie in der Praxis realisierbar?

Hierzu schreiben die beiden Wissenschaftler: „Bei Diskussionen zwischen Befürwortern und Gegnern geht es in der Regel um die Frage, ob ein Naturheilverfahren eine Placebotherapie ist oder nicht. Immer wieder werden dabei willkürlich ausgewählte Studien als Beweis für oder gegen die spezifische Wirksamkeit eines Verfahrens angeführt. Die Studien der 'Gegenseite' werden dabei meist als untauglich dargestellt. Während Hochschulmediziner bei positiven Ergebnissen meist die interne Validität anzweifeln, kritisieren die Befürworter einer Methode im Falle negativer Ergebnisse die unzureichende Modellvalidität. Es ist dabei völlig unbestritten, daß für eine suffiziente Beurteilung beide Kriterien soweit wie möglich erfüllt werden sollten. Praxisrelevant können wissenschaftliche Studien eigentlich erst dann werden, wenn zusätzlich die externe Validität ausreichend ist."

Aufruf zur wissenschaftlichen Bestätigung der Aloe.

Die Anwendung der Aloe im Krankeitsfall Krebs durch die brasilianische Formel Aloe/Honig/Alkohol ist schon seit Generationen bekannt und wird in immer größerem Maße erfolgreich angewendet. Bis heute wurde für diese ergänzende Krebs-Therapie jedoch noch nie eine Doppelblindstudie bzw. andere wichtige wissenschaftliche Studien vorgenommen.

Wegen der Wichtigkeit dieser parallel zu dem angebotenen Behandlungsspektrum der Hochschulmedizin leicht einzusetzender Zusatztherapie, Aloe, die die Möglichkeit bieten kann, zu noch besseren Heilergebnissen bei gleichzeitiger Verminderung der üblichen Nebenwirkungen zu gelangen, sollten so schnell wie nur möglich die erforderlichen wissenschaftlichen Studien vorgenommen werden; nicht nur für die zusätzliche Gabe der Aloe/Honig/Alkohol-Mischung, sondern auch eine weitere Studie mit der in diesem Buche beschriebenen Therapie-Empfehlung: Hochschulmedizin + Nahrungsumstellung + Aloe/Honig/Alkohol und letztendlich die krönende Doppelblindstudie Hochschulmedizin + Aloe/Honig/Alkohol + Nahrungsumstellung + Beten.

Die zahlreichen gesammelten Berichte und eine Auswertung der weltweit in Jahrhunderten entstandenen Splitterliteratur, erbringen jetzt konzentriert in diesem Buche gebündelt erdrückende Beweise für die besonderen Heilkräfte der Aloe. Der Arzt wie auch der Patient haben ein Anrecht darauf diese neuen Erkenntnisse auch im Einsatzfall Krebs wissenschaftich untermauert zu sehen. Dadurch können dann immer mehr Patienten von den Segnungen durch die Mitbenutzung der Aloe bei der Krebstherapie profitieren. Die geballte phantastische Heilkraft der Natur, die in der Aloe über 300 pharmazeutische Wirkstoffe in Form eines wohldosierten Cocktails vereinigt, bietet sich dem Arzt in seinem Bestreben Menchenleben zu retten und zu erhalten zusätzlich an.

Schlußbetrachtung

Wenn Sie dieses Buch Kapitel für Kapitel gelesen haben und vorher die Aloe noch nicht kannten, werden Sie bestimmt eine große Bereicherung für Ihr Leben gewinnen, wenn Sie ab jetzt diese Gabe aus dem Füllhorn der Natur für Ihr Leben in Ihr persönliches Gesundheitsprogramm aufnehmen. Sie werden diese Pflanze, die den ehrenvollen Namen als "Kaiserin der Heilpflanzen" trägt, sicherlich lieben und schätzen lernen, Sie werden sie nicht mehr loslassen, denn die Aloe wird ab jetzt bestimmt Ihre Begleitung in gesunden und kranken Tagen sein.

In enger Zusammenarbeit mit Ihrem Arzt werden Sie es ebenso lernen, die Aloe und die auf dem Markt befindlichen Aloe-Produkte richtig zu nutzen und von diesen außerordentlichen und ungewöhnlichen Heilkräften in den geschilderten Einsatzgebieten profitieren. Sie und Ihr den Naturprodukten aufgeschlossener Arzt werden von den Heilerfolgen begeistert sein. Sie werden unversehens dadurch ein guter Multiplikator für die Verbreitung der mit der Aloe gewonnenen Erkenntnisse sein, denn die Freude über schnelle und nichterwartete Wiederherstellung der Gesundheit behält man nicht für sich. Geteilte Freude ist doppelte Freude! Die ganze Familie, Ihre Freunde, Bekannten und Kollegen werden Anteil an Ihrem Heilerfolg haben. Zuerst ungläubig genau wie Sie anfangs, als Sie die Aloe noch nicht kannten, aber danach überzeugend gläubig, nachdem man die Aloe erleben durfte.

Mit Freude kann man beobachten, wie die Nachrichten von den wiederentdeckten Heilkräften der Aloe um die Erde zirkulieren. Heute im Internet-Zeitalter eilen diese Meldungen und Erkenntnisse über alle Grenzen und Hindernisse hinweg, direkt in die Haushalte zu den Gesunden wie hin zu den Kranken. Keiner kann diesen Informationsstrom aufhalten. Die Patienten werden wissender und wißbegieriger und sind heute aufgeschlossen, aufgeklärt und frei, um mit ihren Ärzten die richtigen Strategien für die bestgünstigsten Heilungsprozesse abzustimmen. In einer solchen Partnerschaft fühlt sich der Patient und auch der Arzt viel wohler.

Die Reiselust, besonders in den warmen Süden öffnet jedem die Gelegenheit um Aloe-Pflanzen zu erwerben und ins eigene Haus zu bringen. Dort soll sie dann nicht nur zur Zierde stehen, sondern wieder ihre traditionelle Bereitschaft als "Erste-Hilfe-Pflanze" anbieten, so wie diese Pflanze es bereits in Jahrtausenden der Menschheit gewöhnt ist.

Für die Ärzte ist die Aloe auch meist eine neue Therapieform. Die ausserordentliche vielseitige Beschreibung in von Einsatzmöglichkeiten der Aloe im medizinischen Bereich in diesem Buch sollen den Ärzten wertvolle Anregungen geben und Vertrauen in die Aloe vermitteln. Dadurch kann diese Heilpflanze dann unverzüglich in die medizinische Versorgung eingegliedert werden. Sie werden nicht nur bei der Heilung Erfolge erzielen sondern auch das Wohlbefinden der Patienten steigern und ihre Schmerzen lindern. Besonders die durch die Aloe-Anwendung erzielbaren möglichen Milderungen der Nebenwirkungen der Chemo- und Strahlentherapie beim Krebs sind bereits beeindruckend, die verbesserten Heilergebnisse bei der Krebstherapie noch mehr.

Durch meine Erfahrungen und Beobachtungen komme ich zu folgendem Schluß: **„Die moderne Medizin zur Jahrtausendwende wird sicherlich eines Tages eingeteilt werden in die Zeit ¨vor¨ und ¨nach¨ der Wiederentdeckung der Aloe!"**

Dieses Buch hat auch den Titel ¨Krebs, wo ist dein Sieg?¨ Ein wahrhaft mutiger Titel. Aber wenn wir den Krebsfall einmal logisch durchdenken und alle Erkenntnisse und Therapieangebote der Hochschulmedizin nutzen und anwenden, kommen wir bekanntermaßen zu recht beachtlichen Heilerfolgen. Verabreicht der Arzt aber ab dem Tage der Entdeckung des Krebses die Nahrungsergänzung Aloe/Honig/Alkohol, erlebt der Patient eine beeindruckende zusätzliche Steigerung seiner Heilungsaussichten. Das läßt sich mathematisch durchrechnen und in Doppelblindstudien beweisen! Wird zusätzlich noch gleichzeitig die vorgeschlagene Diät (frisches Obst+Gemüse) praktiziert, kann der krebskranke Körper sich noch schneller entgiften, die Kapillaren öffnen und damit dem Krebs seine Ursache nehmen. Durch diese zusätzliche Diät erzielt man eine noch weitere, prozentuelle Steigerung der Heilungsraten bei der Genesung.

Sicherlich werden Sie jetzt sagen, daß es keine weiteren Steigerungen mehr gibt. Denn Hochschulmedizin, Aloe und Diät zusammen müssen schon den Durchbruch bei der Heilung bringen! Aber es gibt weitere Steigerungen! Denken Sie zurück an das Kapitel ¨Die Kraft des Gebetes¨. Wir vergessen oft diese Kraft. Beten Sie, und bitten Sie um ein Gebet im Krankheitsfall. Die Doppelblindstudien haben bewiesen, beten hilft! Profitieren auch Sie davon!

Vielleicht führt uns die Hochschulmedizin, zusammen mit der Aloe, der vorgeschlagenen Diät und der Kraft des Gebetes zu einem vorher noch nie erreichten Prozentsatz der Krebsheilung, so daß wir dann triumphieren dürfen über die bösartigen Tumoren, die unsere Gesundheit bedrohen. Diese 4 parallelen Wege zu Heilung formen ein symbolisches ¨V¨ (siehe Buchtitelseite), ein ¨V¨ von ¨Viktoria¨, d.h. Sieg. Vielleicht können wir dann bei der richtigen Anwendung dieser 4 parallelen Wege dem Krebs mutig ins ¨Auge¨ blicken und ihm zurufen **¨Krebs, wo ist dein Sieg?¨**

Wenn durch diese Therapievorschläge nur eine einzige unheilbar an Krebs erkrankte Mutter geheilt wird, und dadurch ihren Kindern erhalten bleibt, dann hat sich dieses Buch gelohnt geschrieben zu werden.

Hinweise für den Bezug von Aloe-Produkten.

Besonders in Deutschland, Österreich und der Schweiz gibt es schon zahlreiche Firmen und Geschäfte, die Aloe-Produkte in hoher Qualität liefern. Dazu gehört der Saft des Gels, das Gel in Tuben und auch in einigen Fällen frische eingeflogene Aloe-Blätter. Hierzu wurden bereits zahlreiche Firmennamen im Buchtext erwähnt.

Sollte ein Leser jedoch in seiner Ortschaft keines dieser Produkte finden, besonders die spezielle Mischung ¨Aloe mit Schale+Honig+Alkohol¨, kann er sich brieflich an folgende Anschrift wenden unter Beifügung von gültigen postfrischen Briefmarken des jeweiligen Luftpostbriefportos des Absenderlandes (Deutschland, Österreich, Schweiz, USA, usw.):

St. Hubertus
C.P. 21.194
São Paulo S.P.
04602-970
Brasilien

oder per e-mail: mpeuser@hotmail.com

Es werden dann Informationen über entsprechende alternative und günstige Bezugsquellen gegeben. Gleichzeitig können von dort auch weitere Exemplare dieses Buches bezogen werden.

Bei Zuschriften an den Verlag oder an den Autor, bei denen eine Antwort erwünscht wird, bitte einen Portobeitrag wie oben beschrieben beifügen.

Fachwörter

Ablatio mammae
Operative Entfernung der Brust.

Adenomatös
Drüsenförmiges Wachstum; ein Adenom ist ein gutartiger Tumor, der von den Drüsen ausgeht.

Adjuvante Therapie
Jede „unterstützende" Therapieform. Wenn nach der vorhergegangenen Therapie (Operation, Strahlentherapie) kein Tumor mehr nachweisbar ist, aber das Vorhandensein einzelner Tumorzellen nicht ausgeschlossen werden kann, wird adjuvant therapiert, zum Beispiel mit Hormonen (adjuvante Hormontherapie), Antiöstrogenen, Zytostatika (adjuvante Chemotherapie).

Adrenalin
Ein Hormon aus dem Nebennierenmark, wirkt erregend (Blutdrucksteigerung) - Adrenalin-Ausschüttung aus dem Nebennierenmark wird durch nervöse Impulse verursacht.

Allopathie
Bezeichnung Samuel Hahnemanns (Begründer der Homöopathie) für die der Homöopathie entgegengesetzte Heilmethode, also die eigentliche Hochschulmedizin.

***Aloe arborescens* Miller**
Heilpflanze, die über 300 pharmazeutische Wirkstoffe enthält und als „Kaiserin der Heilpflanzen" bezeichnet wird. Enthält 70% aktive Wirkstoffe gegen Krebs. Besonders auf dem Gebiet der Krebs-Behandlung erzielte der brasilianische Franziskanerpater Romano Zago OFM überraschend viele Heilerfolge durch den Einsatz einer besonders hergestellten Aloe-Honig-Alkohol Mischung aus 300 g Aloe-Blättern ohne Stacheln aber mit Schale, 500 g reinem Bienenhonig und 30 - 50 ml Zuckerrohrschnaps. Diese Mischung in einem Mixgerät zubereitet wird jeweils 10 Tage lang eingenommen, jeweils 1 Eßlöffel voll vor den Mahlzeiten, 3 x am Tag, danach 10 Tage Pause, danach wieder 10 Tage usw. Diese abwechselnde Kur von je 10 Tagen mit 10 Tagen Kurpause soll die Krebstherapie der Hochschulmedizin begleiten um zu besseren Heilergebnissen und zur Milderung der Nebenwirkungen bei Chemo- und Strahlentherapie zu gelangen. Diese Heilpflanze wird auch eingesetzt in der Aloe-Therapie von Prof. Wladimir Filatow bei der Behandlung von Krebs. Hierbei wird Aloe-Extrakt biogen stimuliert, verdünnt, filtriert und dann 30 Tage lang 1 mal pro Tag 1ml subkutan gespritzt, danach 30 Tage Pause, danach Fortsetzung der Therapie. Aloe ist die meist benutzte Medizin der Weltgeschichte.

***Aloe vera* Linné**
Hochwertige Heilpflanze, die in der Qualität nach der *Aloe arborescens* kommt. Enthält 25% aktive Wirkstoffe gegen den Krebs und 50% der medizinischen Wirkstoffe der *Aloe arborescens*. Wird in großen Monokulturen angebaut. Hervorragend geeignet für die Gel- und Saftgewinnung aus dem Blattinneren (meist ohne Verwendung der Blatthaut) für die Herstellung wertvoller Heilmittel und unzähliger kosmetischer Mittel. Wird auch vereinzelt biodynamisch angebaut in sogenannten Maja-Kulturen. Wird fälschlicherweise oft noch als *Aloe barbadensis* Miller bezeichnet.

Alphafetoprotein (AFP)
Eiweißgruppe, die im Gewebe von Embryos vorkommt, bei Erwachsenen normalerweise nicht. Das Wiederauftreten von AFP kann das Anzeichen einer Krebserkrankung sein, zum Beispiel von Hodenkrebs.

Analgetika
Schmerzstillende Mittel.

Angiosarkom
Seltener, gefährlicher Tumor, der in den Blutgefäßen entsteht.

Anthroposophische Medizin
Von Rudolf Steiner begründetes Verfahren, mit natürlich entwickelten Heilmitteln die Funktion eines Organs im Zusammenhang mit dem Gesamtorganismus anzusprechen und grundsätzliche Lebensprozesse in Ihrer Einheit von Leib und Seele anzugehen.

Antigen

Jede Substanz, die von außen kommt und dem Körper „fremd" erscheint. Regt das Immunsystem zur Bildung von Antikörpern an.

Antigen-Antikörper-Reaktion

Die Bindung eines Antigen an seinen spezifischen Antikörper; kann krankheitserregend wirken, so bei Allergie, Bluttransfusionen, Transplantationen.

Antigenität

Fähigkeit einer Substanz als Antigen zu wirken.

Antikarzinogen

Krebshemmende Substanz, mit der die Wirkung eines Karzinogens unterdrückt oder aufgehoben wird.

Antikörper Substanzen, die das Immunsystem als Abwehrreaktion auf eingedrungene Fremdkörper (Antigene) bildet und die sich gezielt gegen dieses Antigen richten.

Antimetabolit

Chemische Verbindung, deren Struktur einer anderen, natürlichen Substanz sehr ähnlich ist, nämlich den Metaboliten, die den Stoffwechsel beeinflussen. Antimetaboliten sehen so aus als seien sie normale Metaboliten. Sie dringen in den Stoffwechsel ein und blockieren bestimmte biochemische Reaktionen, weil sie eben nicht die „echten" Metaboliten sind. Wenn die Antimetaboliten für die Tumorzellen mit ihrem besonderen Stoffwechsel schädlicher sind als für die gesunden Zellen, werden sie bei der Chemotherapie verwendet.

Antiöstrogene

Hemmstoffe des körpereigenen Hormons Östrogen. Sie binden sich anstelle des Östrogens an dessen Hormonrezeptoren und spielen eine wichtige Rolle bei der Therapie von Brustkrebs.

Antiserurn/Immunserum

Serum, das Antikörper gegen Krankheitserreger enthält.

Applikation

Applizierend, verabreichen, anwenden.

Asthenie

Kraftlosigkeit, Schwäche.

Ätiologischer Faktor

Verursachender Faktor.

Attenuierte Viren

Abgeschwächte Krankheitserreger (Viren oder Bakterien) oder Bestandteile davon, die gezüchtet oder biochemisch hergestellt werden. Sie werden Patienten und Patientinnen gespritzt, weil sie die Bildung von Antikörpern veranlassen und so den Körper vor den „echten" Viren oder Bakterien schützen.

Autoimmun-/Autoaggressionskrankheiten

Krankheiten des menschlichen Immunsystems, bei denen Immunzellen das eigene Körpergewebe schädigen.

Autotransplantation

Gewebe - zum Beispiel Haut - eines Patienten oder einer Patientin wird von einer Stelle seines Körpers zu einer anderen transplantiert.

B-Lymphozyten

"B-Zellen", Form von Lymphozyten, die im Knochenmark entstehen. Sie kommen in verschiedenen Teilen des Lymphsystems vor und sind Vorläufer der Plasmazellen. Diese Plasmazellen sind vermutlich die Hauptproduzenten der Antikörper.

Basaliom

Hautkrebsart, die zu großflächigen Wachstum neigt, aber praktisch keine Tochtergeschwülste (Metastasen) bildet. Entsteht vorwiegend an Körperpartien, die UV-Strahlung ausgesetzt sind.

Benigner Tumor

"Gutartige" Wucherung, die keine Metastasen bildet.

Benzpyren

Nachweissubstanz für etwa 100 Verbindungen (polyzyklische aromatische Kohlenwasserstoffe, PAK), die z.B. beim Verbrennen von Holz, Kohle oder Heizöl entstehen und stark krebserregend sind (Teerkrebs).

Biopsie
Entnahme von Gewebe durch Punktion (Feinnadelbiopsie) oder Probeexzision (Exzision). Diese Gewebeprobe wird histologisch (Histologie) oder zytologisch (Zytologie) auf ihre Beschaffenheit untersucht. Damit können gutartige oder bösartige Veränderungen festgestellt werden.

Biostimulierung
Ein Verfahren, bei dem Heilpflanzen und auch Gewebe ca. 10 Tage im Dunkeln und bei 3-8 Grad Celsius aufbewahrt werden vor ihrem Einsatz, um ihre Überlebenskräfte zu stimulieren. Entwickelt von Prof. Wladimir Petrowitsch Filatow.

Blutbild
Bestimmung der Zahl von roten und weißen Blutkörperchen sowie Blutplättchen in einer Blutprobe. Daher rotes und weißes Blutbild.

Bronchialkarzinom
Krebserkrankung der Lunge.

CEA
Abkürzung für carcinoembryonales Antigen. Ein Frotein, das zur Verlaufsbeobachtung von Krebserkrankungen besonders des Magen-Darm-Traktes benutzt wird. Es kommt bei manchen Krebserkrankungen im Blut vor, aber auch bei gutartigen Veränderungen sowie manchmal bei völlig gesunden Menschen.

Cerebral
Das Gehirn betreffend.

Chemotherapie
Behandlung mit Zytostatika, in deren Verlauf Tumorzellen abgetötet oder am Wachstum gehindert werden. In der modernen Chemotherapie versucht man, gesunde Zellen möglichst wenig zu beeinträchtigen.

Chordotomie
Chirurgische Durchtrennung eines Nervenstrangs, der vom Rückenmark abgeht. Wird durchgeführt, um einen Schmerz zu behandeln, der sich auf keine andere Weise lindern läßt.

Chorionkarzinom
Seltener Tumor in der Gebärmutter, kann allein durch Chemotherapie vollständig geheilt werden.

Computertomographie
Schichtweises Röntgen mit Computersteuerung. Die einzelnen Schichten werden durch den Computer zusammengesetzt, so daß sich ein dreidimensionales Bild ergibt, auf dem auch besonders kleine Tumore oder Metastasen sichtbar sind.

Desoxyribonukleinsäure
siehe DNS/DNA.

Diagnose
Unter Diagnose (Entscheidung) versteht man die abgesicherte Zuordnung einer gesundheitlichen Störung zu einem Krankenheitsbild. Erkennung und Benennung einer Krankheit.

Dialektische Medizin
Dialektik ist ursprünglich die Kunst, durch Rede und Gegenrede, durch Aufdeckung der Widersprüche und deren Überwindung die Wahrheit zu ergründen. Hegel definiert Dialektik als Bewegung des Logischen und ihrer Verwirklichung durch These-Anti-These-Synthese. Dieser philosophische Begriff wurde von Wolfgang Wirth („Mit Aloe heilen") erstmals auf die Medizin angewandt. Das bedeutet die Integrierung erfahrungsmedizinischer Heilweisen nach Überprüfung Ihrer Therapie-Ergebnisse in die Lehrmedizin; d.h. nach dieser Aufgabenstellung für die Medizin sollte keine Heilweise mit gesicherten Erfolgen nur deshalb verworfen werden, weil die Prüfmethoden der Hochschulmedizin nicht ausreichen, um mit den bisher zur Verfügung stehenden Prüfkriterien „Wirksamkeitsnachweise" zu erbringen. Der Grundsatz der dialektischen Medizin geht davon aus, daß der Begriff der Wahrheit im dialektischen Sinne nicht identisch ist mit der zeitlich begrenzten Wahrheit eines jederzeit überholbaren, veränderlichen, in der Weiterentwicklung begriffenen Wissenschaftbildes. Es ist im Interesse der wichtigsten Aufgaben der Medizin - vorzusorgen und zu heilen - geboten, den Wahrheitsgehalt, der sich aus nachprüfbaren Heilungen der Erfahrungsmedizin ergibt, über die begrenzte Wahrheit konservativer Prüfmethoden bzw. Prüfansprüche zu stellen.

Dilution
Verdünnung (eine homöopathische Darreichungsform).
Dirk-Hamer Syndrom (DHS)
Biologischer Konfliktschock als Auslöser eines Krebses. Benannt nach Dirk Hamer, der von einer Kugel getroffen nach langem Todeskampf in den Armen seines Vaters verstarb. Durch dieses Erlebnis zog sich der Vater einen Hodenkrebs zu.
Diurese
Harnausscheidung.
DNA oder DNS
Abkürzung für Desoxyribonukleinsäure, eines der beiden informationsspeichernden Makromoleküle, die in allen Zellen vorkommen; das andere wird RNA/RNS genannt. Sie sind Träger der Erbinformation und steuern die zentralen biologischen Lebensvorgänge aller Organismen.
Elektronenmikroskop
Optisches Instrument, mit dem Zellstrukturen und noch kleinere Strukturen bis zu 300.000fach vergrößert werden. Funktioniert, indem durch Elektronenstrahlen die Bilder auf speziellen fluoreszierenden oder fotografischen Platten dargestellt werden.
Elektrophorese
Technische Trennung verschiedener Substanzen nach Richtung und Geschwindigkeit ihrer Wanderung im elektrischen Feld.
Endokrine Drüsen
Drüsen mit innerer Sekretion, d.h. Abgabe von Hormonen direkt in die Blut- bzw. Lymphbahn (Gegensatz zu „exokriner Drüse" - Abgabe nach außen - Haut, Schleimhäute).
Endoskop
Optisches Instrument, mit dem Hohlorgane - zum Beispiel Blase oder Magen - von innen betrachtet werden können.
Enzyme
Auch Fermente. Hochmolekulare Eiweißkörper, die in lebenden Zellen (menschlichen, tierischen, pflanzlichen) gebildet werden. Sie sind Biokatalysatoren, d.h. sie verändern nicht das Gleichgewicht einer Reaktion, sondern verringern die dazugehörige Aktivierungsenergie. Chemisch gehören alle Enzyme zu den Proteinen oder Proteiden (nach Pschyrembel). Wirkstoffe wie Hormone oder die biogenen Stimulatoren regulieren die Biosynthese durch Enzymaktivität. Die Stoffwechselregulation durch Enzyme besitzt also noch übergeordnete Steuerungsprinzipien.
Ergotherapie
"Beschäftigungstherapie"; wird häufig in Nachsorgekliniken eingesetzt. Durch sinnvolle, kreative Beschäftigung gelingt es vielen Tumorpatienten und -patientinnen, psychische Probleme besser zu bewältigen und so ihre Erkrankung leichter zu verarbeiten.
Erythropoietin
Wachstumsfaktor zur Bildung von roten Blutkörperchen.
Ewing-Sarkom
Knochentumor, der immer im Knochenmark entsteht, meistens in den langen Röhrenknochen.
Exfoliativzytologie
Mikroskopische Untersuchung von Körperzellen, die von Oberflächen innerhalb des Körpers abgenommen wurden; zum Beispiel Pap-Test.
Exposition
Aussetzung, Darstellung.
Exzision
Operative Entfernung eines Körperteils oder Tumors.
Feinnadelbiopsie
Risikoarmes, einfaches Biopsieverfahren (Biopsie), bei dem mit einer sehr dünnen Nadel Gewebe zur zytologischen (Zytologie) und histologischen (Histologie) Untersuchung entnommen wird. Dies Verfahren wird häufig bei tastbaren Knoten angewendet.

Fluor
Fluor-Isotop, wird als Marker bei Röntgen-Untersuchungen verwendet.
Früherkennung
Maßnahmen, um Krebs so früh wie möglich zu erkennen. Jeder sollte einmal im Jahr zur Krebs-Früherkennungsuntersuchung gehen. Das deutsche Krebsfrüherkennungsprogramm sieht vor: bei Frauen über 20 Jahren werden die Geschlechtsorgane untersucht, ab 30 Jahren auch Brust und Haut, und ab 45 Jahren zusätzlich Enddarm und Dickdarm. Bei Männern über 45 Jahren werden die äußeren Geschlechtsteile, Dickdarm, Prostata und Haut untersucht.
Gamet
Fortpflanzungsreife männliche oder weibliche Geschlechtszelle (auch Keimzelle), die Samen- oder Eizelle.
Gammastrahlen
Elektromagnetische Strahlen mit extrem kurzer Wellenlänge, z.B. Röntgenstrahlen.
G-CSF G M-CSF
Wachstumsfaktoren zur Bildung bestimmter Leukozyten.
Gefrierschnitt
Biopsiertes Gewebe wird durch Trockeneis eingefroren und dann zur mikroskopischen Untersuchung in hauchdünne Scheiben geschnitten. Wird angewendet, wenn während einer Operation sofortige Gewebeanalysen nötig sind.
Gen
Gene sind die Erbanlagen, die auf den Chromosomen der Zellkerne als Informationseinheiten angeordnet sind.
Genom
Die Gesamtheit der genetischen Information, die in einer Zelle enthalten ist, der Chromosomensatz einer Zelle.
Gestagene
Hormongruppe, die für die Vorbereitung und Erhaltung der Schwangerschaft von Bedeutung ist; Gestagene werden in den Eierstöcken (Ovarien) produziert.
Gliom
Tumor, der aus dem Binde- und Stützgewebe des Nervensystems hervorgeht.
hämatopoetisches System
Blutbildendes System; dazu gehört vor allem das Knochenmark
Haemocculttest
Test, um im Stuhl verborgenes, nicht sichtbares Blut nachzuweisen.
Hämodynamik
Betrachtung des Blutkreislaufs unter physikalischen Gesichtspunkten (Druck, Volumen, Strömungsmechanik, Elastizität usw.)
Heilung
Vollständige Beseitigung eines Krankheitszustandes. In der Krebstherapie bedeutet Fünfjahresheilung z. B. Krankheitsfreiheit 5 Jahre nach Durchführung der Therapie.
Hepatom
Jede Art von Lebertumor.
Heteroglykane
Durch biogene Stimulatoren erzeugte Immunkörper (Antikörper).
Hexenalschlaf
Schlaf durch Kurznarkotika.
Histologie
Lehre von den Geweben des Körpers. Bei der histologischen Untersuchung wird das entnommene Gewebe auf seine einzelnen Bestandteile untersucht; sie dient damit der Diagnose oder Differentialdiagnose bei Verdacht auf einen Tumor.

Hodgkinsche Krankheit
Morbus Hodgkin, Lymphogranulomatose, Krebserkrankung, die primär hauptsächlich das Lymphgewebe und andere Gewebe angreift, die für die Infektabwehr wichtig sind.

Hormone
Vom eigenen Körper in spezialisierten Zellen, Geweben oder Drüsen produzierte Botenstoffe, die auf dem Blut- oder Lymphweg an ihr Erfolgsorgan gelangen und dort an bestimmten Stellen anlegen (Hormonrezeptoren) und die Vorgänge wie Wachstum, Geschlechtsverhalten (Östrogen) oder den Stoffwechsel von Nahrungsmitteln regeln.

Hormonrezeptoren
Anlegestelle für Hormone an der Zelle. Sind an einem Tumorgewebe diese Anlegestellen nachweisbar so ist dieses Gewebe wahrscheinlich für das Hormon empfindlich. Diese Empfindlichkeit wird bei der Hormontherapie genutzt.

Hormontherapie
Behandlung mit Hormonen, wird bei der Krebstherapie mit anderen Verfahren kombiniert.

Humorale Immunität
Form der Immunität, die durch Antikörper bewirkt wird, die in den Körperflüssigkeiten zirkulieren.

Hypophysektomie
Chirurgische Entfernung der Gehirnanhangsdrüse (Hypophyse).

Hypothalamus
Unterhalb des Thalamus gelegene zentralnervöse Region, Teil des Zwischenhirns.

Immunoassay
Verfahren, mit dem die Menge an Antikörpern und Antigenen in Körperflüssigkeiten ermittelt wird, z. B. bei Blut- und Urinproben.

Immunsystem
Abwehrsystem unseres Körpers gegen körperfremde Stoffe oder Organismen (z. B. Bakterien oder Viren). Bestimmte Blutkörperchen (Leukozyten, Lymphozyten), aber auch körpereigene Botenstoffe (Hormone) sind Teile dieses komplexen Systems. Ein Einfluß der Psyche auf das Immunsystem wird derzeit diskutiert.

Immuntherapie
Behandlung von Patienten und Patientinnen unter Ausnutzung der körpereigenen Immunfunktionen, um Tumore oder Infekte abzuwehren.

Impotenz
Männliches Unvermögen, den Beischlaf überhaupt oder in normaler Weise auszuführen. Oft eine Folge der Entfernung der Prostata im Krebsfall.

inhalativ
durch Einatmen.

inhalieren
einatmen.

Inspektion
Untersuchung, genaue Betrachtung.

Insuffizienz
Schwache, ungenügende Leistung.

Interferon
Ein Botenstoff unseres körpereigenen Immunsystems. Bildet sich bei Virusinfektionen (Virus) und hemmt das Wachstum der Viren; wird heute auch gentechnologisch hergestellt und bei der Immuntherapie eingesetzt.

Interleukin
Ein Botenstoff unseres körpereigenen Immunsystems. Wird in bestimmten Formen der Leukozyten gebildet; kann heute gentechnologisch hergestellt werden, wird bei der Immuntherapie eingesetzt.

Intoxikation
(Toxikose) schwere Verlaufsform von Vergiftungskrankheiten.

Inzidenz
Häufigkeit, mit der ein bestimmtes Ereignis vorkommt.

Inversibel
Nicht umkehrbar.

Ischämie
Blutleere einzelner Organteile infolge mangelnder Blutzufuhr.

Isotransplantation
Gewebetransplantation zwischen genetisch eng verwandten Individuen derselben Spezies, zum Beispiel eineiigen Zwillingen.

kanzerogen/karzinogen
krebserzeugend.

Kanzerogene
Stoffe, die Krebs hervorrufen können. Kanzerogene können von außen in den Körper gelangen, oder von unserem Körper aus harmlosen Einzelsubstanzen zusammengesetzt werden.

Karzinogenese
Schrittweise Entstehung von Krebs in zeitlicher wie auch ursächlicher Hinsicht.

Karzinom
Bösartiger Tumor, der in den Epithelgeweben entsteht, z. B. in der Haut, den Schleimhäuten der Lunge, verschiedenen Drüsen, des Magen-Darm-Trakts, der Innenauskleidung der Harnblase und anderen Organen. 80-90% aller bösartigen Tumore sind Karzinome (Krebsgeschwulst).

Kernspintomographie
Bildgebendes Untersuchungsverfahren ohne Strahlenbelastung. Ein von außen um den Körper erzeugtes starkes, aber ungefährliches Magnetfeld veranlaßt die körpereigenen Wasserstoffatome dazu, Signale zurückzusenden. Diese können von einem Computer zu einem Bild des Körperinneren zusammengesetzt werden.

Klimakterium
Wechseljahre; (Griechisch: Klimakter „Stufenleiter", Gr.: Klimax „Treppe, Leiter", Gr.: Klima „Neigung, Zone, geographische Lage") Lebensstufe, in dem die Funktion der Eierstöcke und somit die Fortpflanzungsfähigkeit der Frau allmählich erlischt; Eintritt in einen neuen Lebensabschnitt.

Klinisch, Klinischer Versuch
"Klinisch" bedeutet, auf die Anwendung am Menschen bezogen. In klinischen Versuchen werden Materialien und Methoden einer Studie systematisch untersucht. Ziel ist es, herauszufinden, ob die untersuchte neue Behandlungsmethode bei ausgewählten Patienten und Patientinnen bessere Ergebnisse erbringt als die bekannten Therapien.

Ko-Desmon-System
Ein durch biogene Stimulatoren erzeugtes System von Immunkörpern (Antikörper).

Ko-Enzym System
(Coenzym-System oder in der Schreibweise: Ko-Enzym-System). Coenzyme sind Substanzen, die an Enzymreaktionen teilnehmen, bei denen Moleküle übertragen werden. Sie dienen dabei sowohl als Aufnehmer als auch als Abgeber dieser Moleküle. Coenzyme können sowohl freigelöst als auch an Enzyme gebunden auftreten. Das Zusammenwirken verschiedener Enzymreaktionen z.B. durch biogene Stimulatoren kann als Coenzymsystem bezeichnet werden.

Kokarzinogen
Eine Substanz in der Umwelt, die mit anderen Faktoren (chemischen, biologischen oder physikalischen) zusammenwirkt und Krebs hervorrufen kann.

Kolon
Mittlerer und größter Abschnitt des Dickdarms; wird aber auch als Bezeichnung für den gesamten Dickdarm einschließlich Blind- und Mastdarm verwendet.

Koloskop
Gerät zur direkten Untersuchung des Dickdarms.

Kolostoma
Auch Kolostomie, künstlicher Darmausgang, chirurgisch hergestellte Verbindung zwischen Dickdarm und Bauchwand. Dient zur Ableitung des Darminhalts, wenn der natürliche Darmausgang vorübergehend oder definitiv ausfällt.
Kombinationstherapie
Kombination mehrerer Verfahren bei der Behandlung eines Patienten, z.B.Verbindung von Chemo-, Strahlen- und chirurgischer Therapie.
Konisation
Ein kegelförmiger Teil des Gebärmuttermundes (Zervix) wird chirurgisch entfernt und dann mikroskopisch untersucht. Dient dazu, die Ausdehnung und Tiefe eines Tumors zu bestimmen.
Krebs
Unkontrolliertes Wachsen von Körperzellen, hat bei Nicht-Behandlung sehr oft tödliche Folgen. Krebserkrankungen führen in der Regel zu Tumoransiedlungen, die in das normale Gewebe eindringen. Im weiteren Verlauf bilden sich häufig Metastasen.
Kupierung
Kupieren = eine Krankheit im Keim unterdrücken oder zu einem sehr verkürzten Verlauf bringen.
Kurative Therapie
Therapie, die die Heilung der Patienten zum Ziel hat; vgl. auch palliative Therapie.
Laxierend
Abführend.
Leukämie
Krebserkrankung des blutbildenden Systems, betrifft vor allem das Knochenmark und die Lymphknoten. Sie ruft in der Regel eine Überproduktion von weißen Blutkörperchen hervor. Man unterscheidet zwischen akuten Leukämieformen, die schnell und heftig auftreten und chronischen, die langsam fortschreiten.
Leukopenie
Verminderung der Zahl der weißen Blutkörperchen (Leukozyten) im Blut.
Leukozyten
Weiße Blutkörperchen; werden in verschiedene Formen unterteilt, u. a. in Lymphozyten; übernehmen bestimmte Funktionen im Immunsystem.
Lokalanästhesie
Örtliche Betäubung.
Logische Krebs-Behandlung (LKB)
Eine parallel zur hochschulmedizinischen Krebs-Behandlung laufende Entgiftung des Körpers durch eine Nahrungsergänzung auf Basis Aloe/Honig/ Alkohol, bei gleichzeitiger Nahrungsumstellung auf 100% Rohkost. Morgens Obst, mittags Gemüse mit kalt gepreßtem Pflanzenöl und abends Obst. Ziel dieser LKB ist eine Heilungsunterstützung und Milderung der zahlreichen Nebenwirkungen der Chemo- und Strahlentherapie, wobei auch Aloe-Gel äußerlich angewandt wird. Wurde zuerst von Michael Peuser publiziert.
Lokalanästhesie
Örtliche Betäubung.
Lokalrezidiv
Erneutes Auftreten eines Tumors an einer bereits vorher behandelten Stelle, Gegensatz Metastase.
Lymphe
Trübe, hellgelbe Flüssigkeit, die aus weißen Blutzellen (Lymphozyten), Antikörpern und bestimmten Nährstoffen besteht und im gesamten Körper zirkuliert.
Lymphödem
Anschwellen eines Körperteils durch einen Abflußstau der Lymphe; kann durch Operationsnarben, Tragen von einengender Kleidung entstehen aber auch eine Tumorneubildung anzeigen. Sonnenbaden und Sauna können das Lymphödem verstärken.

Lymphom
Jede Geschwulst des Lymphgewebes, egal ob gutartig oder bösartig.
Lymphosarkom
Bösartige Erkrankung des Lymphsystems.
Lymphozyten
Zellbestandteile des Blutes (gehören zu den Leukozyten) und Bausteine des Immunsystems. Dienen der Abwehr von Krankheiten und körperfremden Stoffen.
Lymphsystem
Dient als Filteranlage gegen körperfremde Stoffe und ist darüber hinaus an der Spezialisierung der Lymphozyten beteiligt.
Makrophage
Sonderform der weißen Blutkörperchen; Wanderzellen, die sich an der Abwehr von Entzündungen beteiligen.
Maligner Tumor
"Bösartiger" Tumor, der wachsen und sich auf das umliegende Gewebe ausbreiten kann. Bei manchen Tumorformen lösen sich Tumorzellen ab und entwickeln sich in anderen Organen weiter (Metastase).
Mamma
Medizin. Fachbegriff für die weibliche Brust (Mehrzahl: Mammae).
Mammographie
Röntgenverfahren zur Darstellung des Brustgewebes, ermöglicht häufig den Nachweis eines Tumors, bevor dieser als Knoten tastbar ist.
Marker
Körpersubstanz, deren Vorhandensein auf einen Tumor oder andere Erkrankungen hinweist.
Mastektomie
Entfernung der weiblichen Brust; je nach Umfang unterscheidet man: Subkutane M., bei der das Brustdrüsengewebe entfernt wird. Erweiterte M., hier werden Brustdrüsengewebe, Teile der Brusthaut sowie die Lymphknoten im Bereich der Achselhöhle entfernt. Radikale M., hier werden zusätzlich der kleine und der große Brustmuskel ganz oder teilweise entfernt.
Mastopathie
Gutartige Erkrankung des Brustdrüsengewebes. Im Laufe der Zeit können bestimmte Formen der Mastopathie bösartig (maligne) werden.
Melanom, malignes
Bösartiger Tumor, der in den pigmentbildenden Hautzellen entsteht. Schwarzer Hautkrebs.
Menopause
Der Zeitpunkt nach der letzten Monatsblutung; bedingt durch das Nachlassen der Funktionsfähigkeit der Eierstöcke (Ovarien); liegt bei europäischen und US-amerikanischen Frauen meistens zwischen dem 47. und 52. Lebensjahr.
Metabolismus
Der Stoffwechsel, Gesamtheit aller chemischen und physikalischen Vorgänge, durch die lebende Substanz erzeugt und erhalten wird.
Metastase, Metastasieren
"Tochtergeschwulst", das - im Gegensatz zum Lokalrezidiv - entfernt vom Ursprungsherd an einer anderen Stelle im Körper entsteht. Die Ausbreitung der Tumorzellen erfolgt meist über die Blut- und Lymphbahnen.
Mitose
Vorgang der Zellkernteilung oder Zellreproduktion.
Mitotischer Index
Zellteilungsindex: Zahl der Zellen einer Zellgruppe, die sich zu einem bestimmten Zeitpunkt in der Teilung befinden. Der normale Teilungsindex der meisten Körpergewebe ist heute bekannt: weicht ein Gewebe stark davon ab, kann das ein Hinweis auf tumorartige Veränderungen sein.

Mitotischer Zyklus
Zellzyklus, die verschiedenen Stadien des Zellwachstums: I. Ruhephase. 2. Synthese, in der die DNA des Zellkerns verdoppelt wird. 3. Wieder Ruhephase. 4. Mitosephase, in der die Chromosomensätze verdoppelt werden und sich die Mutterzelle in zwei identische Tochterzellen teilt. Die meisten Zytostatika greifen in die 2. und 4. Phase ein.
Monoklonale Antikörper
Gentechnologisch hergestellte, hochspezifische Antikörper, die sowohl zur Diagnose als auch zur Therapie von Tumorerkrankungen eingesetzt werden können.
MOPP
Medikamentenkombination aus Mustinhydrochlorid, Oncovin, Procarbazin und Prednison. Wird zur Therapie von Morbus Hodgkin verwendet.
Multiples Myelom
Bösartiger Tumor des Knochenmarks.
Mutagen
Faktor, der zu vermehrten Mutationen führt. Die meisten Mutagene sind zugleich Kanzerogene und umgekehrt.
Mutation
Genetische Veränderung einer Zelle. Veränderungen in Ei- oder Samenzellen können vererbt werden.
Myelom
Bösartiger Tumor des Knochenmarks, meistens Multiples Myelom.
Mykosen
Erkrankungen, die durch Pilze verursacht sind.
Neoplasma
Neu entstandene, abnorme Zellwucherung: häufig handelt es sich dabei um bösartige Tumore.
Neuroblastom
Bösartiger Tumor des Nervensystems, der aus unreifen Nervenzellen besteht.
Nitrosamine
Krebserregende Stoffe (Kanzerogene), die mit der Nahrung aufgenommen oder vom Körper selbst aufgebaut werden können. Meist entstehen sie aus Nitrit bzw. durch Bakterien verändertes Nitrat und Eiweißabkömmlingen (Amine).
Nodulus
Knötchen: kleine feste Schwellung, die ertastet werden kann.
Nodus
Knoten; abgegrenzte, knollige Gewebeverhärtung.
Nuklearmedizin
Anwendung radioaktiver Substanzen im menschlichen Körper für diagnostische und therapeutische Zwekke.
Nukleinsäure
DNA und RNA.
Nukleolus
Kernkörperchen; dichte Struktur innerhalb des Zellkerns, die für die Herstellung von ribosomaler RNA zuständig ist.
Nukleus
Zellkern.
Ödem
Ansammlung von Körperflüssigkeit in den Zwischenzellräumen (Lymphödem).
oral
durch den Mund.
Östrogen
Hormon, das hauptsächlich von den Eierstöcken (Ovarien) gebildet wird; spielt eine wichtige Rolle bei

der Ausprägung der Brust, beim Ablauf der Monatsblutung sowie bei der Fortpflanzung. Darüber hinaus spielt es auch eine wichtige Rolle beim Knochenstoffwechsel.

Östrogen/Progesteron Rezeptor Assay

Verfahren zur Bestimmung der Hormonabhänigkeit eines Brustkrebses, wird meistens bei der Biopsie durchgeführt. Man sucht dabei auf den Tumorzellen nach Anlegestellen für die Hormone Östrogen und Gestagen. Sind sie vorhanden, besteht die Wahrscheinlichkeit, daß dieser Brustkrebs in seinem Wachstum von einem oder beiden Hormonen abhängig ist. Diese Erkenntnis macht man sich zunutze, indem man die Patientin mit hormonblockierenden Medikamenten behandelt.

Okkultes Blut

Unsichtbare Blutspuren, vor allem im Stuhl. Der Hämokkult- oder Guajak-Test wird zur Früherkennungsuntersuchung bei Kolon- und Rektumkarzinom eingesetzt.

Onkogen

Ein Gen, das die Entstehung von Krebs verursachen oder begünstigen kann. Das Adjektiv Onkogen bezeichnet jeden Faktor, der ursächlich dazu beiträgt.

Onkologie

Fachrichtung der Medizin, die sich mit der Erforschung und Behandlung von Tumorerkrankungen beschäftigt.

Osteogenes Sarkom

Knochentumor.

Ovarien

Eierstöcke; weibliche Keimdrüse; produziert bei geschlechtsreifen Frauen befruchtungsfähige Eizellen und verschiedene Hormone (Gestagene, Östrogen).

Oxydationsenzyme

Enzyme, die Sauerstoff übertragen (für den Stoffwechsel bedeutsam).

Palliative Therapie

(lat. palliare = mit einem Mantel bedecken, lindern) „Lindernde" Tumortherapie, die auf Erhaltung oder Verbesserung der Lebensqualität abzielt, somit auf Verminderung der Tumorsymptome, ohne die zugrundeliegende Erkrankung tatsächlich beseitigen zu können. Die pallative Therapie umfaßt eine lebensverlängernde oder symptomlindernde Krebstherapie und vor allem eine Schmerztherapie und die Behandlung von anderen Krankheitssymptomen. Vgl. kurative Therapie.

Palpation

Untersuchungstechnik, bei der man mit Händen und Fingern die Körperoberfläche und die darunterliegenden Organe abtastet.

Pankreas

Bauchspeicheldrüse, liegt hinter dem Magen und produziert verschiedene Enzyme, die zur Verdauung notwendig sind, sowie auch das Insulin.

Pap-Test

Technik zur Untersuchung krebsverdächtiger Zellen, von dem griechisch-amerikanischen Pathologen Georgion N. Papanicolaou (1883-1962) entwickelt: von z. B. Gebärmuttermund oder Bronchien werden Zellen abgenommen und mikroskopisch untersucht.

Pathogenese

Krankheiten verursachend, krankmachend, Krankeitsentstehung.

Peritoneum

Bauchfell.

perkutan

über die Haut.

Pharynx

Rachen.

Plasma

Der flüssige Bestandteil des Bluts, der nach der Entfernung der weißen und roten Blutkörperchen übrigbleibt.

Plasmazelle
Freie Zellen des Bindegewebes, des Knochenmarks und anderer Gewebe; produziert Antikörper und Immunoglobin.
Plastische Chirurgie
Befaßt sich im Rahmen der Brustrekonstruktion mit dem Wiederaufbau der Brust, wobei der Aufbau mit körpereigenem Gewebe oder mit körperfremdem Material (Silikonimplantat) vorgenommen werden kann.
Plazebo
Scheinmedikament.
Pleura
Brustfell.
Postoperativ
Nach einem chirurgischen Eingriff.
Präkanzeröse Veränderungen oder Schäden
Strukturelle Veränderungen eines Körpergewebes, die eindeutig abnormal sind, aber noch nicht bösartig. Diese Veränderungen können später zu Krebs werden.
Präklinisch
Wissenschaftlich notwendige Untersuchungen eines Medikaments vor der Anwendung am Menschen (chemische Eigenschaften, Zellkultur, Tierversuch).
Prävention
Vorbeugung; alles, was Krebs vermeiden hilft, z. B. gesunde Lebensweise: nicht rauchen, Alkoholmissbrauch vermeiden, ausgewogene Ernährung mit viel frischem Obst und Gemüse, Vermeidung starker Sonnenbestrahlung und von Übergewicht, sowie Befolgung der Gesundheits- und Sicherheitsvorschriften am Arbeitsplatz. Man unterscheidet die primäre Prävention, die der Risikofaktoren, die als gesundheitsschädigend gelten, ausgeschaltet bzw. vermieden werden, und die sekundäre Prävention, bei der durch Vorsorgeuntersuchungen sichergestellt wird, daß Erkrankungen frühestmöglich festgestellt und behandelt werden. Bei der tertiären Prävention geht es um die Früherkennung von Rezidiven.
Prognose
Voraussichtlicher Krankheitsverlauf; Abschätzung der Heilungschancen.
Prophylaxe
Verhütung von und Vorbeugung gegen Krankheiten.
Prostata
Vorsteherdrüse, walnußgroße Drüse des männlichen Urogenitalsystems. Sie liegt unterhalb der Blase und umschließt den oberen Teil der Harnröhre. Sie sondert ein Sekret ab, das den Hauptbestandteil des Samenergusses bildet.
Proteine
Eiweiß, Gruppe von komplexen organischen Verbindungen, stellen den wichtigsten Bestand der aktiven Zellbestandteile.
Prothese
Künstlicher Ersatz für einen verlorengegangenen Teil des Körpers.
Psychosomatik
Diese Fachrichtung beschäftigt sich mit den Zusammenhängen zwischen seelischen Vorgängen und körperlichen Funktionen.
Punktion
Einstich einer Hohlnadel zur Entnahme von Körperflüssigkeit oder Gewebe (Biopsie, Feinnadelbiopsie). Die Punktion kann unter Ultraschall (Sonographie) oder Röntgenkontrolle erfolgen.
Quadrantektomie
Operation, bei der nur der Teil (eigentlich das „Viertel", der Quadrant) der Brust entfernt wird, in dem der Tumor sitzt. Darüber hinaus werden die Lymphknoten im Bereich der Achselhöhle enfernt.
Radikaloperation
Totale Entfernung einer Krebsgeschwulst (Mastektomie). Wird in der Gynäkologie z. B. benutzt für die vollständige Entfernung der Gebärmutter samt Eierstöcken.

Radiologie, Radiologe
Lehre von den Strahlen und ihrer medizinischen, besonders diagnostischen und therapeutischen Anwendung. Ein Radiologe ist der Facharzt für Röntgenologie und Strahlenheilkunde.

Radiotherapie
Bestrahlung, Strahlentherapie.

Randomisierung
Zufällige, unvoreingenommene Auswahl: z. B. Zuteilung der Patienten auf verschiedene Therapieformen nach dem Zufallsverfahren.

Rehabilitation
Alle medizinischen, psychotherapeutischen, sozialen und beruflichen Maßnahmen, die eine Wiedereingliederung der Patienten in Familie, Gesellschaft und Berufsleben zum Ziel haben. Diese Maßnahmen sollen es den Patienten ermöglichen, besser mit krankheitsbedingten Problemen fertig zu werden.

Rektum
Mastdarm; Endstück des Dickdarms.

Remission
Man unterscheidet zwischen der kompletten Remission, bei der kein Tumor mehr nachweisbar ist, und der teilweisen (partiellen) Remission, bei der zwar nicht alle, aber viele Tumoranzeichen beseitigt sind. Auch das vorübergehende Zurückgehen von Krankheitserscheinungen.

Resorption
Aufnahme von Stoffen in die Blut- und Lymphbahn.

Retinoblastom
Seltene, teilweise erbliche Geschwulst der Augen-Netzhaut, tritt vor allem bei jungen Menschen auf.

Rezidiv
Rückfall. Erneutes Auftreten eines Tumors nach vorheriger Behandlung und Heilung. Man unterscheidet zwischen Lokalrezidiv und Metastasen.

Rhabdomyosarkom
Seltener Tumor des quergestreiften Muskelgewebes; meistens bei Kindern und Jugendlichen.

Ribonukleinsäure
RNA Ribonukleinsäure, eine der zwei Nukleinsäuren (neben DNA) in allen lebendigen Zellen. Beide üben die primäre Kontrolle über die Lebensprozesse aller biologischen Organismen aus.

Ribosomen
Körnchenförmige Gebilde der Zellen, die RNA enthalten.

Riesenzellsarkom
Knochentumor, dessen Kennzeichen Riesenzellen mit mehreren Zellkernen sind.

Sarkom
Bösartiger Tumor, der im Bindegewebe entsteht, zum Beispiel in Sehnen, Muskeln, Fett und Knochen.

Serum
Der klare Anteil jeder Körperflüssigkeit, die von ihren Zellbestandteilen getrennt wurde. Bezieht sich in der Regel auf das Blutserum, Flüssigkeit, die übrigbleibt, wenn man Blutkörperchen und Gerinnungsproteine entfernt hat.

Signaturenlehre
Simon de Cordo gab 1330 das erste Wörterbuch der Signaturenlehre heraus. Er erklärte die Heilwirkungen der Pflanzen durch ihre Farbsignale und sinnbildlichen Ausdrucksformen (gelbe Blüten für Leber und Galle usw.).

Silikonimplantat
Wenn die Brustrekonstruktion nicht ausreichend mit körpereigenem Gewebe durchgeführt werden kann, werden künstliche Einsätze (Implantate) zur Füllung und Formung des Brustkörpers verwendet. Das Füllmaterial Silikon gilt als besonders elastisch und haltbar.

Somatische Zelle
Jede Körperzelle, die keine Ei- oder Samenzelle ist.

Sonographie
Ultraschalluntersuchung; bildgebendes Verfahren, bei dem energiereiche Schallwellen durch Gewebe, Tumore, Blutgefäße oder Knochen in unterschiedlicher Weise reflektiert werden; kann auch in Kombination mit anderen Verfahren (Mammographie) zur Diagnose oder zur Verlaufsbeobachtung eingesetzt werden.
Spasmolytisch
Krampflösend
Spezifität
In der Immunologie die Gesamtheit aller Eigenschaften, die für eine Materie kennzeichnend ist. Auch das Ausgerichtetsein auf etwas Bestimmtes.
Stachelzellkarzinom
Hautkrebsart, die vorwiegend an Körperpartien entsteht, die UV-Strahlung ausgesetzt sind.
Stoma
Eine chirurgisch hergestellte Öffnung, z. B. ein künstlicher Darmausgang in der Bauchwand, der zur Ableitung des Darminhalts dient, wenn der normale Darmausgang wegen Verletzung oder Operation nicht zur Verfügung steht. In manchen Fällen wird ein Stoma nur für die Übergangszeit angelegt, während die Operationswunden innerhalb des Bauchraums heilen. In einer zweiten Operation verbindet man dann die beiden Darmenden, und der normale Darmausgang ist wieder benutzbar.
Strahlentherapie
Anwendung energiereicher Strahlen zur Therapie von Tumorerkrankungen. Je nach Art der eingesetzten Strahlen unterscheidet man zwischen Röntgen-, Telekobalt- und Neutronentherapie.
Studie
Wissenschaftliche Untersuchung unter vorher genau festgelegten Bedingungen. Kann Prüfung der Wirksamkeit einer Behandlungsmethode oder eines Medikaments, Diagnostik, Prävention oder Risikofaktoren betreffen.
Subkortex
Bereich unterhalb der Gehirnrinde.
Succinooxydase, Sukzino
Zur Gruppe der Oxydationsenzyme gehörig.
Sympathisches System
Teil des vegetativen Nervensystem.
Symptom
Krankheitszeichen.
Szintigraphie
Wichtiges bildgebendes Verfahren in der Tumordiagnostik. Schwach radioaktive Substanzen (Marker) werden nach der Verabreichung kurzfristig im Gewebe gespeichert und lassen dort krankhafte Veränderungen erkennen.
Teratom
Komplizierte Mischgeschwulst, die in Keimdrüsen oder Leibeshöhlen vorkommt, stammt von Keimzellen ab.
Therapie
Kranken-, Heilbehandlung.
Thermographie
Untersuchungsmethode, Technik zum Nachweis verschiedener Temperaturen im Körper. Möglicherweise deuten besonders heiße Stellen auf Infektionen, Tumore oder andere Erkrankungen hin.
Thrombozyten
Blutplättchen, leiten die Blutgerinnung ein.
Tomographie
Röntgendiagnostisches Verfahren, das eine Reihe von dünnen Querschnitten durch das Untersuchungsgebiet erzeugt. Heute durch die Computertomographie abgelöst.
Transformation
Veränderung der Zellen in Form und Wachstumsverhalten. Bei Gewebekulturen ist damit gemeint, daß der

Mechanismus verloren geht, der die Zellen daran hindert, ungehindert weiterzuwachsen.

Transkription
Übertragung von genetischer Information von DNA auf RNA.

Toxizität
"Giftigkeit", übertragen: Nebenwirkungen.

Tumor
Jede gutartige (benigne) oder bösartige (maligne) Geschwulst (Gewebeverdickung) ist ein Tumor. Der Begriff ist in der Medizin völlig wertneutral.

Tumorlokalisation
Ort der Entstehung eines Tumors.

Tumormarker
Körpereigene Substanzen, die von wachsenden Neoplasmen (Neoplasma) vermehrt gebildet und in Blut abgegeben werden. Der Nachweis dieser Tumormarker im Blut oder Urin des Patienten dient hauptsächlich der Verlaufsbeobachtung und ergänzt klinische Untersuchungen.

Ultraschall
Schallwellen mit einer Frequenz über ca. 20 kHz. Werden in der Medizin zur Wärmeerzeugung im Gewebe verwendet, zur Vernebelung von Arzneimitteln und besonders zur exakten Vermessung von Organen und Tumoren (Diagnose).

Ultraschalluntersuchung
Sonographie.

Vakzine
Impfstoff aus getöteten oder abgeschwächten Mikroorganismen zur Prävention, Abmilderung oder Behandlung von Infekten.

Verdauungstrakt
Besteht aus Mund. Rachen, Speiseröhre, Magen, Dünndarm, Dickdarm (einschließlich Kolon und Rektum).

Vertikale Übertragung
Übertragung einer Veranlagung zu einer Krankheit von den Eltern auf die Kinder.

Viren
Kleinste Krankheitserreger, die keinen eigenen Stoffwechsel haben. Sie sind auf eine Wirtszelle angewiesen, um sich weiter vermehren zu können. Sie werden vom körpereigenen Immunsystem angegriffen.

Vitamine
Substanzen, die ein Organismus nicht selbst herstellen kann, die aber lebensnotwendig sind. In einigen Fällen können Vitaminvorstufen (Provitamine) im Körper in die Wirkform umgewandelt werden (Vitamin A und D). Vitamine sind chemisch unterschiedliche Substanzen und werden nach ihren Löslichkeitseigenschaften in fett- und wasserlöslich eingeteilt.

Wachstumsfaktoren
Hämotopoetische (blutbildende) Wachstumsfaktoren sind körpereigene Botenstoffe, die die Reifung verschiedener Blutzellen stimulieren. Sie stehen heute teilweise als gentechnisch hergestellte Produkte zur Verfügung (G-CSF, GM-CSF, Erythropoietin).

Wilms-Tumor
Seltener bösartiger Nierentumor; tritt meistens bei kleineren Kindern auf.

Wirt/Wirtszelle
Pflanzliche, tierische oder menschliche Zellen, die von einem Virus befallen sind und von ihm „gezwungen" werden, seiner Vermehrung zu dienen, indem sie ihm ihren Stoffwechsel zur Verfügung stellen.

Xeroradiographie
Auch Xeromammographie, Alternative zur herkömmlichen Röntgenuntersuchung. Die Röntgenbilder werden auf Fotopapier entwickelt und können ohne Hilfsmittel betrachtet werden.

Zellinien
Ergebnis eines Verfahrens, bei dem ein entnommenes Stück Gewebe auf speziellen Gewebskulturen groß gezogen wird. Die neuen Zellkulturen entstehen aus wenigen Zellen und sind darum sehr einheitlich.

Zellvermittelte Immunität
Wird durch Lymphozyten geleistet und schützt im wesentlichen vor bakteriellen Infektionen und Pilzerkrankungen.
Zyste
Durch eine Kapsel abgeschlossener Gewebehohlraum mit mehr oder weniger dünnflüssigem Inhalt; zu diagnostischen Zwecken wird der Inhalt mittels Feinnadelbiopsie abgesaugt und histologisch und zytologisch untersucht.
Zytochromoxydase
Zu den Oxydationsenzymen gehörig, die Sauerstoff übertragen und auf diese Weise eine Oxydation des Stoffwechsels bewirken.
Zytologie
Lehre vom Bau und der Funktion der Zellen. Bei der zytologischen Untersuchung wird die Beschaffenheit der Zellen, der Gewebeprobe untersucht; sie dient damit der Diagnose oder Differentialdiagnose bei Verdacht auf einen Tumor.
Zytoplasma
Das flüssige, nicht aus Partikeln bestehende Grundmaterial der Zelle.
Zytostatika
Arzneimittel, die das Tumorwachstum hemmen oder die Tumorzelle direkt angreifen. Zytostatika, die ausschließlich Tumorzellen angreifen und gesunde Zellen schonen, gibt es bisher noch nicht.
Zytotoxizität
Schädlichkeit einer bestimmten Substanz für eine Zelle. Die Bezeichnung wird häufig für die unerwünschten Nebenwirkungen der Krebs-Medikamente verwendet. Auch in der Behandlung nicht bösartiger Erkrankungen werden unter Umständen zytotoxische Medikamente eingesetzt.

Bibliographie

ADAMS, Ruth. "Aloe vera: anti-viral agent" Better Nutrition for Today's *Living*. April 1992, Band 54, nr. 4, S. 21-26.

ALESHKINA, Ya.A. und Rostowskii B.K. "An Aloe emulsion - a new medicinal preparation". Med. Prom. UdSSR. 11 (4) S. 54.

ALLEN, J.G. M.D., "Aloe Book" University of Chicago Press.

AGARWAL, O.P. "Prevention of Athermatous Heart Disease". Angiology. Nr. 36, 1985, S. 485-92.

AJABNOOR M.A. "Effect of aloes on blood glucose levels in normal and alloxan diabetic mice. "J. Ethnopharmacol 28:2 Febr. 1990, S. 215-220

ARENDAREVSKI, LF "Faktoren, die den Erfolg der Chemotherapie und die Wiederkehr der Tumoren beeinflussen". Onkologiya (Kiew). 2:15, l971

BAILEY, J.M. "Lipid metabolism in cultured cells" Lipid Metabolism in *Mammals II* ed. Snyder F., Plenum Press, New York, S. 352 1975

BAILEY, L.H. "Manual of Cultivated Plants". Rev. Ed. The MacMillan Co. New York 1973.

BAKER, O.T. "Amazing plant of the magic valley". Texas Parade: 30, 1968

BAMES, E. "Lebensmittel-Lexikon". Carl Heymanns Verlag, 1933, Berlin.

BARCROFT, Alasdair. "Aloe Vera: Nature's Legendary Healer" Souvenir *Press*. März 1997

BARNES, T.C."The healing action of extracts of Aloe vera leaf on abraions of human skin". Am. J. Bot. 34(10) S.597 (Biol. Abs. 22:24324). 1947.

BARUZZI, M.C. und Rovesti, P. "Research on cutaneous effects of Aloe vera L. Sap.". Riv. Ital. Essenze. Profumi, Piante Offic., Aromi, Saponi, *Cosmet., Aerosol.* 52(1) S. 37 1971.

BEPPU, Hidehiko; Yochichi, Nagamura und Keisuke Fujita. "Hypoglycemic and Antidiabetics Effects of Aloe arborescens Miller var. Aloe natalensis Berger". Proc. Inter. Congress of Phytotherapy. The Pharmaceutical Society of Korea. Aloe Research Foundation. Okt.1991, S. 16-17. Korea.

BERINGER, Alice. "Aloe vera- Königin der Heilpflanzen". 1977

BERINGER, Alice. "Aloe". 1999

BERINGER, Heyne Tischbox. "Aloe vera" 1999

BERTALOT, Maria. "Aloe vera", Bericht in der brasilianischen Zeitschrift "Chão e Gente" Instituto de Economia Associativa ELO Nr. 22, Februar 1997, S. 13, Botucatu S.P. Brasilien.

BEYRERSDORF, D. "Biologische Wege zur Krebsabwehr". Ewald Fischer, Heidelberg, 1996.

BIAZZI, Eliza S. "Saúde Pelas Plantas" (Gesundheit durch die Pflanzen) S.71 und 72. Brasilien. 1989

BIELER, Dr. Henry. "Richtige Ernährung, Deine Beste Medizin". 4. Auflage 1979, Hermann Bauer Verlag KG. Freiburg im Breisgau.

BIESALSKI, H.-K.; Hofele, K.; Zürcher, G. "Gesund und bewußt essen bei Krebs: Wie Sie Schutzstoffe nutzen und Ihr Immunsystem stärken. Mit Appetit und Freude essen. 28 köstliche Rezepte aus der Vollwertküche." TRIAS, Stuttgart, 1998.

BJELKE, E. "Dietary vitamin A and human lung cancer". Int. J. Cancer 15, S.561-505 1975.

BLAND, Jeffrey. "Effect of Orally consumed Aloe vera Juice on Gastroinstestinal Function in Normal Humans". Preventive Medicine. März/April 1985, S. 135-139.

BLITZ, J. O.O.; Smith, James W. D.O. und Gerard, Jack R., D.O.; "Aloe vera Gel in Peptic Ulcer Therapy: Preliminary Report". Journal of the *American Osteopathic Association*. Band 62, April 1963, S. 731-735.

BLOCK, G.; Patterson, B. und Subar, A. "Fruit, vegetables and cancer prevention". A review of the epidemiological evidence. Nutr. Cancer, 18, S. 1-29 1992.

BOEING, Dr. Heiner und Kroke, Dr. Anja. "Krebsprävention durch Ernährung", Deutsches Institut für Ernährungsforschung Potsdam-Rehbrücke. 1999

BÖSING, Br. Waldemar, S.J. "Krebsbehandlungen durch Aloes und Honig". Familien-Kalender-Jahrbuch der Familie 1997. Deutschsprachiger Kalender der Jesuiten in Brasilien. Livraria Editora R. Reus.

Porto Alegre 1997 S. 88 und 89.

BÖTTCHER, Ingrid. "Ernährung bei Krebs" Ein Ratgeber nicht nur für Betroffene. Die blauen Ratgeber 33. Deutsche Krebshilfe e.V., Bonn 1998.

BÖTTGER, Prof. Dr. W. "Schlickum's Ausbildung des jungen Pharmazeuten". 12. Aufl., 1914 Verlag von Johann Ambrosius Barth, S. 718 und 894.

BORECKY, L.;Lacovic, V.;Blaskovic, D. "An Interferonlikes Substance Induced by Mannans. Acta Virol. 1967, Band II, S. 264-66.

BOTHA, Prof. Dr. med. Marthinus C. "Aloe-Extrakte enthalten Stoffe, die Heilwirkungen haben können" Heilpflanzen in der Dermatologie/ Teil 3: Aloe vera L.und Aloe ferox Miller. Alexanderhausklinik.

BOUCHEY, G.D. und Gjerstad, G. "Chemical studies of Aloe vera juice II. Inorganic ingredients". Quart, J. Crude Drug Res. 9 (4) S. 1445, 1969.

BOVIK, E.G. "Aloe vera, panacea or old wives' tales? For postoperative treatment in dental sugery". Texas Dental J., Band 84, S.13 1966.

BOVIK, E.G. "For postoperative treatment in dental surgery (Aloe)", Dental Journal, Texas, Band 84, S. 13.

BRAUN, Frohne. "Heilpflanzenlexikon" 6. Auflage, Gustav Fischer Verlag.

BRITTON, N.L. "Flora of Bermuda" Hafner Publishing Co., New York 1965

BRITTON, N.L. und Millspaugh C.F. "The Bahama Flora" Hafner Publishing *Co.* New York 1962.

BRITTON, N.L. und Wilson, P. "Scientific survey of Puerto Rico and the Virgin Islands". Botany of Puerto Rico and the Virgin Islands, Band 5. 1. Teil, New York 1923.

BROWN, W.H. "Useful Plants of the Philippines". Band 1 Tech. Bul. 10. Manila 1951

BRÜNING Jaime. "Cure-se com Remédios Caseiros (solução para centenas de problemas)" ("Heile Dich durch Hausmittel - Lösungsvorschläge für hunderte Probleme) S. 48, Brasilien. 1989

BUCHHEISTER, G.A. "Vorschriftenbuch für Drogisten" 8. Auflage, S. 56 1919,

BUIATTI, E et. al. "A case-controle study of gastric cancer and diet in Italy. II. Associations with nutrients". Int. J. Cancer 45, S. 896-901 1990

BUNDESANZEIGER Nr. 123 vom 5.7.1996, S. 7581 "Anwendungs-einschränkungen für Anthranoid-haltige Abführmittel angeordnet".

BURKILL, I.H. "A Dictionary of the Economic Products of the Malay Peninsula". Band 1, Ministry of Agriculture and Cooperatives. Kuala Lumpur, 1966.

CALDERONE, Stewart. "Prayer Works for Teens: Rock, Aloe Plant, Children of God. Saint Mary's Press. Juni 1997

CARIBÉ, Dr. José und Campos, Dr. José Maria. "Plantas que ajudam o homen" (Pflanzen, die dem Menschen helfen) 5. Auflage Cultrix/Pensamento. Brasilien. S. 125.

CERA, Lee M. D V M; Heggars, John P. PhD; et. al. "Therapeutic Protocol for Thermally Injured Animals and its Successful Use in an Extensively Burned Rhesus Monkey". Journal of the American Animal Hospital Association. Juli/August 1982. Band 18.

CHENEY, R.H. "Aloe drug in human therapy". Quart. J. Crude drug. Res. 10(1) S. 1523, 1970.

CHENEY, R.H. "A cosmetic from a house plant". Brooklyn Bot. Garden. *Record-Plants and Gardens*. 26(4) S. 19, 1970-1971.

CHENEY, R.H. "Phytotherapeutic medication value of 15 flowering plants." Acta Phytother. 19(5) S. 83, 1972.

CHINNAH, AD; Kahlon, JB;Kemp, MC. "Effect of Acemanano on the function and Synthesis of HN an F Glycoproteins of Newcastle Disease Virus". Virology, 1992.

CHINNAH, AD; Mirza, A; Baig, IR; Tizard, R; Kemp, M. "Anigen Depen dent Adjuvant Activity of a Polydispersed B(1.4)-Linked Acetylated Mannan (Acemanano)."Vaccine, 1992, Band 10 Nr. 8, S. 551-557.

CHITTENDEN, F.J. "Dictionary of Gardening". 2nd. ed. vol.1, Oxford 1965.

CHIU, B. C.-H., et al. "Diet and risk of non-Hodgkin lymphoma in older women". JAMA 275 (17) S. 1315-1321, 1996.

CHLEBOWSKI, R.T. et al. "For the Women's Intervention Nutrition Study (WINS) Adjuvant dietary fat

intake reduction in postmenopausal breast cancer patient managment". Breast Cancer Research and Treatment 20, S. 73-84, 1991.
CHOPIA, RN und Gosh NN. "A Study of Aloe".Arch Pharmacy, 1938, Band 276, S. 348.
CHOPRA, R.N.; Chopra, I.C.; Handa, K.L. und Kapur, L.D. "Chopra's Indigenous Drugs of India". 2nd edition, Calcutta, 1958.
CHOPRA, R.N., Nayar, S.L. und Chopra, I.C. "Glossary of Indian Medicinal Plants". New Dehli 1956.
CLUMECK, N. und Hermans, P. "Antiviral drugs other than zidovudine and immunimodulatins therapies in human immunodeficiency virus infection". The American Journal of Medicine. Band 85 (Erg. 2A), 1988, S. I65-172
COATS, Bill C. "The Silent Healer. A Modern Study of Aloe vera". 3. Auflage, 1992, USA
COATS, Bill C. "Aloe vera, The Inside Story", 1995, publiziert durch den Autor.
COATS, Bill C.; Hollans, Richard und Ahola, Robert. "Creatures in Our Care". Hurst Publishing, 1985, Dallas, Texas.
COLE, H.N. und Chen, K.D. "Aloe vera in oriental dermatology". Arch, *Dermatol. & Syphilol.* Band 47 S. 250, 1943.
COLLINS, CE und Collins, C. "Roentgen dermatitis treated with fresh whole leaf of Aloe vera". American Journal of Roentgenology, 33:1 S. 396-397, 1935.
CORRÊA, Anderson Domingues; Siqueira-Batista, Rodrigo und Quintas, Luis Eduardo M. "Plantas Medicinais" (Heilpflanzen) Editora Vozes 1992, Petrópolis/Brasilien.
CREWE, J.E., M.D. "The External Use of Aloes" Minnesota Journal of Medi*cine*. Band 20, S. 670-673, Okt. 1937
CREWE, J.E., M.D. "Aloes in the treatment of burns and scalds" Minneso*ta Journal of Medicine,* Band 22 S. 538-539, 1939
D'AMICO, Maria Luiza." Fitoterapia". 1950, Band 21, S. 77-79
DANHOF, Ivan E.; Mc Analley Bill. "Stabilized Aloe vera: Effect on Human Skin Cells". Drug and Cosmetic Industry. Aug. 1983, 52-54, 110.
DANHOF, Ivan E. "New Approach in the Treatment of Diabethics Foot Alcers". Cara:Medical Update. Juli 1985, Band 1, Nr. 1
DANHOF, Ivan E. "Remarcable: Aloe Through the Ages". Omnimedicos *Press*. 1987, Grand Prairie, Texas.
DANHOF, Ivan E. "Some External Uses of Aloe". Aloe Today. Winter 1991/ 1992, S. 22-25.
DAVIS, RH; Agnew, PS; Shapiro. E. "Antiarthritic activity of anthraquinones found in aloe for podiatric medicine". Journal of American Podiactric Medical Association. 1986, 76(2) S. 61-66.
DAVIS, Robert H., et al. "Aloe vera - A natural approach for treating wounds, edema and pain in Diabetes". Journal of the American Podi*atric Medical Association* Band 78, Februar 1988
DAVIS, Robert H.; Rosenthal, K.Y.; Cesario, L.R.; Rouw, G.A. "Processed Aloe vera administered topically inhibits inflammation". Journal of *American Podiactric Medical Association*. 1989, 79(8) S. 397
DAVIS, Robert H.; Stewart, GJ; Bergaman PJ. "Aloe vera and inflamed synovial pouch model". Journal of the American Podiactric Medical *Association*. 812:3, S. 140-148, März 1992.
DAVIS, Robert H.; DiDonato, J.J.; Hartman, G.; Haas, R.C. "Antiinflammatory and wound healing activity of a growth substance in Aloe *vera*". Journal of the American Podiactric Medical Association. 84:2, S.77-81, Februar 1994.
DAVIS, Robert H.; DiDonato, J.J.; Johnson, R.W.; Steward, C.B. "Aloe *vera* hydrocortisone and sterol influence on wound tensile strengh and anti-inflammation". Journal of the American Podiactric Medical *Association*. 84:12, S. 614-621, Febraur 1994.
DAVIS, Robert H. "Aloe Vera: A Scientific Apprach" Vantage Pr. 9/1997
DE LEO, A. und Camarrone V. "Ascorbic acid contend of developing flowers and bracteal leaves of various Aloe species". Lav. Inst. Bot. *Giardino Colon,* Palermo 23:5 (Chem. Abs. 71:36395n).
DEHIN, Robert H. "Docteur Aloes". Editions Quebecor. 1992, Outremont, Quebec, Kanada.
DEHIN, Robert H. "Gesund und schön mit Aloe vera". 1997 Ariston Verlag.

DeNAVARRE, M.G. "The Chemestry and Manufacture of Cosmetics". Band 2 D. Van Nostrand Co. Princeton. 1962.

DER SPIEGEL. "Der Feind ist gestellt". Bericht im deutschen Nachrichtenmagazin "Der Spiegel", ohne Verfasserangabe in Ausgabe 17/1997 S. 236-248.

DESAI, K.N.;Wei, H.; Lamartinieire, C.A. "The preventive and therapeutic potential of the squalenecontaining compound, Roidex, on tumor promotion and regression". Cancer Lett. 3/ 1996, 101:1, S. 93-96

DETMAR, Dr. med. et phil. Bernhard "Iß richtig, und du bleibst gesund!" Albert Müller Verlag, AG., Rüschlikon-Zürich/Schweiz 1951, 1. Auflage.

DEUTSCHES KREBSFORSCHUNGS ZENTRUM. "Die Krebsmortalität im Überblick" http://www.dkfz-heidelberg.de/epi/Home_d/Programm/AG/*Krebshom/texte.../alle.ht* 05.01.2000

DEUTSCHMANN, Hohmann, Sprecher, Stahl. "Pharmazeutische Biologie Drogenanalyse I: Morphologie und Anatomie", 3. Auflage, Gustav *Fischer Verlag*.

DIAMOND, Harvey und Marilyn: "Fit fürs Leben" 12. Auflage 1990, *Goldmann Verlag*.

DIAMOND, Harvey und Marilyn: "Fit fürs Leben 2" 1. Auflage 1991, *Goldmann Verlag*.

DIEPENAAR et al. "Nachtkerze und Krebs" South African Mecical Journal 62, S. 505; 683 (1982)

DIETERICH, Eugen. "Neues Pharmaceutisches Manual". 5. Auflage 1892
Verlag von Julius Springer in Berlin. S.77, 112, 383, 491und 564.

DILLER, I.C. "Degenerative Changes Induced in Tumors by S. Marcenses Polysaccharides". Cancer Resaerch. 1947, Band 7, S. 605-626.

DIOSCÓRIDES, Pedanius. Privatschrift über die medizinischen Wirkungen der Aloe. (Altertum)

DOMINGUEZ-SOTO, L. "Photodermatitis to the Aloe vera". Int. J. Derma-*tol.* Mai 1992, 31,5, S. 372.

DUNBAR, L.M. und Bailey, J.M. "Enzyme deletions and essential fatty acid metabolism in cultured cells" Journal of Biological Chemistry 250, S. 1152-1154, 1975.

ECKART, Wolfgang U. "Geschichte der Medizin" Springer Verlag, Berlin. 1998, 428 Seiten.

EL ZAWAHRY, M.M.; Hegazy, R. und Helal, M. "Use of aloe in treating leg ulcers and dermatoses". Int, J. Dermatol. 12(2) S. 68, 1973.

ENDERLEIN, Dr. Günther und Baum, Dr. med. Alfred. "SANUM-Therapie", 1986 herausgegeben von der Wissenschaftlichen Abteilung der Firma *Sanum-Kehlbeck GmbH & Co. KG*.

ERDMANN-KÖNIG und Ing. Ernst Remenovsky. "Grundriß der allgemeinen Warenkunde" Verlag von Johann Ambrosius Barth, Leipzig. 1. Band, 16. Auflage, 1921 S. 554.

EVERS. Marco. "Das verpilzte Volk" Der Spiegel, Heft 1/2000, 2000.

FAHIM, MS; Wang, M. "Zinc acetate and lyophilized Aloe vera as vaginal contraceptive". Conception. April 1996, 53:4, S. 231-236.

FARKAS, A. "Tropical medicament including polyuroxide derived from aloe". U.S. Patent N° 3,103,466 1963.

FARKAS, A. "Aloe polysaccharide composition and its preparation". U.S. Pat. N° 3,360,511 1967.

FARKAS, A. und Mayer R.A. "Polysaccharide product derived from the juice of the aloe plant and methods for preparing same. U.S. Patent N° 3,362.950 1968

FARNSWORTH, N.R. und Morris, R.W. "The sleeping Giant of the Drug Industry". Department of Pharmacognosy and Pharmacology, University of Illinois. 1975.

FAULSTICH, Hans. "Emagrecer sem sofrer" (Abmagern ohne zu leiden) 1. Auflage 1999. Vitalis São Paulo.

FICHTNER, Steffi. "Krebs als Krankheit" SFichtner-Krebstherapie-Seiten *http://www.sfichtner.de/ Buch/Buch.html* 12.01.2000.

FILATOW, V.P. "Tissue Therapy in Cutaneous Leishmaniosis". American *Review of Soviet Medicine*. August 1945.

FINE, A; Brown, S. "Cultivation and clinical application of Aloe vera leaf". Radiology 31, S. 735-736, Dezember 1938.

FINNEGAN, John; Schmid, Reiner. "Aloe vera - das Geschenk der Natur an uns alle". 1998.

FISCHER B. und Hartwich C. "Hagers Handbuch der Pharmazeutischen Praxis für Apotheker, Ärzte,

Drogisten und Medizinalbeamte. 9. Auflage, 1920, 1. Band, S. 217 - 230. Mit 119 Rezepten, die Aloe enthalten sowie 57 Geheimrezepten mit Aloe.

FISHBACH, Gary M.D. "Nature's Miracles, an MD's Experience" 1996

FLAGG. J. "Aloe vera gel in Dermatological Preparations". American *Perfumier.* 1959, Band 47, S. 27.

FLY, L.B. und Kiem, I. "Tests of Aloe vera for antibiotic activity". Econ. *Bot.* 17(1) S. 46, 1963.

FOGLEMAN, R.W.; Shellenberger, T.E.; Balmer, M.F.; Carpenter. R.H.; McAnalley, B.H. "Subchronic oral administration of acemanano in the rat and dog". Vet. Hum. Toxicol. April 1992, 34:2, S. 144-147.

FOLGLEMAN, R..W; Chapdelaine, J.M.; Carpenter, R.H.; McAnalley, B.H. "Toxicologic evaluation of injetable acemannan in the mouse, rat and dog". Vet. Hum. Toxicol. Juni 1992, 34:2, S. 201-205.

FONTHAM, E. et al. "Diet and chronic atrophic gastritis; a case-control study". J. Natl. Cancver Inst. 76, S. 621- 627, 1986.

FOSTER, G.B. "Herbs for Every Garden". E.P. Dutton & Co., Inc. New York City, S. 96, 1966

FRANÇA, Ronaldo. "Cardápio da Vida" (Speisekarte fürs Leben). Zeitschrift VEJA, Brasilien, 2.September 1998

FRANCESCHI, S. et al. "Dietary factors and Non-Hodgkin's Lymphoma: A case-control study in the nordtheastern part of Italy". Nutr. Cancer 12, S. 333-341, 1989.

FRANCESCHI, S. et al. "Diet and Thyroid cancer: a pooled analysis of four european case-control studies." Int. J. Cancer 48, S. 395-398, 1991.

FUJITA, K.; Teradairam, R.; Toshiharu, H. "Bradykininase Activity of Aloe Extract". Biochemical Pharmacology, 1976, Band 25, S. 205.

GAGE, Diane. "Aloe vera. Nature's Soothing Healer". Healing Arts Press. 1996, Rochester, Vermont.

GALE, A.E. "Hipoallergenic Products". Med. J. Aust. Juli 1996. 165:1, S. 62.

GERHARDSSON, DeVerdier M. et al. "Meat, cooking methods and colorectal cancer: A case-referent study in Stockholm". Int. J. Cancer 49, S. 520-525, 1991.

GJERSTAD, G. und Bouchey, G. "Chemical Studies of Aloe vera Juice". *Quarterly Journal of Crude Drug Research.* 1968, Band 964,1, S. 1451.

GJERSTAD, G. und Riner, T.D. "Current status of aloe as a cure-all" Am. J. *Pharm.* 140(2) S. 58-64, 1968.

GJERSTAD, G. "Chemical studies of Aloe vera juice I. Amino acid analysis". Adv. Frontiers Plants Sci. 28:311 (Biol. Abs. 54:33019). 1971

GOLDBERG, H.C. "Aloe vera plant" Arch Dermat & Syph. 49:46, Januar 1944.

GOTTSHALL, R.Y.; Lucas, E.H., Lickfeldt, A. und Roberts, J.M. "The occurence of antibacterial Substance active against Mycobacterium Tuberculosis in seed plants."Journal of Clinical Investigation. 1949, 28, S. 920-923.

GOTTSHALL, R.H.; Jennings, J.C.; Weller, .CE.; Redman, C.T.; Lucas, E.H. und Sell, H.M., "Substances in Seed Plants Active Against Tuberculose Bacili". American Review of Tuberculosis. 1950, Band 62.

GRAUBNER, Heinz. "Das Hausbuch der Gesundheit" 1956, Deutsche *Buch- Gemeinschaft, Darmstadt.*

GRIBEL, N.V.; Pashinski, V.G. "Antimestastatic Properties of Aloe Juice". *Vopr. Nkol.* 1986, 32(12) S. 38-40.

GÜNTER, Ernst. "Gesundheit auch für Dich - 100 Heilungszeugnisse" 1. Auflage 1989 Verlag Ernst Günter, Thöringen/Schweiz.

GÜNTHEROTH, Horst und Lempke, Klaus. "Der Mineralien-Wahn" Bericht *im Stern 8/96* S. 60-66, 1996, Hamburg.

HAGER, Dr. Hermann. "COMMENTAR zur PHARMACOPEA GERMANICA". 1. Band, Berlin 1873, Verlag von Julius Springer , S. 208-211.

HAGER, H.; Fischer, B. und Hartwich, C. "Kommentar zum Arzneibuch für das Deutsche Reich", Dritte Ausgabe, 1. Band, 1891, Verlag von Julius *Springer, Berlin,* S. 233-240.

HAGER, Dr. Hermann und Geissler, Dr. Ewald. "Pharmaceutische Centralhalle für Deutschland" Jahrgänge 31-35 (1890-1894)

HALLET, Thomas; Grebe, Monika; Meschede, Wolfgang; Rebholz, Heike; Yogeshwar, Ranga."Neues vom Krebs - Krebs in Deutschland - eine nüchterne Bilanz". WDR Köln, Sendung vom 23.09.1997

HAMER, Dr.med. Ryke Geerd. "Das Dirk Hamer Syndrom (DHS)" http://members.aol.com/_ht_a/neuermedizin/Page8.html 17. 01.2000

HARRIS, C.; Pierce, K.; King, G.; Yates, K.M.; Hall, J. und Tizard, I. "Efficacy of Acemannan in Treatment of Canine and Feline Spontneous Neoplasms". Molecular Biotherapy. Dezember 1991, Band 3, S. 207-13.

HART, L A't; Van Enckevort P.H. et al. "Two Functionally and Chemically Distinct Immunomodulatory Compounds in the gel of Aloe". Journal of Ethnopharmacology 23, 1988, S.61-71.

HARTWELL, J.L. "Plants used against cancer. A survey" Lloydia 33(1) S. 97, 1970.

HATTORI, M.; Akao, T.; Kobashi, K.; Namba, T. "Cleavages of the O- and C-glucosyl bonds of anthrome and 10, 10'-bianthrone derivatives by human intestinal bacteria". Pharmacology. Oktober 1993, 47 (Supl.), S. 125-33.

HAYDEN, Thomas; "Tuberculosis Is Making a Comeback", Newsweek, 8.Nov.1999, S. 77.

HEGGERS, J.P.; Pineless, G.R. und Robson, M.C. "Comparison of the Antimicrobial Effects of Dermaide Aloe and Aloe vera Gel. J. Amer. *Med. technol.* 41, N° 5 , S. 293-294.

HEILIGE SCHRIFT "Altes und Neues Testament" Einheitsübersetzung der Römisch Katholischen Kirche. Sprüche Salomons 7:17, Joh. 19:39

HEINERMAN, John. "Aloe vera, Jojoba and Yuca". Keats Publishing Inc. 1982, New Canaan, Connecticut.

HENNESSEE, Odus. "Aloe Mith-Magic & Medicine". Universal Graphics. 1989, Lawton, Oklahoma.

HIKINO, H.; Takahashi, T. "Isolation and Hypoglycemic Activity of Arborans A and B, Blycans of Aloe arborescens Miller. Variety of Aloe natalensis Leaves". International Journal of Crude Drug Research, 1986, Band 24. Nr. 4, S. 183-186.

HILLERS, V.; Massey, L. "Interrelationships of moderate and high alcohol consumption wirh diet and health status". Am. J. Clin. Nutr. 41, S. 356-362, 1985.

HOCHENEGG, Leonhard. "Tropische Heilpflanzen und ihre Wirkung" 1999

HODGE, W.H. "The drug aloes of commerce with special reference to the Cape species". Econ. Bot. 7 S. 99, 1953.

HORN, C.L. "Botanical science helps to develop a new relief for human suffering. J. New York Bot. Gard. 42(496) S. 88, 1941.

HORROBIN, D.F. "The reversibility of cancer: The revelance of cyclic AMP, calcium, essential fatty acid and Prostaglandin E 1" Medical *Hypotheses* 6, S. 469-486, 1980 und Medical Hypotheses 5, S. 969-985, 1979

HOWE, G.R. et al. "A collaborative case-control study of nutrient intake and pancreatic cancer within the SEARCH programme". Int. J. Cancer 51, S. 365-372, 1992.

HUNTER, D.J. et al. "Cohort studies of fat intake and the risk of breast cancer - a pooled analysis. N. Engl. J. Med. 334, S. 356-361, 1996.

HUNTER, R.L.; Strickland, F.; Kezdy, F. "The role of hydrophile-lipophile balance" Journal of Immunology. 1981, Band 127, S. 1244-1250.

HUTTER, J.A.; Salman, M.; Stavinoha, W.B.; Satsangi, N.; Williams, R.F.; Streeper, R.T.; Weintraub, S.T. "Antiinflammatory C-glucosyl chromone from Aloe vera". Journal of Naural Products. 5/1996, 59:5, S. 541-543.

IARC (1993) IARC Monographs on the Evaluation of Carcinogenic Risk to *Humans*, Vol. 56 "Some Naturally Coccuring Substances: Food Items and Constituents, Heterocyclic Aromatic Amines and Mycotoxins". Lyon, 1993.

IENA, M. "The Therapeutic properties of Aloe". Vrach Delo. Febr./März, 1993, 2-3, S. 142-145.

IMANISHI, K.; Ishiguron, T.; Saito H.; Suzuki, Y. "Pharmacological studies on a plant lectin, aloctin a. i. growth inhibition of mouse methylcholanthrene-induced fibrosarcoma (meth a) in Ascites form by aloctin". *Experientia*. 1981, 37 (11), S. 1186-1187.

IMANISHI, K. "Aloctin A. An active substance of Aloe vera Linné as an immunomodulator". Phytotherapy Research, Band 7, S. 20-22, 1993.

ISHII, Y.; Tanizawa, H.; Takino, Y. "Studies of Aloe. v. Mechanism of cathartic effect". Biol. Pharm. Bull.

.Mai 1994, 17:5, S.651-653.

JANSSEN, Angelika. "Ihr grünes Wunder" Bericht über Aloe vera in der Zeitschrift VITAL . Deutschland, Juni 1997, S. 41 und 42.

JEDRYCHOWASKI, W. et al. "A case-control study of dietary factors and stomach cancer risk in Poland". Int. J. Cancer 37, S.837-842, 1986.

JOCKYMAN, André. " Babosa Cura Acne" (Aloe vera heilt Akne) *Bericht in der brasilianischen Zeitschrift MANCHETE.* 28.Juni 1997, S. 51.

JOHNSON, G.S.; Friedman, R.H.; Pastan, I. "Morphological transformation of cells in tissue culture by dibuttyryl adenosine cyclic monophosphate" Proceeding of National academy of Science USA, 68, S. 425- 429, 1975.

KAMMERT, Dazze. "Die Kräfte der Kräuter und Gewürze", 997

KARACA, K.; Sharma, J.M.; Nordgren. "Nitric oxide production by chicken macrophages activated by acemannan, a complex carbohydrate extracted from Aloe vera ". International Journal of Immuno*pharmacology*. März 1995, 17:3, S. 183-188.

KEMP, M.C.; Kahlon, J.B. und Chinnah, A.D. "In Vitro Evaluation of the Antiviral effects of Acemannan on the Replication on Pathogenesis of HIV-1 and Other Enveloped Viruses: Modification of the Processing of Glycoprotein Precursors." Proceedings of the Third International Confe*rence on Antiviral Research.* 1990.

KENT, Carol Miller. "Aloe vera". Arlington, Virginia . 1979.

KIM, H.S.; Cho, D.H.; Lee, B.M. "Chemopreventive effect of Aloe in male ICR mice treated with benzo(a)pyrene. Proc. Annu. Meet. Am. Assoc. *Cancer Res.* 1994, 35: A , S. 1937.

KING, G. und Pierce, K. "Management on treatment of Canine and Feline Fibrosarcoma with Acemannan: Follow up Report". Carrington *Research and Development.* Juni 1992. Doc. 8306.I.

KÖNIG, W. (Hg.), "Krebs - Ein Handbuch für Betroffene, Angehörige und Betreuer. Springer, Wien, New York, 1997.

KOIKE, T.; Titani, K.; Suzuki, M.; Beppu, H.; Kuzuya, H.; Maruta, K.; Shimpo, K.; Fujita, K. "The Complete amino acid sequence of mannosebinding lectin from Kidachi Aloe (Aloe arborescens Miller, variedade *natalensis* Berger). "Biochem. Biophys. Res. Commun. Sept. 1995 214:1, S. 163-170.

KOZAK, S.A.; Stepanova, O.S.; Chekurda, A.I.; Prudnik, N.Z. und Chikalo, I.I. "Mineral composition of aloe leaves and aloe extract". *Fiziol. Aktiv. Veshchestva, Respub. Meghvedom. 5 b* (3) S. 302 (Chem. *Abs. 77:58741y).* 1971.

KOZAKOVA, Milena. "Asketen für die Fensterbank: Kakteen". WDR *Sendung vom 16.3.98 um 15:55 Uhr.*

KRETSCHMER, C.; Herzog, A. "Die Ernährung bei Krebs und Krebsgefährdung". Karl F. Haug/Hüthig GmbH., Heidelberg, 1995.

KRUEDENER, Stephanie et al. "Arzneipflanzen altbekannt und neu entdeckt". Botanischer Garten und Botanisches Museum Berlin Dahlem, 1993

KRUMBIEGEL, G; Schulz, H.U. "Rhein and Aloe-emodin kinetics from senna laxatives in man". Pharmacology. Okt. 1993, 43 (Supl. 1) S. 120-124.

KUNZE, Elke. "ABC der Aloe vera". 1998

LACKOVIC, V.; Borecky, L.; Sikl, D.; Masler, L.; Bauer, S. "Stimulation of interferon productian by Mannans". Proceedings of the Society for *Experimental Biology and Medicine.* 1970, Band 134, S. 874-879.

LAINETTI, Ricardo; Brito, Nei R. Seabra. "A Cura Pelas Ervas e Plantas Medicinais Brasileiras" (Die Heilung durch die brasilianischen medizinischen Kräuter und Pflanzen). Edições de Ouro , Brasilien. 1977

LA VECCHIA, C. "Nutritional factors and cancer of the breast, endometrium and ovary. Eur. J. Cancer Clin. Oncol. 25, S. 1945-1951, 1989.

LEARY et al. "Nachtkerze und Krebs" South African Mecical Journal 62, S. 661 1982

LEKIM, Dr. D. "BIOFRID-PLUS - Das Öl der Nachtkerze" Semmelweis-Verlag *Hoya.* 1. Auflage 1984.

LENTER, Ann-Katrin. "Aloe vera". Geislingen 1998, C. Maurer Verlag.

LERNER, M. "Wege zur Heilung. Das Buch der Krebstherapien aus Schul- und Alternativmedizin." Piper, 1998.

LEUNG, Alber Y. "Effective Ingredients of Aloe vera". Drugs and *Cosmetics*. Juni 1977, S. 34-35 und S. 154-155.

LINDEN, V. zur, "Krebs - Impuls für ein neues Leben." Karl F. Haug, Heidelberg, 1994.

LINDNER, Ulrike. "Aloe und Agave". WDR Sendung vom 4. August 1999.

LORENZETTI, L.J.; Salisburi, R.; Beal, J.L. und Baldwin, J.N. "Bacteriostatic property of Aloe vera". Journal Pharm. Scien. 1964, 53 (10) S. 1287.

LOVEMAN, Adolph. "Leaf Aloe vera in the Treatment of Roentgen Ray Ulcers". Archives of Dermatology and Syphilology. 1937, Band 36, S. 838-843.

LUSHBAUGH, C.C. und Hale, D.B. "Experimental acute radiodermatitis following beta irradation; histopathological study of the mode of action of therapy with Aloe vera". Cancer. 4.Juli 1953, Band 6, Nr. 4, S. 690-698.

LUTOMSKI, J. "Aloe, Topfzierpflanze mit therapeutischer Wirkung". *Pharmazie in unserer Zeit*, 1984, Band 13, S. 172-176.

MAIRE, R. "Flore de L'Afrique du Nord" Bd. 5, Paul Lechevalier, Paris , 1958.

MALTER/Süss, Decker & Müller Heidelberg. "Krebs im Blickpunkt". Spektrum der Wissenschaft , Sondernummer 1/96, 1996

MALTERUD, K.E.; Farbrot, T.L.; Huse, A.E.; Sund, R.B. "Antioxidant and radical scavenging effects of anthaquinoses and anthrones". Pharmaco*logy*. Oktober 1993, 47 (Supl. I), S. 77-85.

MANDEVILLE, F.B. "Aloe vera in treatment of radiation ulcers of mucous membranes". Radiology. Band 32, Mai 1939, S. 598-599.

MANGELSON, Mark L. D D S. "Effects of Aloe Irrigation on Pathogenic Microorganisms Associated with Moderate to Advanced Adult Periodontitis". University of Oklahoma College of Dentistry. Graduate of *Periodonties Program*.

MANNA, S.; McAnalley, B.H. "Determination of the position of the O-acetyl group in a beta- (1 - 4) mannan (acemannan) from the Aloe vera Linné". Carbohydrates Research , 17. März 1993, Band 241, Seiten 317-319.

MARSH, J.R. Jr. "Reconstitutable crystalline aloe gel. U.S. Patent 3,470,109 (Chem. Abs. 71:128588f) 1969.

MARTINEZ, M. "Las Plantas Medicinales de Mexico", 5th Ed. Ediciones *Botas* . Mexico, 1969.

MARY, N.Y. "Studies on Official Species of Aloe" Doctoral Dissertation *Series Pub.* 14:476. Univ. Microfilms, Ann arbor, Mich. 1955.

McCauley, Robert L. MD; Heggars, John P. PhD, et al. "Frostbite Injuries: A Rational Approach Based on the Pathophysiology". The Journal *of Trauma*, Band 23, 1983.

MacCARTHY, D.M.; May, R.J.; Maher, M.; Brennan, M.F. "Trace metal and essential fatty acid deficiency during total parenteral nutrition" *American Journal of Digestive Diseases* 23, S. 1009-1016, 1978.

McDANIEL, H.R., M.D. und McANALLEY, B.H. "Evaluation of Polymannoacetate (carrysin) in the treatment of AIDS". Clinical Research 1987, Band 35, Nr. 3.

McDANIEL, H.R., M.D. "The Universal Healer - The use of Aloe vera will be the most important single step forward in the treatment of diseases in the history of mankind." Dallas-Fort Worth Medical Center. USA.

McMICHAEL, A.J. et al. "Time trends in colocteral cancer mortality in relation to food and alcohol consumption: United States, United Kingdom, Australia and New Zealand. Int. J. Epidemiol 8, S. 295-303, 1979.

MEINTRUP, Marc. "Natürlich behandeln mit Aloe vera". Suedwest Verlag *GmbH + Co*. KG., 1998.

MEINTRUP, Marc. "Aloe Frischzellenkur", 1999.

MEYER-CAMBERG, Dr. Ernst. "Das Praktische Lexikon der Naturheilkunde" *Bertelsmann Verlag*, 1. Auflage 1953.

MILLER, M.B.; Koltai, P.J. "Treatment of experimental frostbite with pentoxifylline and Aloe vera cream". Arch. Otoloryngol. Head Neck Surg., Juni 1995, S. 121-126 und 678-680.

MOORE, Neecie. "The Miracle in Aloe vera. The Facts about Polymannans". Charis Publishing Co. 1995, Dallas, Texas.
MOORE, Timoty E. D D S "Aloe vera : Its Potential Use in Wound Healing and Disease Controle in Oral Conditions". The International Aloe *Science Concil.* 1996.
MORDVINOVA, N.P. und Rostotskii, B.K. "Comparative appraisal of the action of emulsion made from the juice of striped aloe for prophylaxis against X-ray damage. Med. Radiol. 6 (11) S. 16 (Biol. Abs. 41: *23058)* , 1961.
MORROW, D.M.; Rapapart, M.J. und Strick, R.A. "Hypersensivity to Aloe". Archives of Dermatology. September 1980, Bd. 116, S. 1064-1065.
MORSEY, Esam. "The Ultimate Aloe Reference Guide". Band I, 1980-1993, 579 Seiten. Band II 1993-1995, 108 Seiten. CITA International USA. The *International Aloe Science Council.* Irving, Texas 75062 USA.
MORTON, J.F. "Folk uses and commercial exploitation of Aloe leaf pulp". *Economic Botany.* 15(4) S. 311, 1961.
MORTON, J.F. "Medicinal plants". Bull. Med. Library assoc. 56, S.161, 1968.
MULLER, H.K.; Bukana, C.D.; Kripke, M.L.; Cox, P.A.; Saijo, S.; Strickland, F.M. "Ultraviolet irradiation of murine skin alters cluster formation between lymph node dendritic cells and specific T lymphocytes" Cellular *Immunol.* 1994, 157, S. 263-276.
NEAL, M.C. "In Gardens of Hawaii". Bernice P. Bishop Museum. Spec. *Pub.* 50. Bishop Museum Press. 1965.
NEGRIN, Eugenio. "Um Milagre da Natureza" (Ein Wunder der Natur) *Editorial Panapo,* Caracas/ Venezuela. 1996.
NEUMAYER, Petra. "Die Heilkraft der Aloe vera" 1998. Knaur Verlag *München.*
NEWSLETTER of Northwest Academy of Prevebtive Medicine, ohne Verfasserangabe, "Nachtkerze und Krebs", S. Africa, Band 8, Nr. 1, 1983.
NIEBERDING, J.F. "Ancients knew value of aloe for bee stings". Am. Bee J. 114(1) S. 15, 1974.
NIEPER, Dr. Hans. "Revolution in Medizin und Gesundheit" (Schutztherapie + Diät). Ein Fach- und Informationsbuch für die Gesundheitsfürsorge. *MIT-Verlag, Oldenburg.* 1. Auflage November 1985.
NOLFI, Dr. Kirstine. "Meine Erfahrungen mit Rohkost" 9. Auflage 1981, *Medizinalpolitischer Verlag Hilchenbach.*
NOSKOV, A.D. "Tratamento da periodontose mediante injeções de extrato de babosa e sua influência sobre os metabolismos do sódio e do cálcio". Estomatologia. 1966. 45:(4) S. 13.
OH, Tou-Jin; Woong-Yank Park; Kwan-Hoi Kim; Jin-Tae Hong und Yeo-Pyo Yun. "Effect of Aloe vera Linné and Aloe arborescens Miller Mixture on Hepatitis and Liver Cirrhosis Patients". Proceedings, Internat*ional Congress of Phytotherapy.* 16.Oktober 1991, S. 107-116.
O'NEILL, Peter. "Gesundheit 2000" Verlagsgesellschaft Gesundheit. WHO 1982, 200 Seiten.
OSOL, A. und Farrar, G.E. "The dispensatory of the United States of America". 1950 Edition. Philadelphia. 1950.
OSOL, A.; Pratt, R. und Altschule, M.D. "The United States Dispensatory and Physicians' Pharmacology" 26th Ed. J. B. Lippincott Co. Philadelphia 1967
OTTERSBACH Georg und Buchheister G.A. "Handbuch der Drogisten- Praxis" Verlag von Julius Springer, Berlin, 1921, 14. Auflage, S. 566-568.
PARACELSUS (Theophrast Bombast von Hohenheim). "Geheimnisvolle Botanik" Aloe gegen Haarausfall. geb. 1494 gest. 1541
PARRY, O; Matambo, C. "Some pharmacological action of aloe extractes and Cassia abbreviata on rats and mice". Cent. Afr. J. Med., Okt. 1992, 38:10, S. 409-414.
PASSWATER, Richard (Herausgeber) "Aloe vera, Jojoba and Yuca. The Amazing Health Benefits they can Give you". Keats Publishing, 1982, New Canaan, Connecticut.
PELIKAN, Wilhelm. "Heilpflanzenkunde, Der Mensch und die Heilpflanzen". Band I, 3. Auflage 1975 , Philosophisch-Anthroposophischer Ver*lag Goetheanum, Dornach/Schweiz.* S. 352.
PELIKAN, Wilhelm. "Heilpflanzenkunde, Der Mensch und die Heilpflanzen". Band II, 2.Auflage, 1977,

Philosophisch-Anthroposophischer Ver*lag Goetheanum, Dornach/Schweiz*. S. 226.

PENG, S.Y.; Norman, J.; Curtin, G.; Corrier, D.; McDaniel, H.R.; Busbee. "Decreased mortality of Norman murine sarcoma in mice treated with the immunomodulador, Acemannan". Mol. Biother. Juni 1991, 3:2m, S. 79-87.

PERIEIRA, A. Jr. "Result of studies carried out by the phytochemistry service, with possibilities of immediate industrial application. Garcia *Orta* 14(4) S. 557 (Chem. Abs. 69:105094m) 1966.

PEUSER, Michael. "Krebs wird geheilt, AIDS-Krankheitsverlauf gebremst!" Untertitel:"Penizillin"gegen Krebs aus der Apotheke Gottes. Brasil-Post *Editora Brasil-Post Ltda*. Nr. 2474 vom 3. Juli 1998, S. 8 und 10. Deutschsprachige Wochenzeitung in Brasilien.

PEUSER, Michael. "Kann Aloe vera Krebs heilen?" Brasil-Post Editora *Brasil-Post Ltda*. Nr. 2424 vom 11. Juli 1997, S. 16.

PEUSER, Michael. "Nachtkerzenöl, ein faszinierendes Heilmittel der Natur" Deutsche Zeitung, São Paulo/Brasilien 31. Juli 1998 , Seite 4.

PEUSER, Michael. "Jahrhundertentdeckung entlarvt den Verursacher des Herzinfarktes" Brasil-Post, São Paulo/Brasilien . 6. Juni 1997, S. 1 und S. 11.

PEUSER, Michael. "Alce, eine ideale Heilpflanze gegen Hautverätzungen in der Galvanotechnik". Eugen G. Leuze Verlag. April 2000, Fachzeitschrift "Galvanotechnik".

PEUSER, Michael. "Neue Erkenntnisse in der Ernährungswissenschaft". Vortrag im Club Transatlântico São Paulo/Brasilien und als Fortsetzungsbericht in der Brasil-Post veröffentlicht ab Ausgabe BP 2278 São Paulo/Brasilien, 1995.

PHILLIPS, R.L. "Role of life-style and dietary habits in risk of cancer among Seventh-Day Adventists". Cancer Res. 35, S. 3513-3522, 1975.

PLASKETT, Dr. Lawrence G. "Scientific References to Stimulation of Phagocytosis and Other Immune Functions" aus seinem Buch "The Health and Medical Use of Aloe vera". Inside Aloe - Druckschrift der Firma Forever Living Products Brasil Ltda.

PITTMAN, Dr. John C. "Health consciousness". Band 13,. Nr. 1/1992 USA

POLLMER, Udo; Fock, Andrea; Gonder, Ulrike; Haug, Karin. "Prost Mahlzeit! Krank durch gesunde Ernährung". Kiepenheuer & Witsch , 1994.

POTH, Susanne. "Mit Kraut und Wickel: Aloe" Hessischer Rundfunk, 4.Juni 1998.

PROSERPIO, G. "Natural sunscreens: vegetable derivatives as sunscreens and tanning agents". Cosmetics and Toiletries. 91:34, 1976.

PUCK, T.T. "Cyclic AMP, the microtubule/microfilament system and cancer". Proceeding of the National Academy of Science, USA 74, S. 4491-4495, 1975.

PÜTZ, Jean; Kirschner, Monika. "Mediterane Lebenselixiere", 1999.

PÜTZ, Jean. "Wunder sind möglich - Unerklärliche Heilungen bei Krebs" Deutsche Krebshilfe e.V., Bonn, 1998.

QUEIROZ, Luiz Roberto de Souza. "Médicos estudam relações entre reza e cura". (Ärzte untersuchen die Zusammenhänge zwischen Gebet und Heilung.) O ESTADO DE SÃO PAULO, São Paulo 12.12.1999.

RAHN-HUBER, Ulla "Gesund und schön mit Aloe vera ", 1999.

RAHN-HUBER, Ulla. "Natürlich heilen und pflegen mit Aloe vera ", 1999.

RATTNER, H. "Roentgen ray dermatitis with ulcer". Arch. Dermatol, & *Syphilol.* 33:593, 1936.

READER'S DIGEST "Segredos e Virtudes das Plantas Medicinais" (Magic and Medicine of Plants, 1994, Australien), S. 139, Rio de Janeiro, 1999.

RENNER, Kh.; Canzler, H. "Ernährung und Krebs", Karl F. Haug/Hüthing *GmbH.*, Heidelberg, 1995.

REYNOLDS, G.W. "The Aloes of Tropical Africa & Madagascar". The Aloe *Book Fund*, Mbabane, Swaziland, 1966.

ROBERTS, D.B.; Travis, E.L. "Acemannan-containing wound dressing gel reduces radiation-induced skin reactions in C3H mice". Int. J. Radiat. *Oncol. Biol. Phys.* 15.Juli 1995, 32:4, S. 1047-1052.

ROBOZ, E. und Haagen-Smit, A.J. "A mucilage from Aloe vera ". J. Am. *Chem. Soc.* 70(10) S. 3248, 1948.

ROBSON, M.C.; Heggers, J.P. und Hagstrom, W.J. "Myth, magic, withcraft or fact? Aloe vera Revisited".

JBCR Mai/Juni 1982, Band 3, Nr. 2, S.157-163.

ROBSON, M.C.; Murphy, R.C.; Heggers, J.P. "A new explanation for the progressive tissue loss in electrical injuries". Plastic and Reconstrutive *Surgery*. März 1984, Band 73 ,Nr. 3 ,S. 431-437.

ROHR, Wulfing von. "Die zwölf Heilwunder der Natur". 1997.

ROSE, J. "The Herbal Body Book". Grosset & Dunlap, New York 1976.

ROSTOWSKI, B.K. und Aleshkina, Ya.A. "Aloe emulsion" UdSSR Patent N° 111,903. 1958.

ROVATH, B. und Brennan, R.J. "Experimental thermal burns". Indust. *Med. and Surg*. Band 28, S. 364-368, 1959.

ROWE, Tom D. und Parkes Lloyd, M. "A Phyto chemical Study of Aloe vera Leaf". Journal of the American Pharmaceutical Association. 1939, Band 39, S. 262-265.

ROWE, Tom D. "Effect of fresh Aloe vera gel in treatment of thirddegree roentgen reaction on white rats." Journal of the American *Pharmaceutical Association*. (Scient. Ed.), 1940, Band 29, S. 348-350.

ROWE, T.; Parks, L. und Lovell, B.K. "Further Observation on the Use of Aloe vera Leaf in the Treatment of Third Degree X-Ray Reactions". *Journal of the American Pharmaceutical Association*. 1941, Band 62, S. 269.

RUND, C.R. "Non-conventional tropical Therapies for wound care" *Ostomy Wound Manage*. Juni 1996, 42:5, S. 18-20, 22-24 und 26.

SABEH. F.; Wright, T.; Norton, S.J. "Purification and characterization of the gluthatione peroxidase from the Aloe vera plant". Enzyme Protein. 1993 47:2, S. 92-98.

SAIJO, S.; Bucana, C.D.; Ramirez, K.M.; Cox P.A.; Kripke M.L.; Strickland, F.M. "Deficient antigen presentation....."Cellular Immunol . 1995.

SANDSTROM, A.G. "Action of aloes on the autonomic innervation". *Compt. Rend. Soc. Biol.* 97:1646, 1927.

SCHLECHTER, Steven R. "Aloe vera Produces Anti-Inflammatory Immune Strenghtening Effects on Skin". Let's Live. Dezember 1994, S. 50-52.

SCHNEIDER, Dr. A. "Pharmaceutische Centralhalle für Deutschland", Jahrgänge 1903 (S.243,782), 1904 (S.109, 110, 555), 1910 (S. 1151) und 1911(S.455).

SCHORR, Pater Prof. Benno J. "Um Remédio Incrível Para Um Mal Incurável e Outros Males" (Ein unglaubliches Medikament für unheilbare und andere Krankheiten), Bericht über Magnesiumchlorid. Quimica e *Biologia*" Brasilianische Fachzeitschrift vom 30.9.1985.

SCHUSTER, Gerd. "Der Vitamin-Schwindel" aus der Serie: Wir armen Schlucker. Bericht aus der Zeitschrift Stern 32/94, Hamburg 1994.

SCHWARZ, Rudolf. "Heilmethoden der Aussenseiter-Hoffnung für Millionen". Bertelsmann, 1975.

SCHWEIZER, Marc. "Aloe vera, die Pflanze, die heilt" Apophtegme, Paris, 1994 bzw. "Aloe, die Pflanze, die pflegt und heilt". Paris, 1997, APB.

SENGUPTA, Christine; Grob, Peter; Stüssi, Hans. "Medikamente aus Heilpflanzen". 1991.

SHEETS, M.; Beverly, A.; Unger, G.F.; Giggleman, I.; Tizard, I.R."Studies of the Effect of Acemannan on Retrovirus Infections: Clinical Stabilization of Feline Leukemia Virus-Infected Cats". Molecular Biotherapy. März 1991, Band 3, S. 41-45.

SHERRY, Michael M. "Confronting Cancer. How to Car for Today and Tomorrow". Insight Books. 1994. New York.

SHIDA, Takao; Akira, Yagi; Hirosha, Nishimura und Itsua, Nishioka. "Effect of Aloe vera Extract on Peripherical Phagocitosis in Adult Bronchial Asthma". Medicinal Plants. Februar 1985, S. 273-275.

SIEGERS, C.P.; Siemens, J.; Baretton, G. "Sennosides and Aloin do not promote dimethylhydrazine-induced colorectal tumors in mice". Phar*macology*. 1993, 47 (Supl. I) S. 205-208.

SKOUSEN, Max. B. "The Ancient Egyptian Medicine Plant Aloe vera Handbook"Aloe Vera Research Institute. 1995, Cameron Park, CA.

SKOUSEN, Max B. "Aloe vera - Quotations from Medical Journals" Aloe *Vera Research Inst.*, 2681 Cameron Park Dr., Cameron Park, CA 84120.

STEINMETZ, K.A. und Potter, J.D. "Vegetables, fruit, and cancer.

I. Epidemiology". Cancer Causes Control 2, S. 325-357, 1991.

STEINMETZ, K.A. und Potter J.D. "Vegetables, fruits, and cancer. II. Mechanisms". Cancer Causes Control 2, S. 427-442, 1991.

STERN MILLENNIUM. "Was ist dran an der neuen Welt" (1400-1499) Sonderbeilage der deutschen Zeitschrift Stern. 1999 Hamburg.

STEVENS, Neil. "Aloe vera " Celestial Connection, Editorial Sirio, S.A. Spanien, 1999

STRICKLAND, F.M.; Pelley, R.P.; Kriple, M.L. "Prevention of ultraviolet radiation-induced suppression of contact delayed hypersensitivity by Aloe vera gel extract". Journal Invest, Dermatologycal. Februar 1994, 102:2, S. 197-204.

STURM, P.G. und Hayes, S.M. "Aloe vera in Dentistry". The Jounal of the *Society,* Mai 1984, S. 11-14.

SUKHORUKOV, K. und Bolshakova, N. "Free and bound hormone of cell division in plants". Compt. rend. acad. ac. U.S.S.R. 53:471-474, 20.8.1946

SYDISKIS, R.J.; Owen, D.G.; Lohr, J.I.; Rosler, K.H.; Blomster, R.H. "Inactivation of enveloped viruses by anthraquinones extratected from plants". Antimicrob Agents Chemother. Dez. 1991, 35:12, S. 2463-2466.

SYED, T.A.; Ahmad, S.A.; Holt. A.H.; Ahmad, S.H.; Afzal, M. "Management of psoriasis with Aloe vera extracted in a hydrophilic cream: a placebo controlled, double-blind study". Trop. Med. International *Health.* August 1996, 1-4, S. 505-509.

TCHOU, M.T. "Aloe vera (jellow leeks)". Arch. Dermat & Syph. 47:249, Februar 1943.

TENNEY, Deanne. "Aloe vera" (Woodland Health Series) Woodland *Publishing.* Februar 1997.

TESKE, Magrid und Trentini, Anny Margaly M. "Herbarium Compêndio de Fitoterapia". Herbarium Laboratório Botânico, Curitiba, Paraná, Brasilien, 1995.

THOMPSON, James. "Upper Respiratory Tract Immunomodulator-Acetyl Mannan". USA. Vortrag vor der Jahresversammlung der Amerikanischen Akademie der Hals- Nasen- und Ohrenärzte im Sept. 1993.

TIZARD, Ian R.; Robert, H,; Caroenter, B.H.; McAnalley, H. und Kemp, H. "The Biological Activities of Mannans and Realted Complex Carbohydrates". Molecular Biotherapy. 1989, Band 1, Nr. 6, S. 290-296.

TIZARD, Ian R. "The effect of acemannan on the healing of wounds in experimental animals". International Symposium on Wound Healing *and Wound Management*". 10. Oktober 1992, New Orleans, Louisiana.

TIZARD, Ian R. "Use of Immunomodulators as an Aid to Clinical Management of Feline Leukemia Virus-Infected Cats". Journal of American *Veterinary Medical Association.* 15.November 1991, Band 1991, Nr. 10, S. 1482-1485.

TSUDA, H.; Matsumoto, K.; Ito, M.; Hirono, I.; Kawai, K.; Beppu, H.; Fujita, K. und Nagoo, M. "Inhibitory Effect of Aloe vera Linné variety Aloe natalensis Berger (Kidachi Aloe) on Induction of Preneoplastic Focal Lesion s in the Rat Liver". Phytotheraphy *Research..* 1993, Band 7, S. 43-47.

TUYNS, A.J. et al. "Aloe of diet, alcohol and tobaco in oesophageal cancer, as illustrated by two constrasting high-incidence areas in Nord Iran and Est of France. In: Rozen P.; Eidelman, S. und Gilat, T., eds, Frontiers of Gastrointestinal Research, Vol. 4, Gastroinestinal Cancer: *Advances in Basic Research,* Basel, Karger, S. 101-110, 1979.

UEHARA, N.; Iwahori, Y.; Asamoto, M.; Baba-Toriyama, H.; Iigo, M.; Ochiai, M.; Nagao, M.; Nakayama, M.; Degawa, M.; Matsumoto, K.; Hirono, I.; Beppu, H.; Fujita, K.; Tsuda, H. "Decreased levels of 2-amino-3-methylimidazol [4,5f]quinoline-DNA adducts in rats treated with beta-carotene, alpha-tocopherol and freeze-dried aloe". Japan *Journal Cancer Res.* April 1996, 87:4, S. 342-348.

VAN WYK, B.E.; van Rheede; van Oudtshoorm, M.C.; Smith, G.F. "Geographical variation in the major compound of Aloe ferox leaf exudate". Mecicinal Plants. Juni 1995, 61:3, S. 250-253.

VEJA, Brasilianische Wochenzeitschrift "Verde no espaço" (Grünes im Weltraum - Nasa entdeckt Pflanzen, die Luft reinigen) Aloe vera entfernt Formaldehyd aus den Raumschiffen. Veja, São Paulo/ Brasilien. Ausgabe vom 3.August 1988.

VIANNA, Paulo. "Babosa, a planta milagrosa" (Aloe vera, die Wunderpflanze) Druckschrift der Firma Forever Living Products Brasil Ltda. 18.September 1997, Nr. 28.

VIDENTE, Olga. "Plantas e Ervas que curam" (Pflanzen und Kräuter die heilen) Brasilien. 1994

VINK, A.A.; Strickland, F.M.; Bucana, C.; Cox, P.A.; Roza, L.; Yaroch, D.B.; Kripke, M.L. "Localization of DNA damage and its role in altered antigen-presenting cell function in UV-irradiated mice". J. Exp. Med. 1996, 183:1, S. 491-500.

VISUTHIKOSOL, V.; Chowchuen, B.; Sukwanarat, Y.; Sriurairatana, S.; Boonpucknavig, V. "Effect of Aloe vera gel to healing of burn wound. A clinical and histologic study". Journal Med. Assoc. Thai. August 1995, 78:8, S. 403-409.

WANDMAKER, Helmut. "Willst Du gesund sein? Vergiß den Kochtopf! 6. Auflage 1991, Waldthausen Verlag.

WANIOREK, Linda; Wniorek, Axel. "Gesundheit und Schönheit durch *Aloe vera*". 1998

WATCHER, M.A.; Wheeland, R.G. "The role of tropical agents in the healing of full-thickness wounds". J. Dermatol. Surg. Oncol. 1989, 15 (11):1.188-195.

WEERTS, D.; DeWitt, S.; Gerard, M.; Rahir, F.; Jonckheere, J. und Clumeck, N. "A Phase II Study of Carrisyn (acemannan) Aloe and with AZT Among Symptomatic and Asymptomatic HIV Patients". 6. Internationale Konferenz über AIDS in San Francisco, Californien. 20.06.1990.

WEST, D.W. et al. "Adult Dietary Intake and Prostate Cancer Risk in Utah: A case Control Study with Special Emphasis on Aggresive Tumors". Cancer Causes and Control 2, S. 85-94, 1991.

WHITEMORE, A.S. et al. "Diet. Physical Activity, and Colorectal Cancer among Chinese in North America and China". J. Natl. Cancer Inst. 82 (11) , S. 915-926, 1990.

WICHTL, M. "Teedrogen" Ein Handbuch für Apotheker und Ärzte. S.42-43.

WILLET, W.C. et al. "Relation of meat, fat, and fiber intake to the risk of colon cancer in a prospective study among women". N. Engl. J. Med. 323, S. 1664-1672, 1990.

WILLET, W.C. "Diet, Nutrition, and Avoidable Cancer." Environmental *Health Perspectives* 103. 1995.

WILLIAM, M.S.; Burk, M.; Loprinzi, C.L.; Hill, M.; Schomberg, P.J.; Nearhood, K.; O'Fallon, J.R.; Lauri, J.A.; Shanahan, T.G.; Moore, R.L.; Urias, R.E.; Kuske, R.R.; Engel, R.E.; Eggelston, W.D. "Phase III double-blind evaluation of an Aloe vera gel as a prophylactic agent for radiation-induced skin toxicity". Int. J. Radiat. Oncol. Biol. Phys. 1996, 36(2), S. 345-349.

WINKLE, Stefan. "Geißeln der Menschheit, Kulturgeschichte der Seuchen".Verlag Artemis & Winkler, Düsseldorf, Zürich, 1400 S., 1997.

WINTERS, W.D.; Benavides, R.; Clouse, W.J. "Effects of Aloe Extracts on Human Normal and Tumor Cells in Vitro". Econ Bot. 1981, 35(1), S. 89-95.

WIRTH, Wolfgang. "Mit Aloe heilen (Gewebe-Therapie - Aloe-Therapie - Agaven-Heilsystem. Die Wende für viele Leiden)". 12. Auflage *Ennsthaler Verlag , Steyr.* Österreich, 1997. (Hsgr. Therapietransfer).

WIRTH, Wolfgang. "Heilkosmetik", die 100 Wunder der Aloe. Eine Wüstenpflanze gibt ihr Geheimnis preis. 1990.

WOMBLE, D. und Helderman, J.H. "Enhancement of Allo-Responsiveness of Human-Lymphocites by Acemannan". International Journal of *Immunopharmacology.* 1988, Band 10, Nr. 8, S. 967-974.

WOMBLE, D. und Helderman, J.H. "The Impact of Acemannan on the Generation and Function of Cytotoxic T-Lymphocytes". Immunophar*macology and Immunotoxicology.* 1992, Band 14, Nr. 1 und 2 , S. 63-77.

WRIGHT, Carroll S. "Aloe vera in treatment of roentgen ulcers and telangiectasis". Journal of the American Medicinal Association. 1936 Band 106, S. 1363-1364.

WÜNSTEL, Gawlik, Stübler. "Aktuelle Anwendungsmöglichkeiten der Homöopathie in der ärztlichen Praxis" Band 3, Weka-Verlag.

WYK, Ben-Erik; Smith, Gideon. "Guide to the Aloes of South Africa" 1999

YAGI A.; Shibata, S.; Nishioka, I.; Iwadare, S. und Ishida, Y. "Cardiac stimulation action of constituents of Aloe saponaria". Journal of Phar*maceutical Sciences,* 1982, Band 71, S. 739-741.

YAMAGUCHI, I.; Mega, N. und Sanada, H. "Components of the gel of Aloe vera L." Biosci. Biotechnol. Biochem. August 1993, Band 57:8, S. 1350-1352.

YUAN, A.X. "The molecular structure of iso-aloesin isolated from the leaves of Aloe vera L., variety chinensis Steud." Ching Kuo Chung Yao Tsa *Chih.* , Oktober 1993.

ZAGO, Frei Romano OFM. "Câncer tem Cura!" (Krebs ist heilbar) 25. Auflage 1998, Editora Vozes, Petropolis/Brasilien.

ZATONSKI, W. et al. "Tobacco, alcohol and diet in the etiology of laryngeal cancer: a population-based case-control study". Cancer *Causes Control* 2, S. 3-10, 1991.

ZATTA, Irmã Maria. "A Farmácia da Natureza"(Die Apotheke der Natur) Brasilien. 1972 (Enthält die Aloe-Honig-Alkohol-Formel)

ZAWAHRY, M.; Rashad Hegazy, M.; Helal, M. "Use of Aloe in Treating Leg Ulcers, Acne Vulgaris, Seborrhea and Dermatoses". International *Journal Dermatol.* Januar und Februar 1973, S. 68-74.

ZIMMERMANN, D.D.S. et al. "For inflammatory lesions in the mouth". *College of Dentristry, Baylor University, in Oral Surgery,* S. 122-127, Jan.1969.

ZONTA, F.; Bogoni, P.; Masotti, P.; Micali, G. "High-performance liquid chromatographic profiles of aloe constituents and dertermination of aloin in beverages, with reference to the EEC regulation for flavouring substances". J Chromatogr A., Dezember 1995.

Namens- und Sachregister